AF642214

ANDREA HELTEN

YOGA

für dich und dein Kind

Für Marisol und Frank

Bibliografische Information der Deutschen Nationalbibliothek:
Die Deutsche Nationalbibliothek verzeichnet diese Publikation in der Deutschen Nationalbibliografie.
Detaillierte bibliografische Daten sind im Internet über http://d-nb.de abrufbar.

Bildnachweis
Alle Bilder von Harry Schnitger außer:
S. 14 © istockphoto/jakkaje808; S. 17 © shutterstock/VGstockstudio; S. 18 © shutterstock/spass; S. 27 © istockphoto/Illya_Vinogradov; S. 35–35 © istockphoto/IG_Royal; S. 39 © shutterstock/Chevnenko; S. 40 © istockphoto/Tatomm; S. 70–71 © istockphoto/Jasmina007; S. 100 © shutterstock/Vasyl Chornyy; S. 102–103 © istockphoto/franckreporter; S. 130–131 © istockphoto/michael1959; S. 138 © istockphoto/supersizer; S. 144 © istockphoto/SKLA; S. 146 © istockphoto/vgajic; S. 147 © istockphoto/monkeybusinessimages; S. 148 © istockphoto/Lisa5201; S. 150 © istockphoto/davidevison; S. 156 © istockphoto/m-gucci; S. 158 © istockphoto/JFsPic; S. 159 © istockphoto/rogkov; S. 160 © istockphoto/evgenyatamanenko; S. 162–163 © istockphoto/Eldad Carin; S. 164 © istockphoto/marcduf; S. 714–175 © istockphoto/TriggerPhoto; S. 179 © Jules Villbrand

Für Fragen und Anregungen:
info@rivaverlag.de

Originalausgabe
1. Auflage 2017

Nymphenburger Straße 86
D-80636 München
Tel.: 089 651285-0
Fax: 089 652096

Redaktion: Anna Gülicher-Loll
Umschlaggestaltung: Isabella Dorsch
Umschlagabbildung: Harry Schnitger
Layout und Illustrationen: Daniela Rudolf
Satz: Satzwerk Huber, Germering
Druck: Firmengruppe APPL, aprinta Druck, Wemding
Printed in Germany

ISBN Print 978-3-7423-0245-8
ISBN E-Book (PDF) 978-3-95971-698-7
ISBN E-Book (EPUB, Mobi) 978-3-95971-699-4

Weitere Informationen zum Verlag finden Sie unter

www.rivaverlag.de

Beachten Sie auch unsere weiteren Verlage unter www.m-vg.de

ANDREA HELTEN

YOGA

für dich und dein Kind

GEMEINSAME ÜBUNGEN
FÜR MEHR GELASSENHEIT
UND EINE STARKE
ELTERN-KIND-BINDUNG

riva

INHALT

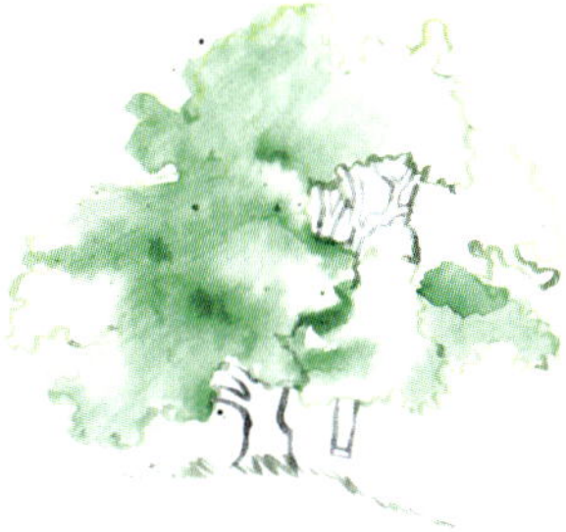

Die Übungsreihen

Anhang

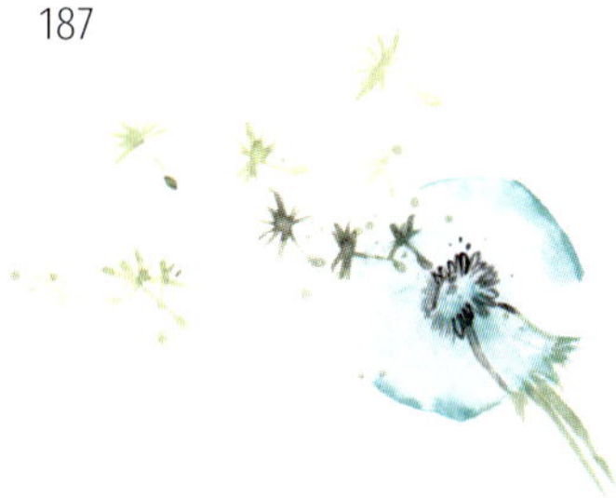

*>>Truly wonderful
the mind of a child is.<<*[1]

Yoda, Star Wars

YOGA MIT KIND – MEHR ALS NUR EIN GUTES KÖRPERGEFÜHL

Yoga erfreut sich nach wie vor einer wachsenden Popularität. Vor allem Erwachsene haben die regelmäßige Praxis für sich entdeckt und in den Alltag integriert. Die Wirkungen sind bestechend und schnell am eigenen Leib erfahrbar. Ein gesunder und positiver Umgang mit dem Körper bis hin zur Minderung von Schmerzen sind die Resultate. Neben dem daraus entstehenden guten Körpergefühl bietet Yoga aber auch unzählige mentale Vorteile. Er trägt zum Stressabbau bei, sorgt für innere Ruhe und Gelassenheit und sogar für Abhilfe bei Schlafstörungen. Wenn Yoga so viele positive Auswirkungen auf Körper und Geist hat, schließt sich mir gleich eine wichtige Frage an: Warum sollen davon nur Erwachsene profitieren?

Yoga für Kinder gibt es seit über drei Jahrzehnten. Elternteil und Kind gemeinsam auf die Matte zu holen, ist ein großartiges Konzept. Neben den angesprochenen positiven Seiten des Yoga wird gleichzeitig die Bindung zwischen Eltern und Kind gestärkt. Es entsteht ein Austausch, der über das Verbale hinausgeht, wodurch wir oft viel genauer gespiegelt bekommen, wer der andere ist und was in ihm vorgeht.

Andrea hat dieses Konzept wunderbar umgesetzt. In ihrer spielerischen und kreativen Weise, Yoga zu üben und zu vermitteln, liegt viel Hintergrundwissen. Modern und mit Leichtigkeit angeleitet, erhältst du als Leserin und Yogapraktizierende kompakt und an unsere Gesellschaft und die moderne und schnelllebige Zeit angepasst altbewährtes Wissen einer klassischen Tradition.

Vielleicht ist es genau dieses Buch, das dir dabei hilft, gemeinsam mit deinem Kind aus Yoga mehr als nur ein Hobby zu machen, sondern in eine Praxis einzutauchen, deren Reise und Erlebnisse nie zu Ende gehen. Ich wünsche dir viel Erfolg mit den Übungen aus diesem Buch und dass sich zahlreiche Menschen von deiner strahlenden Leidenschaft inspirieren lassen.

Christina Lobe, zertifizierte Anusara-Yoga®-Lehrerin

DER IDEALE ORT, UM SICH KREATIV ZU VERBINDEN

Yoga holt Kinder dort ab, wo sie sich gerade befinden: im unmittelbaren Augenblick.

»Ist Yoga mit Kindern überhaupt richtiges Yoga?«, werde ich öfter einmal gefragt. Meist sind die Fragesteller selbst erfahrene Yogapraktizierende, oftmals ohne großen Kontakt zu Kindern. Je nach Tagesform antworte ich dann länger oder kürzer. Die kürzere Variante geht so: »Natürlich ist es das! Die Frage ist doch eher, ob Yoga ohne Kinder richtiges Yoga ist.« Logisch, dass meine etwas provokante Einstellung zum Yoga mit Kindern geprägt ist von meiner fünfjährigen Praxis als Kinderyogalehrerin in Berlin. Aber meine Erfahrung zeigt: Egal, ob in Kindergarten, Grundschul-AG oder bei Teen-Kursen, ob gemeinsam mit Mama, Papa oder der besten Freundin – Yoga macht vielen Kindern Spaß! Denn – und das wäre die längere Variante – Yoga holt Kinder dort ab, wo sie sich gerade befinden: im unmittelbaren Augenblick. Das, was uns Erwachsenen oft so mühsam, ja banal erscheint, das Einssein mit dem Hier und Jetzt, mit dem, was wirklich ist, ist für die meisten Kinder zumindest in einem gewissen Alter problemlos abrufbar. Und daher können sie sich auch von jetzt auf gleich ganz wunderbar in eine räkelnde Katze (siehe Seite 50) oder in einen Lachkäfer verwandeln (siehe Seite 167).

Ich praktiziere Yoga seit mehr als zehn Jahren. Als meine Tochter 2006 geboren wurde, nahm ich sie im Alter von nur wenigen Monaten mit zu den Postnatalkursen von Patricia Thielemann bei Spirit Yoga in Berlin. Dort lag mein Goldmädchen wie all die anderen Babys auf einer Decke neben den Matten der anderen Mütter, bis es herausgefunden hatte, dass sich auch ein Baby von der Decke fortbewegen kann. Auf dem Rücken liegend, den Kopf abenteuerlich weit in den Nacken gelegt, robbte sich die Kleine über ihre Kopfkrone einfach von mir weg. Der verzückte Kommentar der Yogalehrerin damals: »Schaut mal, schon Babys üben sich im Yogafisch!«

In den folgenden gemeinsamen Jahren gesellte sich unsere Tochter immer öfter zu mir auf die Yogamatte, wenn ich zu Hause praktizierte. Dort zeigte sie ihre ganz eigene Version von Haltungen wie Hund, Baum oder Tisch. Wir probierten

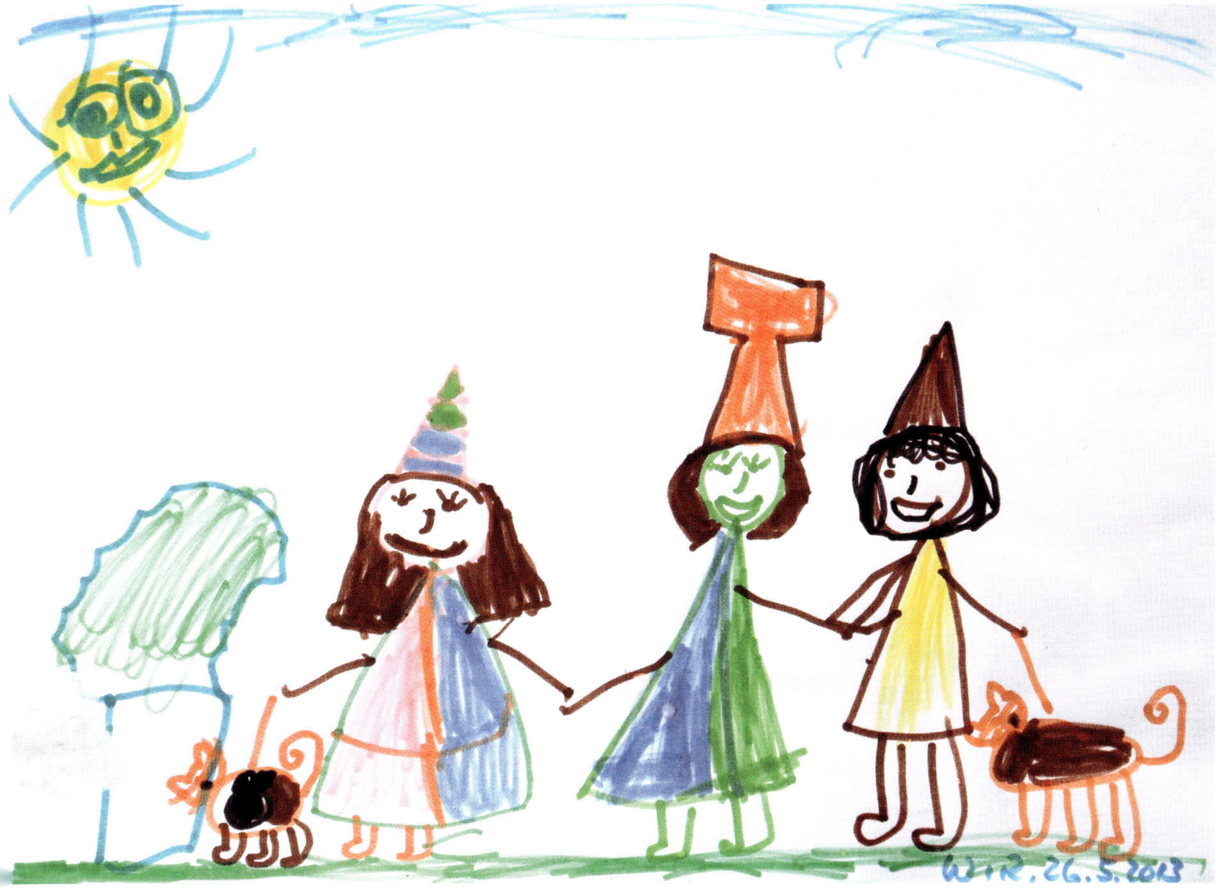

»Das sind wir!« Mama, Papa, Kind – die ersten Kinderzeichnungen meiner Tochter stellten oft die familiäre Verbindung dar.

gemeinsam Übungen aus und erfanden neue. So entstand zum Beispiel die Übungsreihe »Wutspruch« (siehe Seite 58). Ich entdeckte, dass Yoga mit Kindern eben nicht, wie es auf den ersten Blick scheint, ein neumodischer Großstadttrend ist, sondern ganz natürlich und aus dem Kind heraus entstehen kann. Ich begann, mir eigene Yogageschichten auszudenken. Hier kam mir meine Erfahrung als Redakteurin beim Kinder- und Jugend-TV zugute. Die ersten Yogaschüler waren die Kindergartenfreundinnen meiner Tochter. Sie ließen sich neben Yogahaltungen auch von Massagen mit kleinen Reimen begeistern. Und schnell »erreimte« meine Tochter ihre eigenen kleinen Massagegedichte. Heute gibt sie mir mit ihren mittlerweile elf Jahren so manches Mal hilfreiche Tipps, wenn mir das Rad, eine anspruchsvolle Rückbeuge, nicht so gestreckt gelingt wie ihr.

Workshops, bei denen Eltern mit ihren Kinder Yoga praktizieren, stellen ganz besonders erfüllende Momente in meiner Kinderyogapraxis dar. Hier begeben sich Mutter beziehungsweise Vater und Kind zusammen auf eine kreative Reise zum Yoga. Oft braucht es nicht viel, um einen gemeinsamen Raum zu kreieren. Eine lockere Rahmenhandlung wie etwa die Übungsreihe »Ein Baum erzählt seine Geschichte« (siehe Seite 136), ein Thema wie »Die wunderbare Welt der Gefühle« (siehe Seite 148) oder auch nur ein Tier wie etwa ein Affe reichen aus, um »auf der Basis von Yoga gemeinsam eine gute Zeit zu haben«, wie mein wunderbarer Kinderyogalehrer Thomas Bannenberg zu sagen pflegt. Sich selbst zu spüren, sich gemeinsam zu spüren – das ist eine schöne Erfahrung.

Immer öfter praktizieren wir Yoga auch in der Natur, um so noch mehr Sinnlichkeit zu erleben. Wer nun denkt, beim gemeinsamen Yogieren würden hauptsächlich die Kinder auf ihre Kosten kommen, liegt falsch. Auch Eltern profitieren von der gemeinsamen Verbindung. Oftmals wird die Yoga-Auszeit zu einem besonderen Anlass verschenkt. Und was gibt es Schöneres für einen Elternteil, als zum Abschluss des Workshops vom eigenen Kind sanft massiert zu werden? Diese berührenden Momente aus meiner Kinderyoga- und Eltern-Kind-Praxis möchte ich an dich und dein Kind weitergeben. In diesem Buch findest du Übungen für jedes Bedürfnis und jede Zeitspanne. Anders als in gängigen Yogaübungsbüchern habe ich auf eine Einteilung in Schwierigkeitsgrade verzichtet. Die meisten Übungen sind einfach nachzumachen. Stattdessen richtet sich Yoga nach dir: Was Yoga für dich und dein Kind »tun« kann.

Die Übungen sind in die drei Bausteine Loslassen, Verbinden und Stärken unterteilt. Warum dies Sinn macht, erfährst du ab Seite 30. Auch der Zeitrahmen, den du mit deinem Kind aufbringen solltest, ist flexibel gestaltet. Ich habe zwar sowohl 10-Minuten- als auch 30-Minuten-Einheiten zusammengestellt, trotzdem hast du die Möglichkeit, diese Reihen für dich anzupassen, je nachdem, wie viel Zeit ihr zur Verfügung habt. Weitere thematische Übungseinheiten findest du ab Seite 134 – natürlich mit Massage. Für besonders bewegte Kinder gibt es einige Übungen, die auf deren besondere Bedürfnisse eingehen (siehe Seite 164).

Dieses Buch kann vielfältig genutzt werden. Es eignet sich zum Lesen, Nachschlagen, Üben und Anschauen. Und es hat auch viel Platz für eigene Ideen. Notizseiten bieten Raum zum Aufschreiben von Übungen, die ihr euch vielleicht während des Praktizierens selbst ausgedacht habt, für kleine Zeichnungen oder persönliche Erinnerungen, die ihr mit einer Übung verbindet, für das Erspinnen eigener Fantasiereisen. Ich möchte dich mit »Yoga für dich und dein Kind« anregen, kreativ zu werden und so der ganz besonderen Beziehung zwischen dir und deinem Kind den bestmöglichen Ausdruck zu verleihen.

Ich wünsche dir viel Spaß beim gemeinsamen Praktizieren mit deinem Kind!

Deine Andrea

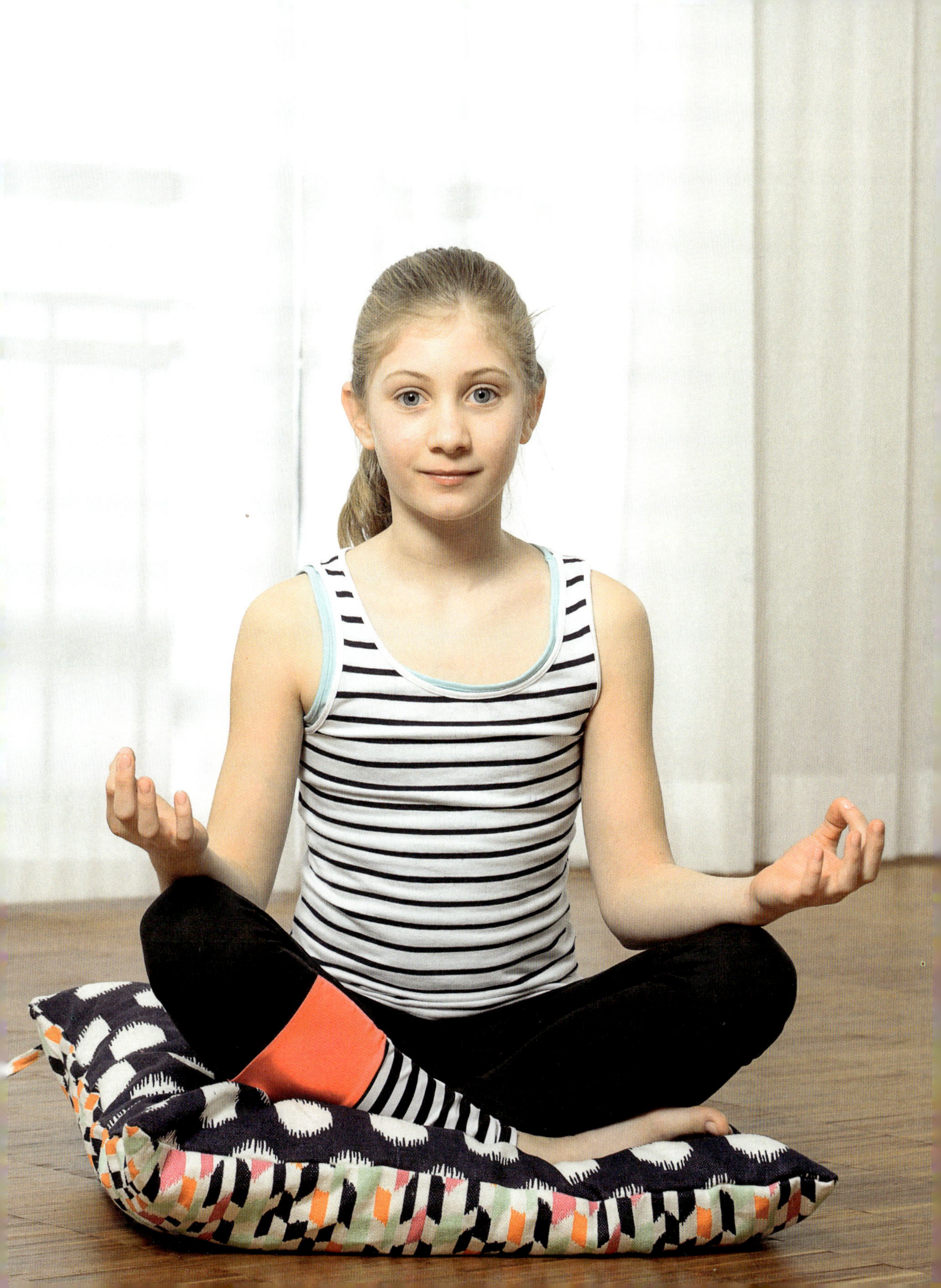

YOGA – JAHRTAUSENDE-ALTES WISSEN

>>It (Yoga) does not just change the way we see things; it transforms the person who sees.<<[2]

Iyengar, Light on Life

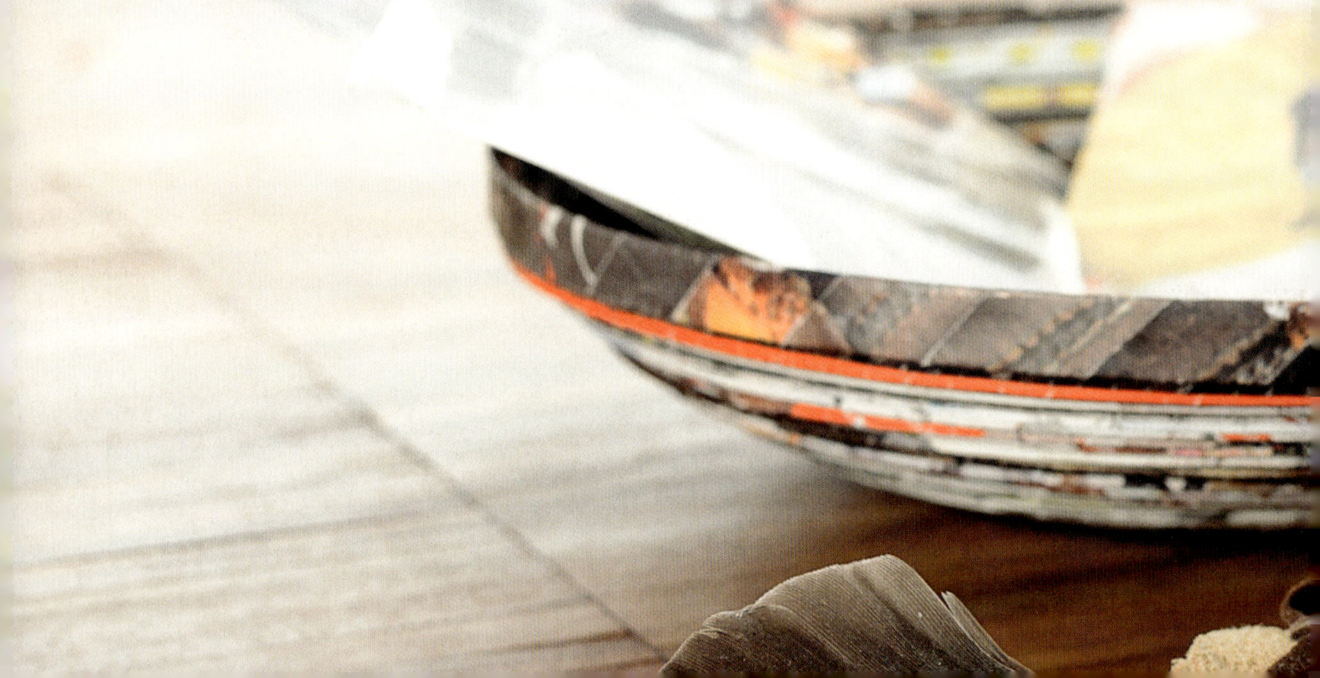

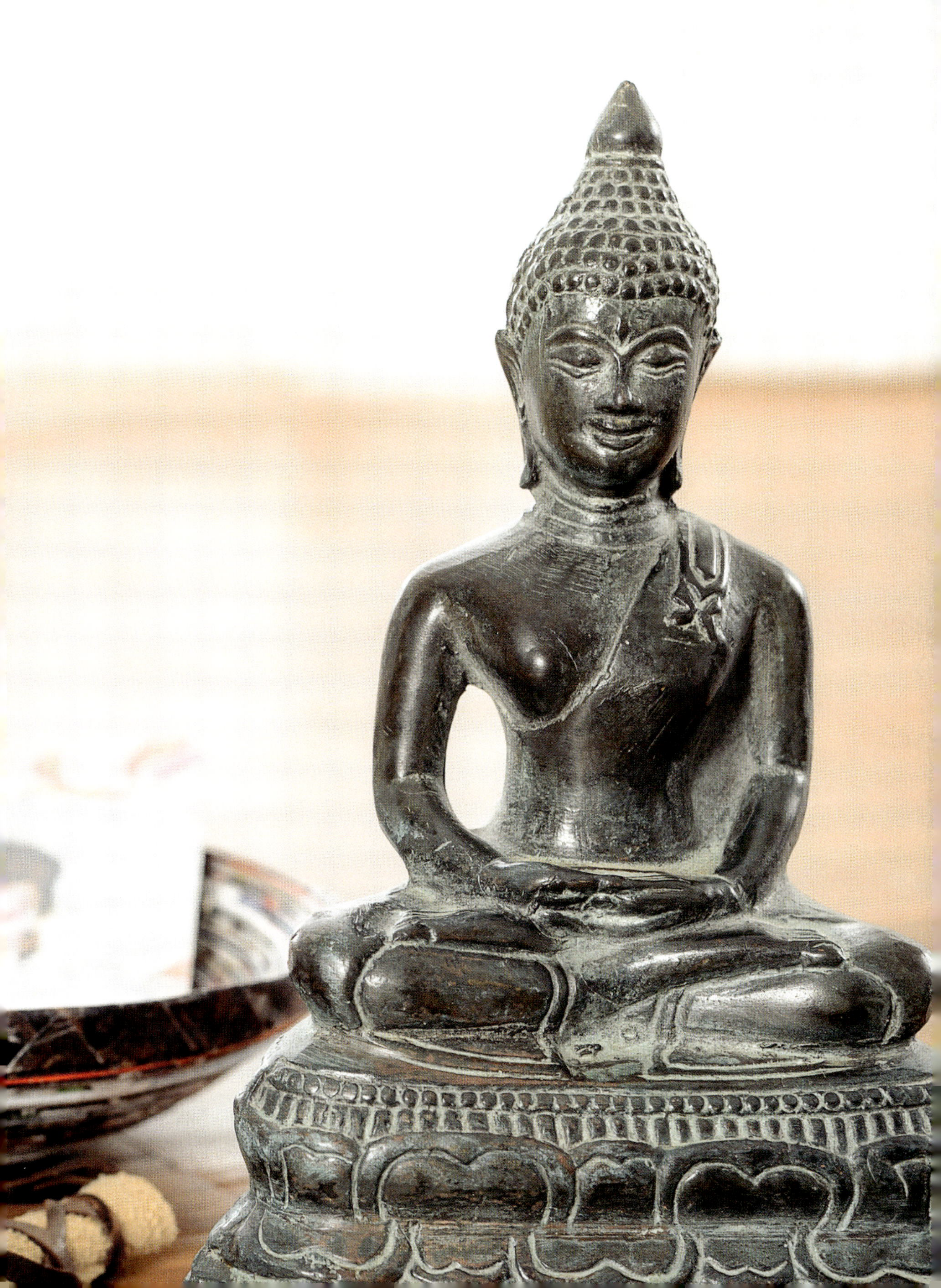

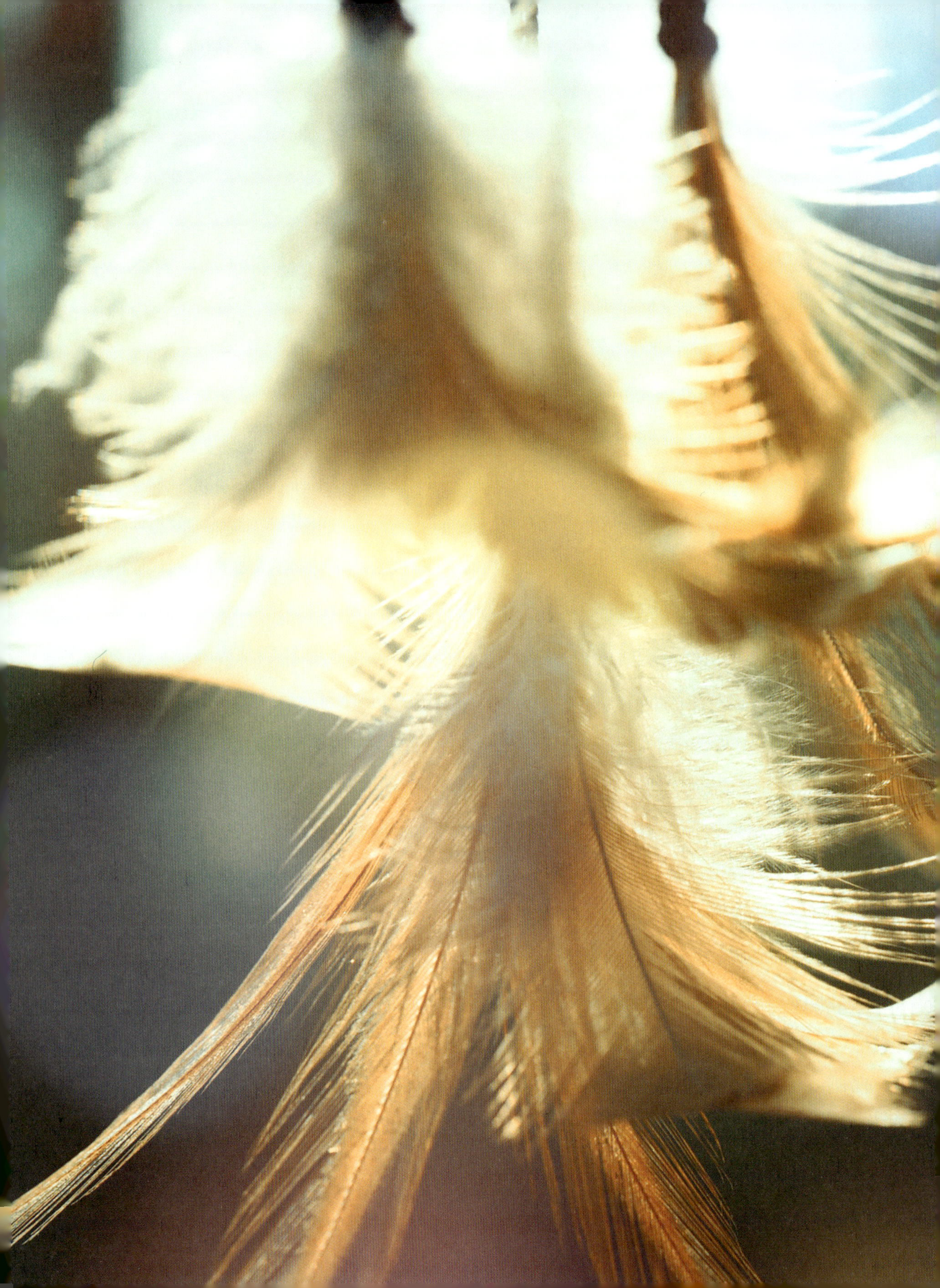

DER ACHTGLIEDRIGE PFAD DES PATANJALI

Yoga, die alte indische Philosophie, ist längst in der westlichen Welt angekommen. Zwischen Heidelberg und Husum entstanden in den letzten Jahren zahlreiche Yogaangebote. Allein in Berlin gibt es eine riesige Auswahl an Yogastudios. Dazu kommen ungezählte Kurse, etwa in Fitnessstudios, Volkshochschulen oder Kieztreffs. Längst hat sich Yoga aus der Esoterikecke herausbewegt. Er hat sich als eigener Markt etabliert, mit Retreats und trendigen Accessoires, von der speziellen Yogamatte und dem passenden Mattenspray bis zum nackenfreundlichen Kopfstandstuhl. Soziale Netzwerke wie Instagram geben uns die Möglichkeit, uns mit Yogaübenden weltweit zu verbinden – und buhlen oftmals mit Fotos von spektakulären akrobatischen Haltungen um unsere Aufmerksamkeit.

Darüber vergessen wir manchmal – vor allem in den Großstädten –, dass Yoga mehr bedeutet als reine Körperertüchtigung im loungigen Studio. Yoga ist Atmen. Yoga ist Meditation. Beim Yoga horchen wir nach innen und halten die eigene Stille aus, um die innere Fülle zu entdecken. Yoga ist ein Kultivieren von Achtsamkeit. Yoga bedeutet auch, auf Kraftausdrücke und destruktive Verhaltensmuster wie Neid oder Negativität zu verzichten, auch wenn uns das oftmals schwerfällt. Yoga ist Verbindung von Körper, Seele und Geist, von Himmel und Erde, von innen und außen.

Yoga ist Atmen. Yoga ist Meditation. Yoga ist Kultivieren von Achtsamkeit.

Der Gelehrte Patanjali definiert Yoga so: »Yoga ist die Fähigkeit, sich ausschließlich auf einen Gegenstand (…) auszurichten und in dieser Ausrichtung ohne Ablenkung zu verweilen.«[3] Patanjali legte mit seinem »Yoga Sûtra« vor rund 2000 Jahren als Erster die Grundlage für Yoga schriftlich fest. Er gilt gemeinhin – und nicht nur für den bekannten Yogaguru Iyengar – als Vater des Yoga. Das »Yoga Sûtra« umfasst den sogenannten achtgliedrigen Pfad: acht Aspekte, die jedem Yogaschüler die maßgebliche Richtung weisen.

An erster Stelle des achtgliedrigen Pfads steht nicht – so könnte man meinen – die Yogapraxis, sondern ein moralisches Regelwerk, die sogenannten Yamas. Yamas sollen einen guten Umgang zwischen den Menschen gewährleisten, beschreiben also die ethische Grundlage, auf der das soziale Miteinander fußen soll.

Zwei der insgesamt fünf Yamas heißen Ahimsa und Satya. Ahimsa bedeutet Gewaltlosigkeit, auf allen Ebenen und gegenüber allen Lebewesen (daher sind die meisten Yogis Vegetarier oder Veganer). Ahimsa meint ebenfalls Freiheit von Gewalt auf der Kommunikationsebene. Damit ist Ahimsa auch für alle Menschen interessant, die mit Kindern zu tun haben: Unbedachte Worte und Gesten können unser (kleines) Gegenüber verletzen.

Natürlich sind wir alle auch nur Menschen – und wenn zum wiederholten Mal das Kinderzimmer nur durch eine Schneise zu betreten ist, lassen wir uns nur zu leicht zu einer Standpauke hinreißen. Hier kann uns Ahimsa helfen, indem wir erst einmal durchatmen und uns daran erinnern, dass wir mit Schreien und Beschimpfungen weder viel erreichen noch gewaltfrei handeln. Durchatmen nimmt oft schon den Druck aus einer Situation heraus. Sich nicht von negativen Gedanken und Gefühlen zu einem Wutausbruch hinreißen lassen – auch das ist Ahimsa. Wahrscheinlich hat das Kind einfach nur eine andere Vorstellung von Ordnung (auch wenn das als Erwachsener schwer auszuhalten ist).

Ein weiteres Yama ist Satya, was so viel wie Wahrhaftigkeit bedeutet. Satya bietet Kindern die Grundlage, um sich an uns orientieren zu können. Denn ein wahrhaftiger, ehrlicher Umgang mit anderen, aber auch mit sich selbst und mit den eigenen Fehlern ist es, aus dem auch unsere Kinder Stabilität und Mut gewinnen können. Ein Beispiel gefällig? Wie verhalten wir uns, wenn das Telefon kurz vor dem Abendessen klingelt und wir sehen, dass es die Freundin mit chronischem Liebeskummer ist, die am liebsten stundenlang telefoniert? Lassen wir uns verleugnen? Erfinden wir eine kleine Notlüge? Egal, was wir tun – unser Kind wird sich unser Verhalten zum Vorbild nehmen.

Neben den Yamas, den insgesamt fünf Verhaltensregeln zum Umgang mit anderen, erläutert Patanjali im »Yoga Sûtra« die Niyamas. Bei den Niyamas geht es um Aspekte für einen besseren Umgang mit sich selbst. Hier steht die eigene Achtsamkeit im Vordergrund: Sauca, die Reinlichkeit, oder Santosha, die Zufriedenheit mit dem eigenen Leben. Wie oft denken wir, erst eine bestimmte (oftmals materielle) Sache erreichen zu müssen, um zufrieden und glücklich zu sein. Und so drehen sich unsere Gedanken stets im Kreis, denn es gibt schließlich immer etwas, nach dem wir streben. Dabei ahnen wir schon, dass wahre Zufriedenheit nur von innen entstehen kann. Erst mit einer gewissen Demut können wir unser Leben akzeptieren und annehmen. Und gerade – vermeint-

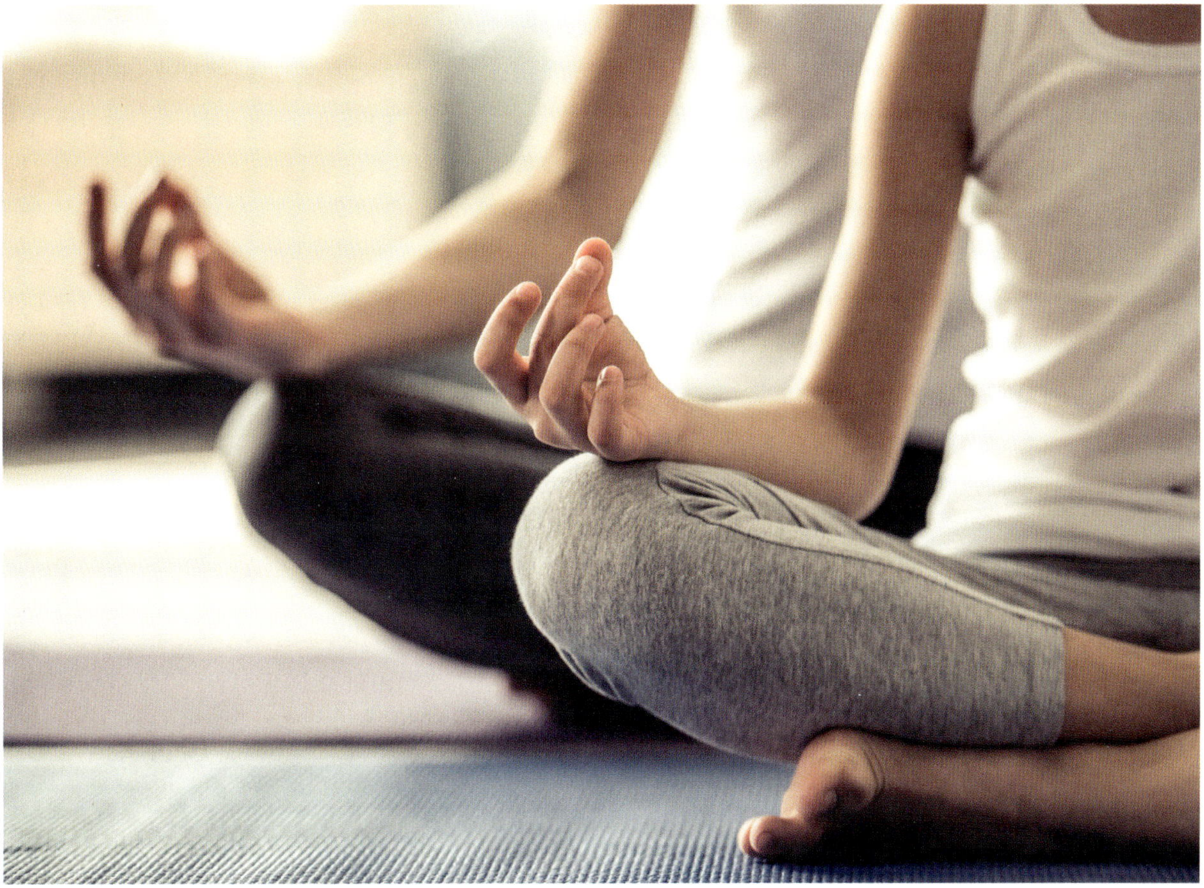

Über zweieinhalb Millionen Deutsche praktizieren Yoga.

liche – Niederlagen lassen uns oft erst eine nächste Entwicklungs- oder Erkenntnisstufe erreichen, auch wenn es schmerzhaft ist. Ein wenig Santosha hilft uns täglich, das eigene Schicksal demütiger anzunehmen und uns nicht immer verrückt zu machen. Einfacher gesagt als getan, aber einen Versuch ist Santosha allemal wert!

Schreiten wir mit Patanjali weiter auf seinem achtgliedrigen Pfad und lassen wir die Yamas und Niyamas hinter uns, so begegnen wir nun dem, was wohl die meisten mit Yoga verbinden. Die Haltungen, im Yoga auch Asanas genannt, sind ein Spiel der Polaritäten: »Sthira sukham asanam«, heißt es hier, also stabil und durchlässig zugleich soll das Wesen jeder Yogaposition sein.

Je weiter wir den Pfad der acht Glieder verfolgen, umso transzendenter, feinstofflicher werden die Stufen. Die Beobachtung des Atems (Pranayama), das Zurückziehen der Sinne (Pratyahara), die Konzentration (Dharana) auf eine

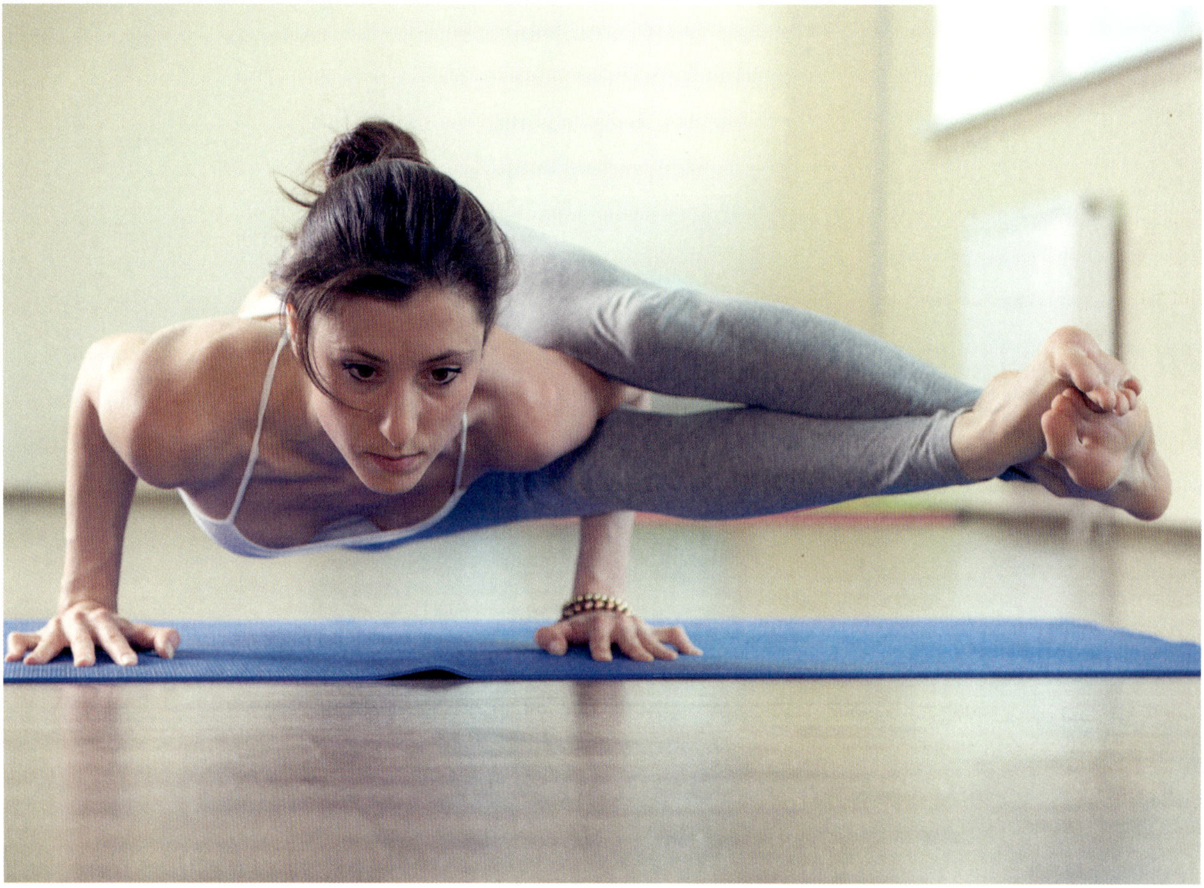

»Ashtavakrasana« heißt diese herausfordernde Übung. Schön für den, der sie beherrscht. Im Yoga steht jedoch nicht die Gelenkigkeit im Vordergrund.

Sache und schließlich die Meditation (Dhyana) sind wichtige Vorstufen des Stadiums, das Patanjali an die achte und letzte Stelle setzt: die Erleuchtung, das Einswerden mit allem (Samadhi).

EIN PERFEKTER HANDSTAND IST NICHT DAS ZIEL

Die Asanas stehen bei Patanjali an dritter Stelle, nach den Yamas und Niyamas. Tatsächlich verwechseln viele Menschen die Yogapositionen (Asanas) mit Yoga als Gesamtheit, als Modell für eine Lebenshaltung. Yoga ist kein reines Bewegungsprogramm wie HIT (hochintensives Training), Jazzdance oder Boxen. Im Yoga sind das Nach-innen-Spüren und der Atemfluss, der die Bewegung begleitet, untrennbar mit dem Körperlichen verbunden. Die Kunst ist es, einen Bewegungsablauf, den wir zum tausendsten Mal wiederholen, immer noch achtsam, dabei stabil und durchlässig auszuführen.

Natürlich geht es auch um die korrekte Körperhaltung. Das ist oftmals gar nicht so leicht: Eine Yogapose, die uns so viel Kraft kostet, dass wir den Atem dabei anhalten, ist im Sinne Patanjalis kein Yoga. Und selbst wenn uns die Instagram-Profile so mancher Yogis mit ihren teilweise akrobatischen Yogahaltungen im knappen Outfit vor atemberaubenden Landschaften etwas anderes suggerieren: It's not about the handstand – es geht hier nicht um den Handstand,[4] sondern ums eigene Beobachten und Erspüren, den Fokus und die Konzentration. Nichtsdestotrotz ist die zeitgemäße Verbreitung von Yoga auf den sozialen Netzwerken ein Segen und oftmals Ansporn und Inspiration zugleich.

DAS ERBE DES PATANJALI: YOGA FÜR ALLE!

Der achtgliedrige Pfad aus dem »Yoga Sûtra« hat nach wie vor seine Gültigkeit: Auch in der modernen, urbanen Ausrichtung von Yoga finden sich die Aspekte wieder. Wie war das mit Stabilität und Durchlässigkeit zugleich? Ja, die Yogalehre ist stabil, hat sie sich doch ihren Wesenskern erhalten. Auch wenn es heutzutage viele Yogaschulen gibt – von Metal-Yoga bis zum Bikram-Yoga –, immer ist es der Atem, der uns durch die Übungen führt. Ob in der Lunch-Break-Vinyasa-Klasse oder im traditionellen Kundalini-Yoga: Es werden Mantren gesungen oder manchmal auch nur ein kurzes OM, um mit allumfassenden Tönen den Raum zu füllen auf dem langen Weg zur Erleuchtung. Wir versuchen uns an herausfordernden Übungen und atmen dennoch mit Leichtigkeit. Wir spüren, dass der achtsame Umgang mit dem eigenen Körper auch zu einem achtsameren Umgang mit der Umwelt führen kann.

Die vielfältigen Stilrichtungen des Yoga, seine aktuellen und immer wieder neuen Ausprägungen sind ihrerseits ein grandioses Beispiel für die Durchlässigkeit und »Beweglichkeit« der Lehre. Die Varianten nehmen kein Ende und fast täglich kommt Neues hinzu: akrobatisches Yoga, Cross-Yoga, Yoga auf dem (Büro-)Stuhl, das therapeutisch orientierte Iyengar-Yoga – für jede Zielgruppe lässt sich etwas finden. Yoga muss sich dem Menschen anpassen und nicht umgekehrt[5] – dieser Wunsch des großen Yogalehrmeisters T. K.V. Desikachar, der 2016 verstarb, hat sich erfüllt. Und so ist auch Eltern-Kind-Yoga perfekt dazu geeignet, den Spaß an der achtsamen Bewegung mit dem eigenen Kind zu kultivieren.

Yoga muss sich dem Menschen anpassen und nicht umgekehrt.[6]

ELTERN UND KIND GEMEINSAM AUF DER MATTE

*>>Lifetime is a child at play,
moving pieces in a game.
Kingship belongs to the child.<<*

Heraklit, Fragmente

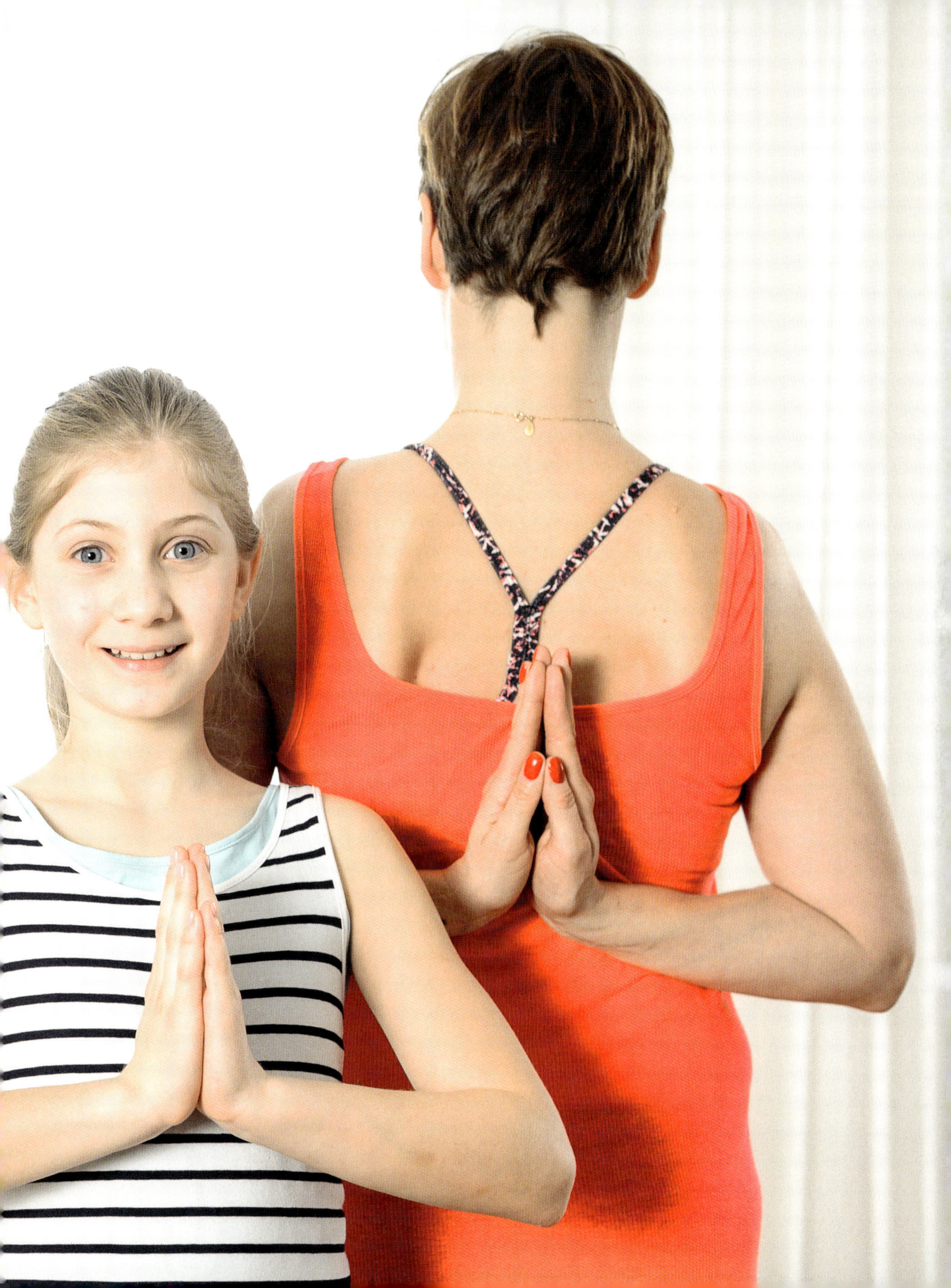

LAUT, LEBENDIG UND KREATIV

>>Our real reason for being is to be happy.<<[8]
Dalai Lama

Verglichen mit einer normalen Erwachsenenstunde mutet Kinderyoga oder Eltern-Kind-Yoga eher wie der Ausbruch eines unkontrollierten Chaos an. Geht es in der Erwachsenenklasse ruhig und konzentriert zu, ohne Ablenkung von der eigenen Praxis, sind die Momente der Stille beim Kinderyoga eher selten – und wenn sie doch vorkommen, dann sind sie kurz. Tatsächlich handelt es sich nicht um Erwachsenenyoga, bei dem Kinder einfach munter mitmachen. Bei einer Stunde »Familienyoga« lohnt daher ein Blick in die Gesichter der Kinder, um festzustellen, ob sie Spaß an der Veranstaltung oder einer bestimmten Haltung haben oder nicht.

Yoga mit Kindern oder gar Eltern-Kind-Yoga kennt man in Deutschland seit Mitte der 1980er-Jahre.[9] Der Heidelberger Yogalehrer Thomas Bannenberg und die ehemalige Berliner Grundschullehrerin Petra Proßowsky gelten hierzulande als Wegbereiter. Sie begannen mit dem Unterrichten von Kindern, als ich noch im Kinderzimmer zu Madonna und The Smiths tanzte. Auch heute ist die Szene vergleichsweise überschaubar und die Auslegungen, was Kinderyoga beinhalten sollte, sind vielfältig. Das reicht von einer eher ernsthaften, indisch geprägten Praxis über autosuggestive Stunden mit Traumreisen oder mit aufwendigen Dekorationen in der Raummitte – ein Mix aus verschiedenen Wellnessangeboten, zumindest manchmal.

Im indischen Mysore oder Chennai wird Yoga mit Kindern traditionell unterrichtet. In Mysore praktizierten junge Menschen unter der Leitung des Meisters Krishnamacharya in den 1930er-Jahren Yoga. In den 1970ern führte sein Sohn T. K. V. Desikachar diese Tradition in Chennai fort, und zwar am Zentrum Krishnamacharya Yoga Mandiram (KYM). Yoga wird Kindern in Indien ernsthafter als im Westen (ganz ohne Traumreisen und Dekoration) und oft in Einzelunterricht vermittelt.

Yoga mit Kindern – ist das in Deutschland also eher ein trendiges Wellnessangebot für den oftmals hyperaktiven Nachwuchs? Nein, denn trotz der vergleichsweise jungen Geschichte lassen sich viele Aspekte von Patanjalis achtgliedrigem

Pfad sehr gut im Eltern-Kind-Yoga thematisieren, etwa die bereits erwähnte Ahimsa (Gewaltlosigkeit auf psychischer und physischer Ebene) sowie Satya, die Wahrhaftigkeit. Und auch wenn wir beim Yoga mit Kindern (anders als im Erwachsenenyoga) den Atem nicht bewusst lenken, finden sich dennoch Atemübungen, die zum Ziel haben, den Geist zu beruhigen, zum Beispiel die Luftmatratzenatmung auf Seite 46. Die Beschäftigung mit dem Atem nennt Patanjali als vierten Aspekt auf seinem achtgliedrigen Pfad.

Wir erinnern uns: Patanjali definiert die Yogahaltungen als Spiel der Polaritäten, als fest und leicht. Auch beim Praktizieren von Eltern-Kind-Yoga begegnen uns diese Attribute: Wir spüren bei unserem jungen Partner die feste und verlässliche Struktur (»sthira«, z. B. bei Vertrauensübungen), erfahren gleichzeitig dessen Durchlässigkeit und Leichtigkeit (»sukha«). Und natürlich spielen die reinen Haltungen, die Asanas, beim gemeinsamen Praktizieren eine Rolle.

Üben Eltern und Kind gemeinsam Yoga, stehen die Asanas auf den ersten Blick sogar im Vordergrund, denn wir begeben uns in die Katze oder den doppelten Krieger, führen also eine körperliche Übung aus. Allerdings ist der physische Aspekt zwar wichtig (und zudem sehr unterhaltsam, wie wir später noch sehen werden), doch nicht von so großer Bedeutung wie bei den Erwachsenen. Das ist einer ungeschriebenen Regel im Yoga mit Kindern generell zu verdanken: Richtig und falsch sind hier keine Kategorien! Es wird nicht korrigiert, denn es geht nicht um die lehrbuchmäßige Ausführung einer Übung. Der Fokus beim Eltern-Kind-Yoga liegt vielmehr auf dem gemeinsamen Erleben und der Stärkung der Bindung zwischen Mama oder Papa und Kind.

EIN KONTAKT AUF AUGENHÖHE

Hier setzt Eltern-Kind-Yoga an: Durch das gemeinsame Üben verbinden wir uns wieder miteinander. Wir spüren den Körper des anderen, aber auch der eigene Körper wird verstärkt wahrgenommen. Wir begegnen uns auf Augenhöhe, respektvoll und achtsam. In einer lebendigen Eltern-Kind-Einheit werden Geschichten gesponnen und Asanas dürfen ganz frei und kreativ interpretiert werden. Wir Erwachsenen sind einmal nicht die Chefs, die vorgeben, wie etwas korrekt ausgeführt wird. Vielmehr verwandeln wir uns in Partner auf dem Weg in den Weltraum oder in Blutsbrüder im Indianerland.

Das gemeinschaftliche Praktizieren auf Augenhöhe hilft beim Aufbau und Erhalt einer vertrauensvollen Eltern-Kind-Beziehung – eine ganz wichtige Basis, die sich besonders in Krisenzeiten bewährt. Das Kind erfährt eine nicht leistungsabhängige Wertschätzung seiner Person durch die Mutter beziehungsweise den Vater. Eltern-Kind-Yoga ist eine gute Gelegenheit, in der Interaktion Selbstwirksamkeit zu erleben und so ein gesundes Selbstwertgefühl zu entwickeln.

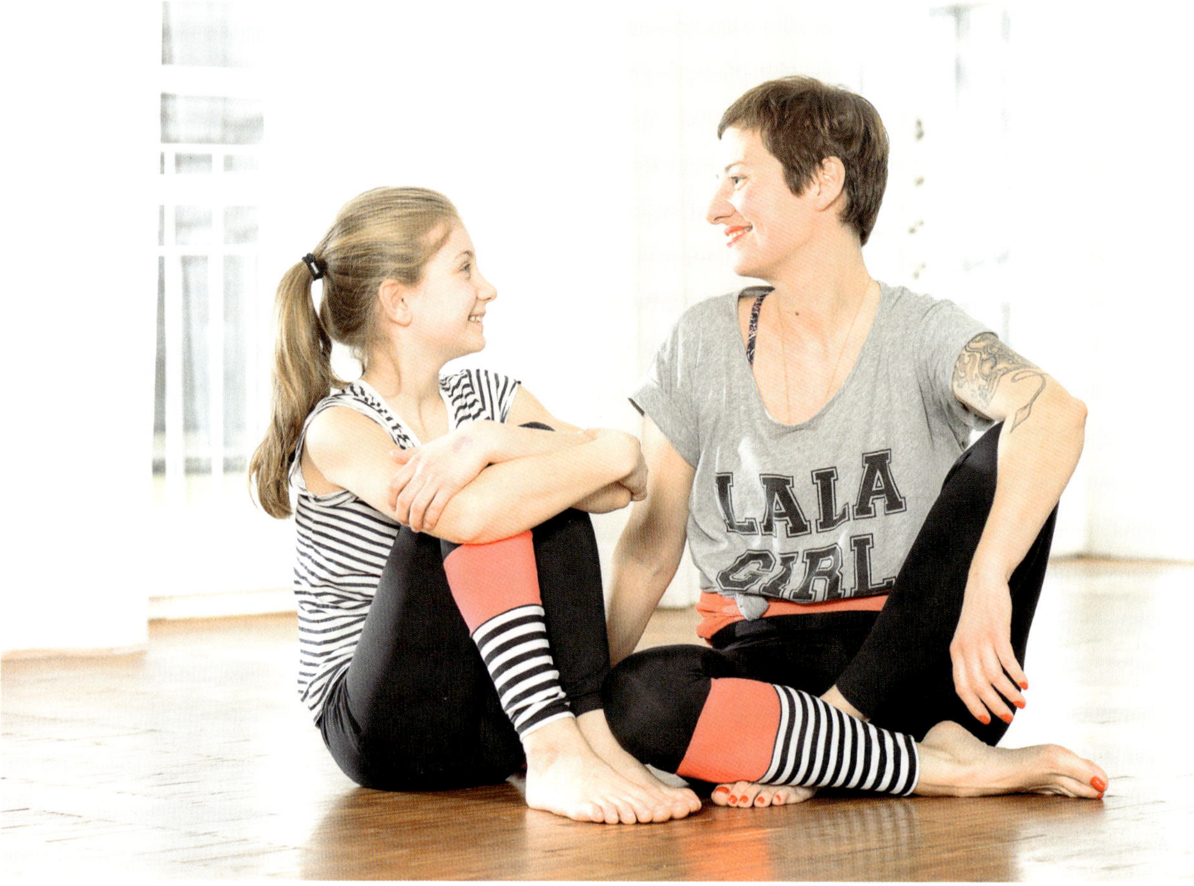

Gemeinschaftliches Praktizieren hilft beim Aufbau und Erhalt einer vertrauensvollen Beziehung – und macht Spaß!

Dabei wird die gemeinsame Yogazeit maßgeblich von drei Aspekten geprägt, die im Übrigen beim Heranwachsen des jungen Menschen noch von großer Bedeutung sein werden: Loslassen, Verbinden, Stärken (siehe Seite 30).

Darüber hinaus funktioniert das Eltern-Kind-Yoga auch ganz einfach als kürzere oder längere Auszeit vom Alltag sowie als digitales Detox und aktiv gestaltete Freizeit, geprägt von Spaß, Kreativität und fröhlichem Lachen!

EIN BLICK IN UNSEREN ALLTAG

Die gute Nachricht zuerst: Eltern verbringen heutzutage viel mehr Zeit mit ihren Kindern als noch vor 50 Jahren. Zu diesem Ergebnis kommt eine Studie aus dem Jahr 2016 der Universität Kalifornien in Irvine. Die beiden Wissenschaftlerinnen Giulia Maria Dotti Sani und Judith Treas fanden heraus, dass Mütter ihren Kindern doppelt so viel Zeit widmen wie 1965 und Väter ihre Freizeit mit Kind seitdem sogar vervierfachen konnten. Als Grund gilt der Trend zum »intensive parenting«: Die in ihre Kinder investierte Zeit wird von den Eltern als ausschlaggebend für deren positive kognitive Entwicklung, ihr soziales Verhalten und den Schul- und Bildungserfolg gesehen.[10]

Das ist zunächst einmal vielversprechend. Dennoch nehmen Erschöpfungszustände und Burn-out bei Kindern und Jugendlichen zu. Während Erwachsene sich mit Trends wie Detox, Yoga-Retreats im Kloster und »clean eating« bei Bedarf vor einem Zuviel an Eindrücken zu schützen versuchen, haben auch unsere Kinder ein enormes Pensum zu erfüllen: Selbstoptimierung, Frühförderung, Leistungsdruck in der Schule. Oft wollen wir in der Erziehung alles richtig machen und schießen dabei leider manchmal übers Ziel hinaus. Und getreu dem Bonmot von Karl Valentin, »Wir brauchen unsere Kinder nicht zu erziehen, sie machen uns sowieso alles nach«, schaut sich der Nachwuchs diesen gehetzten Lebensstil oftmals von uns ab. Viele Erwachsene können die selbst gesteckten hohen Ziele schon längst nicht mehr erfüllen. Manche haben gleich mehrere Jobs, danach wartet das Fitnessstudio, das Ehrenamt, die kreative Entfaltung im Mal- oder Nähkurs, der Partner verlangt Zuwendung und Qualitätszeit und der nächste Kurztrip soll geplant werden (der uns im Übrigen oftmals mehr stresst als beglückt).

Was also tun, damit es ruhiger wird? Der Neurobiologe Gerald Hüther und der Kinderarzt Herbert Renz-Polster weisen in ihrem Buch »Wie Kinder heute wachsen« eindrucksvoll auf die Bedeutung des freien Spiels in der Natur hin. Die Autoren nennen es elementare Erfahrungen »an den Quellen ihrer Entwicklung zu machen«. Kinder müssen die Erfahrung sicherer Beziehungen machen und Urvertrauen aufbauen. Sie brauchen Raum für das eigene Erkunden, für das freie Spiel ohne Terminplan und Zielvorgaben. Sie wollen selbstwirksam sein, sich ausprobieren und unsere unmittelbare Liebe und Fürsorge spüren, wenn das Knie wieder einmal blutig aufgeschlagen ist.[11]

Ähnlich sieht es Michael Tomoff, Coach in Sachen Positive Psychologie. Erst wenn das Kind sich Platz schafft (das muss nicht unbedingt der räumliche Platz in der Natur sein), kann Autonomie wachsen. »Persönlichkeitsstärke«, so Tomoff, »entwickelt sich durch die Freiheit und das Feedback, anders und trotzdem o. k. sein zu können, ja sogar durch dieses Verschiedensein einen Mehrwert für andere zu schaffen.«[12]

Yoga bietet Kindern meiner Erfahrung nach eine gute Möglichkeit, sich körperlich zu erfahren und Freude an der achtsamen Bewegung des eigenen Körpers zu empfinden. Dabei geht die Fantasie mit auf die Reise – weit weg von Schule und Freizeitstress. So kann die Kinderseele einmal nach Herzenslust baumeln! Kinder, die regelmäßig Yoga üben, gehen mit den Alltagsanforderungen scheinbar souveräner um. Das hat auch die Forschung erkannt, wie wir sehen werden.

»ICH BIN SO, WIE ICH BIN, OKAY. NAMASTE.«

»Yoga muss guttun«, fordert Thomas Bannenberg, Gründer der Kinderyoga-Akademie, schon einmal scherzhaft während eines Ausbildungsmoduls. Dass dieses »Guttun« auch messbar ist, dafür haben viele Wissenschaftler in den letzten Jahren gesorgt. Als Vorreiter in Sachen wissenschaftlicher Erforschung von Kinderyoga gilt Prof. Dr. Marcus Stück. Von 1993 bis 1997 schrieb er am Institut für Angewandte Psychologie der Uni Leipzig eine erste, vielbeachtete Dissertation zum Thema Kinderyoga. Ihm war es wichtig, die Wirksamkeit von Kinderyoga wissenschaftlich zu belegen, um ihm auch in öffentlichen Institutionen wie Kindergärten und Schulen die Tore zu öffnen. Mit seinen Studien belegte Prof. Dr. Stück, dass kindgemäße Yogahaltungen zum Stressabbau beitragen und Kindern helfen können, gelassener mit den täglichen Belastungen in Alltag und Schule umzugehen. Getreu dem Motto »Ruhig und klar geht's wunderbar« hat der Psychologe unter anderem ein Entspannungstraining mit Yogaelementen für Kinder und Jugendliche entwickelt, das die physiologische Erregung der Schüler absenken kann.[13]

Achtsamkeitsübungen und Yoga können positive Auswirkungen auf Körper und Geist zeigen und die Konzentration erhöhen.

International hat die Forschung in Sachen Kinderyoga in den letzten Jahren erhebliche Fortschritte gemacht.[14] Yoga wurde beispielsweise in den USA als therapiebegleitende Maßnahme bei Krebspatienten im Kinder- und Jugendalter eingesetzt.[15] Im Children's Hospital of Eastern Ontario (CHEO), dem Kinderkrankenhaus der kanadischen Hauptstadt Ottawa, wird das »Maple Minds«-Programm angewandt: Hier werden chronisch kranke Babys, Kinder, Jugendliche und ihre Familien mit Yoga-, Achtsamkeits- und Entspannungsübungen in der oft Jahre andauernden schwierigen Zeit unterstützt.[16]

Bei gesunden Kindern und Jugendlichen können Achtsamkeitsübungen und Yoga ebenfalls positive Auswirkungen auf Körper und Geist zeigen, die Konzentration erhöhen und in vielen Fällen das Klassenklima verbessern. Besonders der Umgang mit starken Emotionen und Stress kann – vor allem bei Kindern mit großem Bewegungsdrang – positiv beeinflusst werden. Ähnliches gilt für die Resilienzentwicklung. Mit Resilienz bezeichnet die Psychologie die seelische Widerstandsfähigkeit sowie den Rückgriff auf Ressourcen zur Krisenbewältigung. In ihrem Buch »Yoga für Kinder und Jugendliche« betonen R. Sriram und Kornelia Becker-Oberender, wie wichtig diese »psychische Immunstärke« für einen Heranwachsenden ist, denn hier geht es um einen positiven Umgang mit sich selbst, um Akzeptanz und besonders um die Fähigkeit, Herausforderungen und schwierige Situationen bewältigen zu können und sich nicht unterkriegen zu lassen. Yogaübungen mit ihrem auf den ersten Blick nach außen gerichteten Fokus sind laut den Autoren für Kinder eine ideale Spielwiese, um Resilienzfaktoren zu trainieren, etwa durch das Austesten der eigenen Grenzen oder das Vertrauen in die eigenen Stärken und Fähigkeiten.[17]

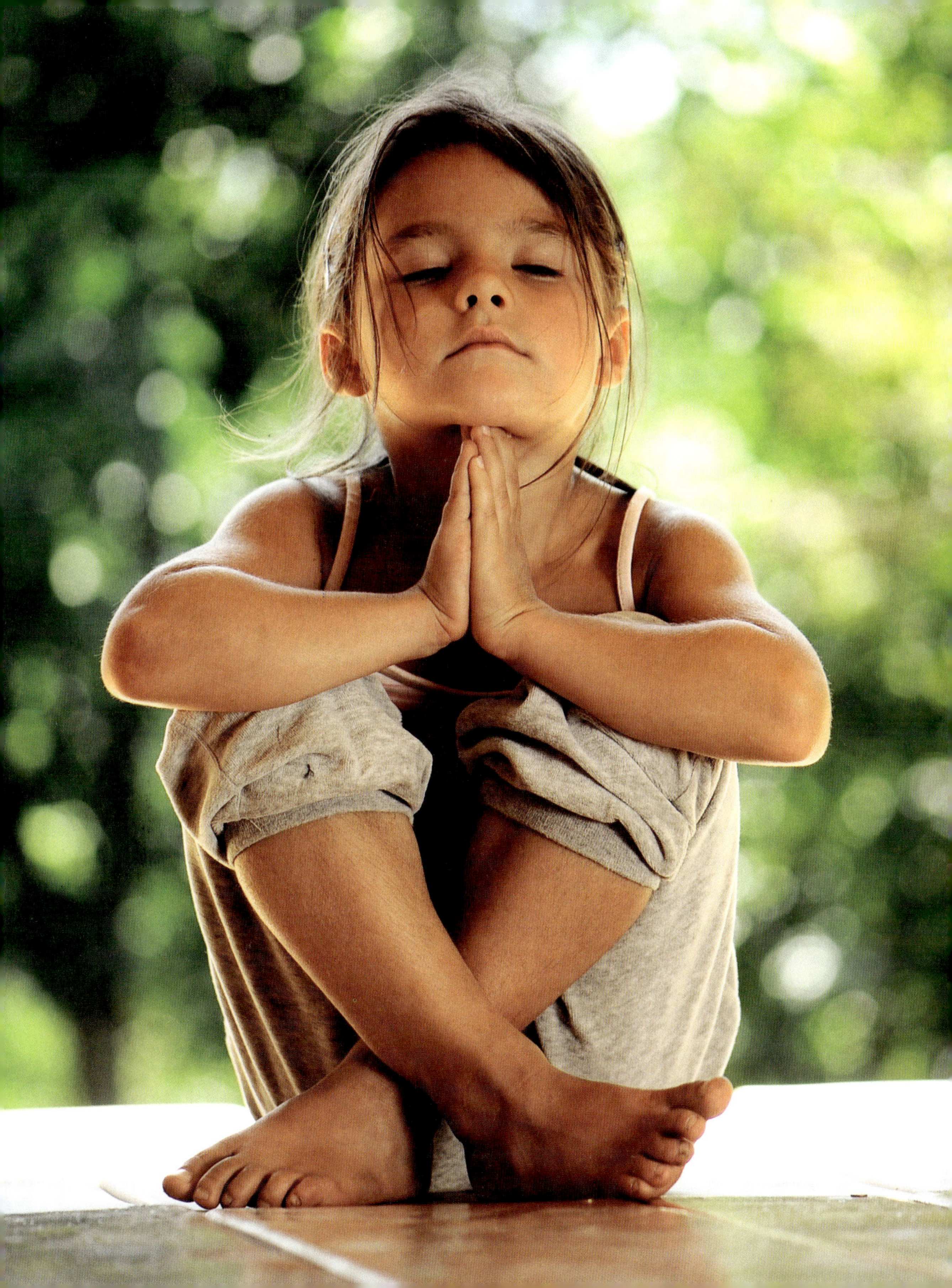

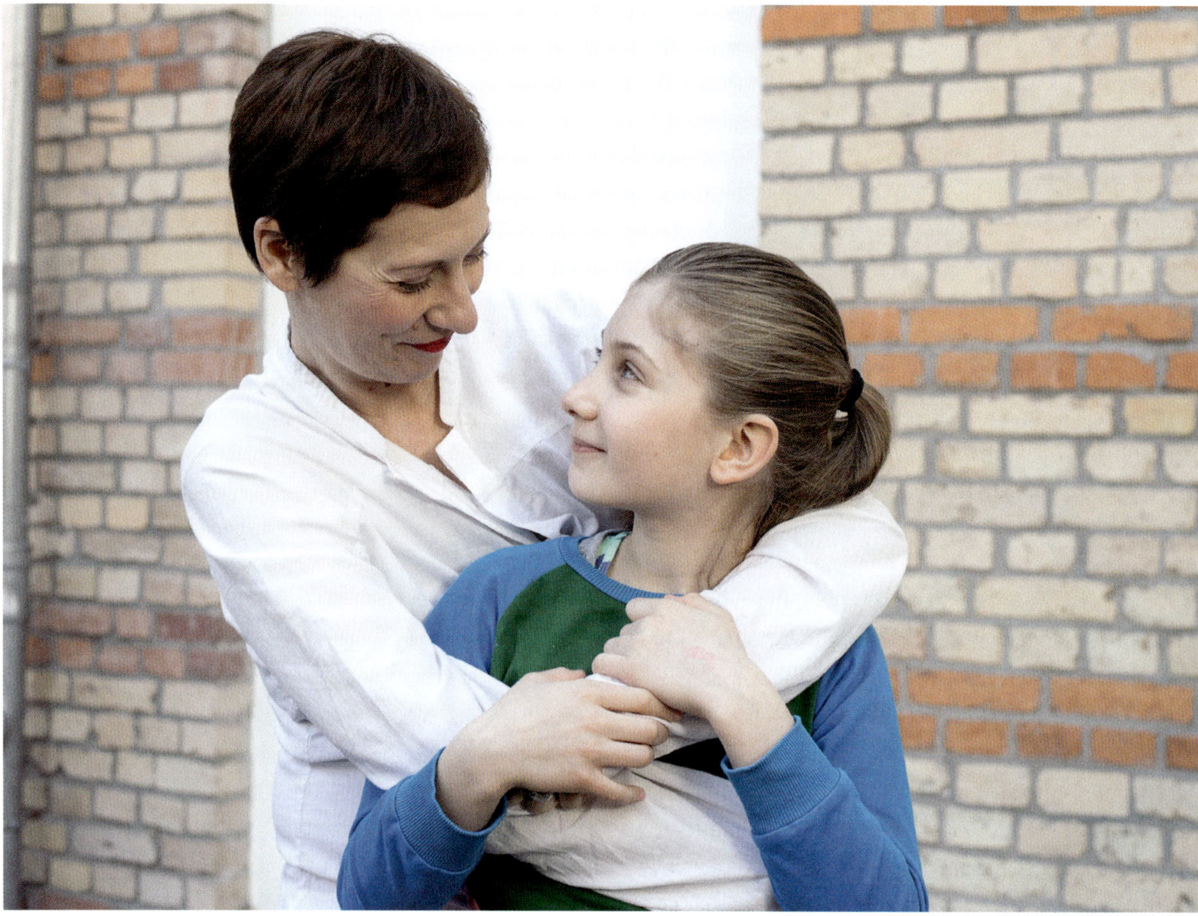

»Shared attention« – sich gemeinsam mit Begeisterung etwas widmen und so in den Flow kommen.

Meine Kinderyogastunden beginnen mit dem immer gleichen Ritual: Wir halten unsere Handflächen vor uns wie einen Spiegel, ehe wir sie vor dem Herzen zusammenlegen. Dazu sprechen wir gemeinsam: »Ich bin so, wie ich bin, okay. Namaste.«

IM FLOW SEIN: VON KINDERN LERNEN

Yoga tut also Kindern erwiesenermaßen gut! Und es kommt noch besser. Beim Eltern-Kind-Yoga können Erwachsene sich von den Kids sogar etwas abschauen: den Flow zu finden.

Obwohl Kinder sich in einem stetigen Lernprozess befinden und wir ihnen in puncto Weltwissen (meistens) voraus sind, eins können sie viel besser als wir: Kinder können sich mühelos in eine Sache »versenken«. Sie spielen und sind vollkommen eins mit dem Spiel. Beschäftigen sich Kinder intensiv mit einer

Sache, scheinen sie geradezu immun gegen Ablenkung von außen zu sein. Sie spielen nicht, *wie* eine Katze zu sein – in dem Augenblick des Spiels *sind* sie die Katze, und das ist ein wunderbarer Moment, ein Zustand absoluten Glücks, der für Erwachsene schwer zu erreichen ist. Was bei Erwachsenen manchmal im Kopf los ist, kann gut mit dem buddhistischen Terminus des »Monkey Mind« beschrieben werden: Wie eine trunkene Herde Affen rasen unsere Gedanken hierhin und dorthin. Das Gegenteil davon nennt man »Flow«: Glücksmomente voller Leidenschaft und Hingabe, Einssein mit dem Augenblick.

Das führt uns zurück zu Patanjalis achtgliedrigem Yogaweg. Die letzte Stufe beschreibt er mit Samadhi, dem Einssein mit allem. Meditierenden gelingt es ab und an, einen solchen Zustand zu erreichen. Es ähnelt einem Zeitanhalten, einem völligen Zur-Ruhe-Kommen der Aktivitäten des Geistes. Kinder erreichen ihn beim intensiven Spielen ganz sicher, diesen Flow, diesen Zustand des Samadhi (wenn auch nur kurz).

Und daher ist es auch eine unschätzbare Erfahrung, gemeinsam mit Kindern Yoga zu praktizieren. Vielleicht haben wir Glück und die Beschäftigung mit dem Körper trägt uns genauso wie unser Kind weg von der Horde Affen in unserem Geist. Wenn Eltern und Kinder die Yogaübungen als lose Vorgabe dafür nehmen, dass die Fantasie gemeinsam auf Reisen gehen darf und man sich körperlich ausprobieren kann, dann entsteht etwas Neues. Die Psychologen sprechen beim gemeinsamen Tun einer Sache auch von »shared attention«: Mama/Papa und Kind beschäftigen sich gemeinsam mit einer Sache, widmen sich ihr mit der gleichen Begeisterung. Diese Erfahrung stärkt unsere Kinder, macht Lust auf gemeinsame Aktivitäten mit anderen. Eltern-Kind-Yoga schafft einen gemeinsamen, genussvollen Raum ohne Zwang, dafür mit ganz viel Verbundenheit und Möglichkeiten zum Erleben eines gemeinschaftlichen Flow.

Oft können sich Erwachsene von den Kids noch etwas abschauen.

DIE BASIS FÜR YOGA MIT DEINEM KIND

Wir haben gesehen, dass ein gemeinsames »Auf-die-Matte-Kommen« sowohl Erwachsene als auch Kinder in vielerlei Hinsicht positiv beeinflussen kann. Im Hinblick auf ihren Nutzen und aus entwicklungspsychologischer Sicht haben wir für dieses Buch die drei Bausteine Loslassen, Verbinden, Stärken ausgewählt. Denn einerseits bieten diese Themenblöcke eine gute Basis, um auf der körperlichen Ebene einen Schwerpunkt zu setzen, andererseits sind gerade Eltern in ihrer Rolle als Erzieher mit Themen rund um das Loslassen, Verbinden und Stärken immer wieder konfrontiert.

»When you are doing things together, you are inside the collective mind and share psychic knowledge with each other. That is how you become one.«[18]

Sri Dharma Mittra

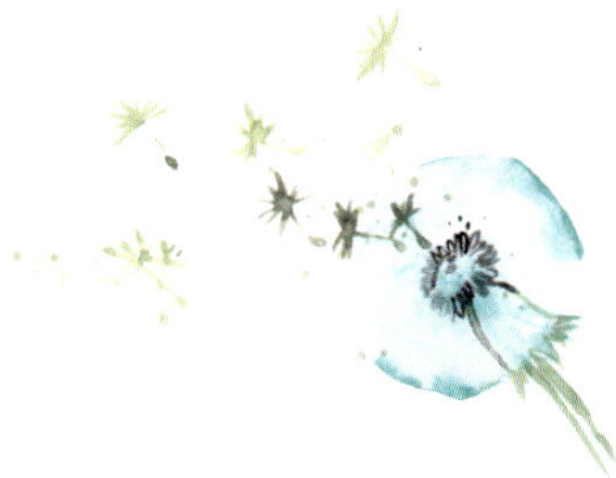

LOSLASSEN – AUCH WENN ES MANCHMAL SCHWERFÄLLT

»Wenn man etwas wirklich liebt, muss man es loslassen.« Diesen oft zitierten weisen Spruch kennen wir sicher alle. Loslassen – das ist manchmal leichter gesagt als getan. Und dann auch noch in Bezug auf ein kleines Wesen! Das erste Loslassen im Leben einer frischgebackenen Mutter ist mit unglaublich viel Schmerz verbunden. Schon bei der Geburt entlassen wir unter Wehen unser Neugeborenes in die Welt. Aus der warmen, dunklen, geschützten Höhle geht es hinaus in eine kalte, meistens gleißend helle Umgebung. Neues Leben entsteht nie ohne Loslassen.

Entwicklungspsychologisch betrachtet wird es für Eltern auch in den ersten auf die Geburt folgenden Jahren nicht einfacher. Denn während der kleine Mensch sich nach und nach in der Welt orientiert, müssen wir immer wieder lernen loszulassen. Ob beim Abstillen oder beim Abschied im Kindergarten – das Loslassen ist ein Lernprozess für jedes Elternpaar. Dabei kann das Kind seine Selbstwirksamkeit erst austesten, wenn wir uns im Hintergrund halten und ihm den nötigen Freiraum geben.

Das Thema Loslassen begleitet uns jedoch nicht nur in der Kindererziehung, sondern ein ganzes Leben lang, bis zum Tod. Vor allem was gesundheitsgefährdende Verhaltensmuster betrifft, wäre es wichtig und hilfreich, sich gut lösen zu können. Verhaftungen in negativen Verhaltensmustern oder in zermürbenden Beziehungen lassen sich meist erst überwinden, wenn wir loslassen und einen Schritt zurückgehen. Anderenfalls manifestieren sich diese Verhaftungen auf körperliche Art und Weise. »Lass mal deine Schultern locker!« Wie oft höre ich selbst diesen Satz von meinen Yogalehrern! Das körperliche Loslassen ist jedoch keinesfalls viel einfacher, denn in den Schultern, im Kiefer, im Nacken und auf der Stirn zeigt sich Stress in Form von Muskelverspannungen. Wie aber funktioniert das Loslassen?

Das Thema ist vielfältig und ließe sich beliebig weiterverfolgen, darum ist es gut geeignet für den Anfang jeder Yogapraxis sowie zu Beginn unserer Eltern-Kind-Yoga-Übungen. Loslassen durch freie Bewegung, Mobilität in den Körper bringen, sich des eigenen Atems bewusst werden – diese Übungen bilden den Beginn der Praxisübung in diesem Buch. Ob nun alle Glieder systematisch gelockert werden wie beim »Hundeschütteln« oder ein lustiges Tänzchen der Yogapraxis vorangestellt wird – Hauptsache, du lässt los. Es ist enorm hilfreich zu spüren, wo im Körper noch Anspannung sitzt. Die kurzen Übungen aus »Loslassen« solltest du keinesfalls überspringen, denn dabei lernt auch dein Kind, dass einer gewünschten Entspannung eine bereits vorhandene oder bewusst herbeigeführte Anspannung vorausgeht.

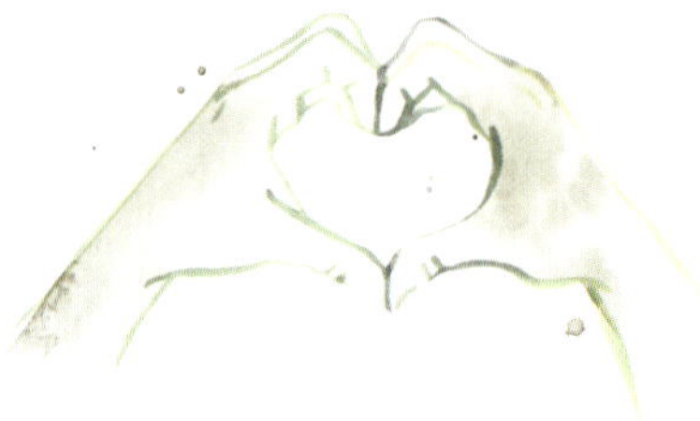

VERBINDEN – MIT DIR SELBST UND DEINEM KIND

Im vorigen Kapitel habe ich bereits erläutert, dass die Verbindung der Beteiligten im Eltern-Kind-Yoga im Vordergrund steht. Insofern ist es nur natürlich, dass sich im Praxisteil dieses Buches eine ganze Reihe (wenn nicht gar der Großteil) an Übungen der Verbindung widmet. Die Art der Verbindung mit deinem Kind kann ganz unterschiedliche Qualitäten besitzen. Sie ändert stetig ihre Ausgestaltung, hält aber im besten Fall ein Leben lang an. Sie kann sich im festen Griff deines Babys um deinen Zeigefinger äußern oder im kurzen Anruf deiner Tochter vom Schüleraustausch aus Frankreich.

Welche Mutter kennt nicht dieses Einssein, dieses erhebende Gefühl, wenn man das eigene Baby das erste Mal betrachtet? Ich persönlich war vom Anblick unseres neugeborenen Glücksmädchens so überwältigt, dass ich die ganze erste Nacht hindurch keinen Schlaf fand. Ich konnte die Augen einfach nicht von diesem winzig kleinen Kind lassen.

Babys werden gestillt, berührt, getragen und gewiegt. Mit zunehmendem Alter spielt der Körperkontakt eine immer geringere Rolle. Meinungsverschiedenheiten drängen sich auf die Tagesordnung, der gemeinsame Alltag verlangt allen Beteiligten viel Kraft ab. Wir glauben zur Ruhe zu kommen, indem wir uns hinter digitalen Geräten verschanzen und so immer weniger miteinander kommunizieren.

Die niederländische Kinderyogalehrerin Helen Purperhart weist darauf hin, dass Kinder durch die verstärkte Nutzung von Handy & Co. den Bezug zur Außenwelt verlieren – und nicht selten zur eigenen Innenwelt.[19] Ein Phänomen, das wir möglicherweise von uns selbst kennen.

Yoga hält für uns eine ganze Reihe von Möglichkeiten zum »Verbinden« bereit. Wir verbinden uns mit uns selbst über den Atem, die Meditation und die regelmäßige Übungspraxis. Wir werden zum Bindeglied zwischen Erde und Himmel durch die Aufrichtung des Körpers. Wir verbinden uns mit unseren Wünschen und Hoffnungen, mit unseren Werten, mit der Wahrhaftigkeit.

Übst du Yoga mit deinem Kind, verbindest du dich mit diesem wundervollen Wesen. Eine ganz simple und dabei prima in den Alltag integrierbare Form der Eltern-Kind-Verbindung ist die »Ampelmeditation« (siehe Seite 73) oder die Übung »Alle Seiten grüßen«, bei der wir den Körper wohlig in alle Richtungen dehnen (siehe Seite 80).

STÄRKEN – FÜR EINE GUTE ERDUNG

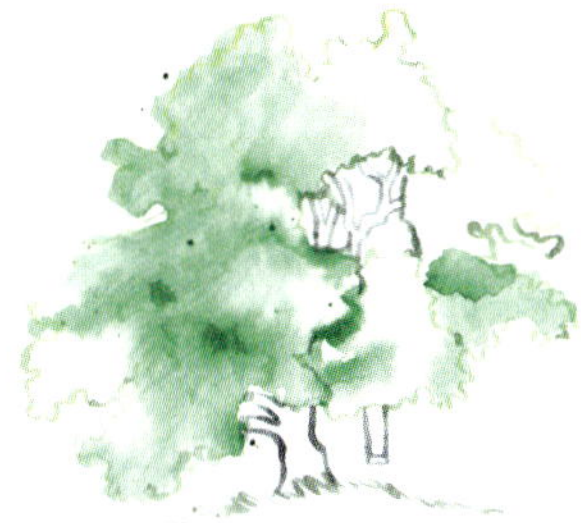

Das Thema Resilienz bei Kindern und Jugendlichen, die innere Abwehrstärke, haben wir schon zu Beginn gestreift. Tatsächlich geht es in der Beziehung zu unserem Kind neben dem Loslassen und Verbinden ums Stärken. Was kann dein Kind gut? Bestätige es in seinen Stärken und nimm es mit seinen Schwächen an!

Mut, Selbstbewusstsein und eine Strategie wie »Stolpern, aufrappeln, Krönchen richten, weitergehen« sind universelle, gute Wegbegleiter im Leben – beim Fahrrad-fahren-Lernen, in der Abiturprüfung oder nach einer Scheidung. Und je eher du beginnst, deinem Kind den Rücken zu stärken, desto nachhaltiger ist diese Stärkung. Voraussetzung hierfür ist, dass du dich selbst als ausreichend stark und gefestigt wahrnimmst. Stets den Stress abperlen zu lassen und bei jeder familiären Krise die Ruhe zu bewahren, bleibt Wunschdenken! Wir können jedoch versuchen, nicht auf alle äußeren und inneren Reize sofort und heftig zu reagieren und uns selbst innerlich den Rücken zu stärken, wenn uns etwas nicht gelungen ist oder wenn wir laut geworden sind, obwohl wir souverän bleiben wollten. Dann versuchen wir es halt morgen erneut. Erkennen – und loslassen – auch den selbst verordneten Perfektionswahn.

Den Körper zu stählen, ist eine Möglichkeit, an der eigenen physischen Stärke zu arbeiten. Und manchmal, aber leider durchaus nicht immer, hat ein Mehr an Kraft auch positive Auswirkungen auf unsere Psyche. Ein Sixpack oder ein straffer Bizeps allein helfen uns jedoch nicht, den Alltag mit seinen Unwägbarkeiten zu bewältigen. Hier bedarf es vielmehr innerer Stärke. Yoga ist eine wunderbare Methode, um mental und physisch seine innere Kraft und Mitte zu finden, indem wir eine Asana neugierig erforschen, länger in ihr verharren, in einer Meditation erleben, was passiert, welche Emotionen sich einstellen.

Fest und stabil sein, egal, wie wir uns gerade fühlen – das geschieht in der Yogapraxis unter anderem über die Füße. Sie sind unsere Basis und sagen viel darüber aus, wie wir im Leben stehen. Standhaltungen wie der Baum oder die verschiedenen Krieger-Positionen können uns so zu mehr Kraft und zu mehr Stabilität – auch im übertragenen Sinne – verhelfen. Das spüren auch schon kleine Yogafans. Jemand, der sicher im Baum steht, bekommt auch im Alltag mehr Präsenz und lässt sich vielleicht auf dem Schulhof nicht so leicht beiseiteschubsen. Daher sind alle Übungen der Baum-Reihe (auf Seite 136 sind diese zu »Ein Baum erzählt seine Geschichte« zusammengefasst) angezeigt, wenn du dich und dein Kind stärken möchtest. Je größer das Kind wird, umso mehr geht es darum, es für den weiteren Lebensweg ohne Eltern zu stärken, denn irgendwann muss es sich selbst behaupten und alle erforderliche Stärke aus sich selbst heraus entwickeln.

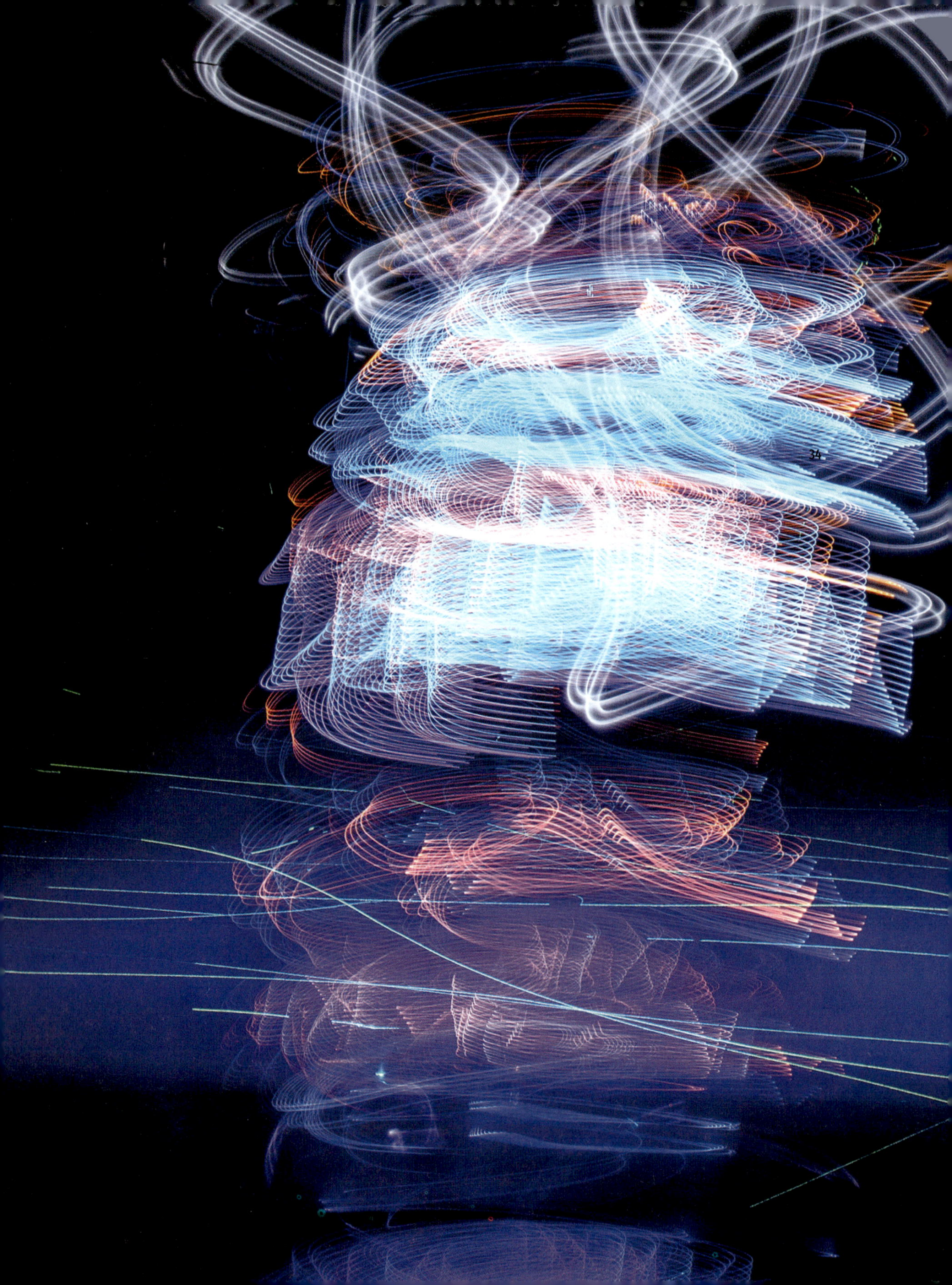

Notizen

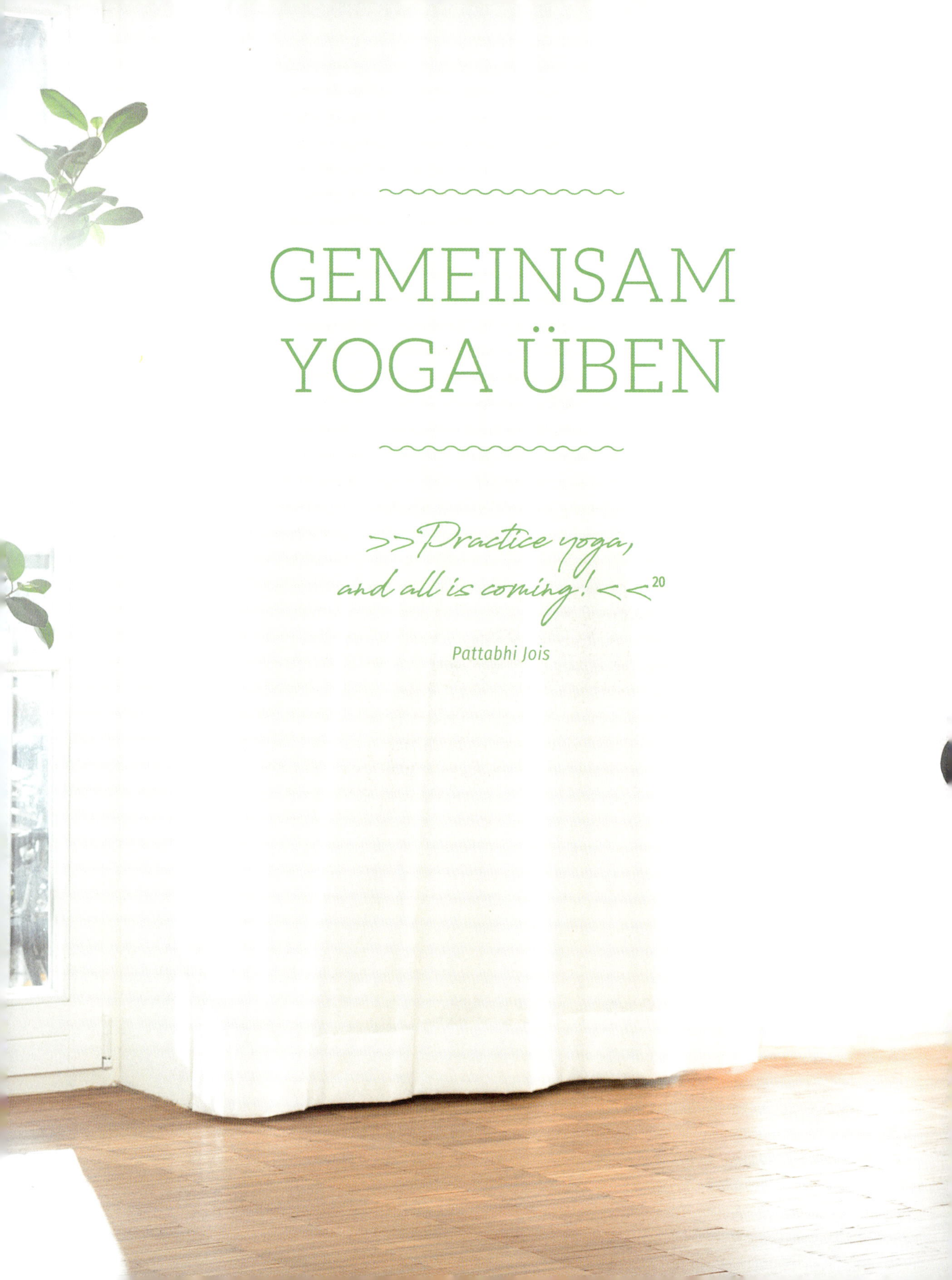

GEMEINSAM YOGA ÜBEN

»Practice yoga, and all is coming!«[20]

Pattabhi Jois

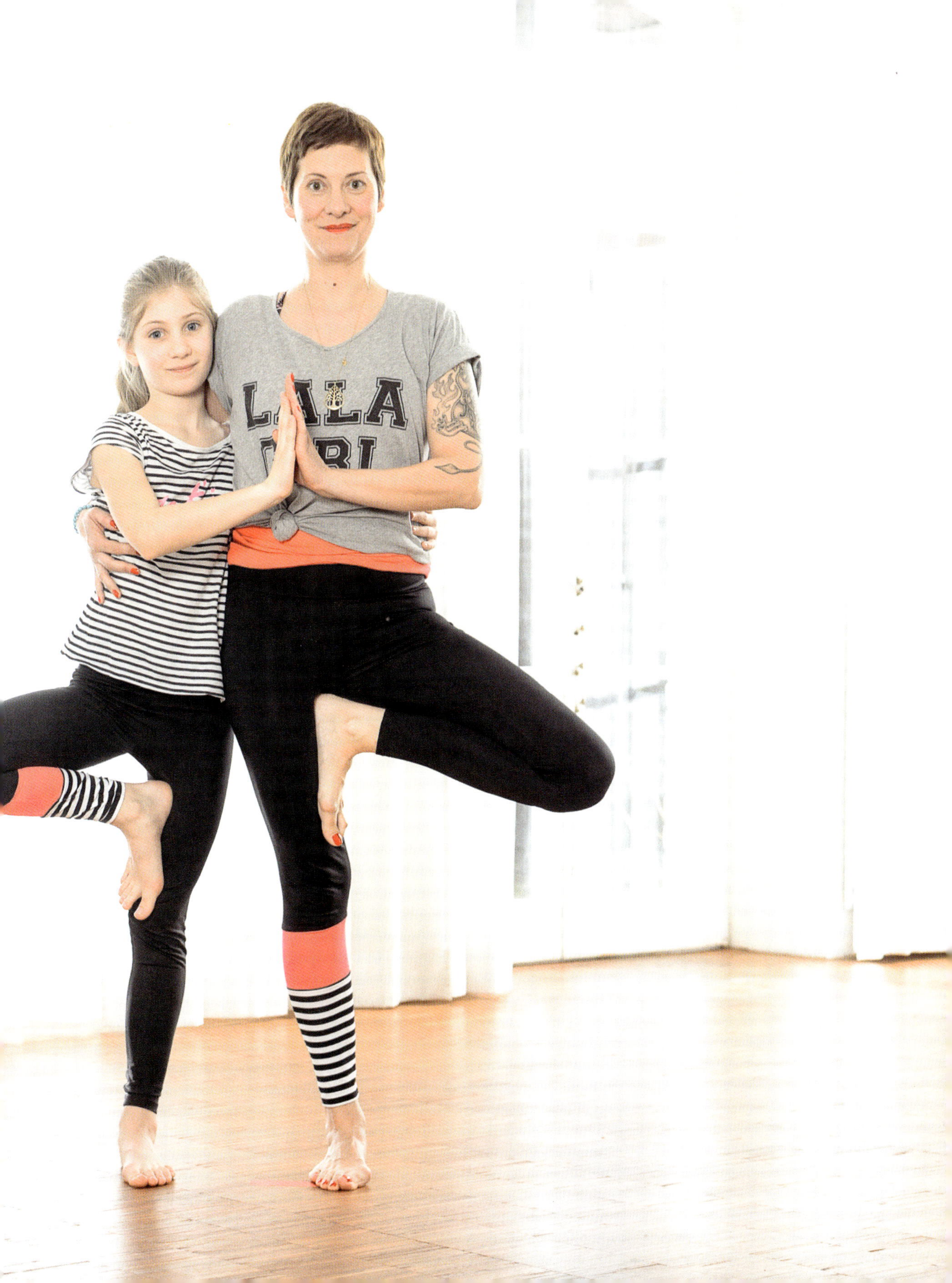
LALA

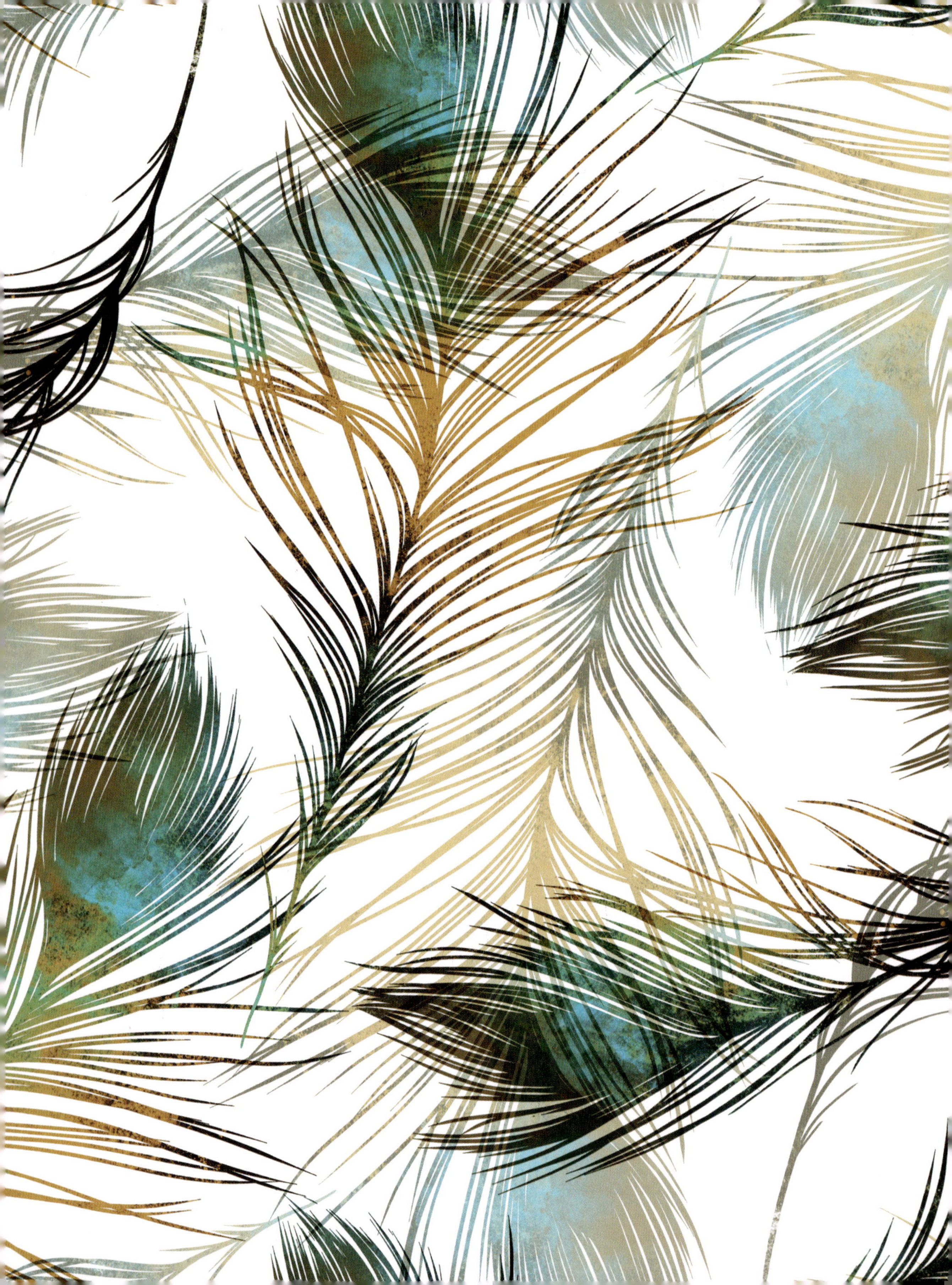

LOS GEHT'S!

Loslassen, Verbinden, Stärken – das sind die Schwerpunkte der nun folgenden Übungen. Die Übungen sind aufgrund ihres Schwerpunkts auf das gemeinsame Praktizieren eher einfach gehalten. Nur wenige Übungen unter »30 Minuten Stärken« und hier besonders die letzte, »Für Immer« (siehe Seite 128), sind etwas anspruchsvoller. Ich habe bewusst Übungen aus Yoga, Meditation und Kinesiologie mit Atem- und Achtsamkeitsübungen kombiniert.

Zum besseren Verständnis beginnt jede Übung mit einer kleinen Zusammenfassung, worum es hier geht. Dann folgt eine Schritt-für-Schritt-Anleitung. Fotos und zusätzliche Tipps helfen beim Nachmachen.

Die Übungen passen sich eurem Zeitfenster vollkommen variabel an:

- In jedem der drei Bausteine Loslassen, Verbinden und Stärken findet ihr fünf Übungen, für die insgesamt 10 Minuten Zeit genügen.
- Habt ihr mehr Zeit, passen vielleicht die 30-Minuten-Abläufe, die aus zehn bis 13 Übungen bestehen und ebenfalls in Loslassen, Verbinden und Stärken unterteilt sind.
- Wählt ihr zum Beispiel den Schwerpunkt »Verbinden«, könnt ihr hier alle angegebenen Übungen innerhalb der angegebenen Zeit (in 10 oder 30 Minuten) üben. Oder aber ihr wählt gezielt einzelne Übungen zum Thema »Verbinden« und übt diese intensiver und mit mehr Wiederholungen.
- Noch individueller wird es, wenn ihr euch eure gemeinsamen Lieblingsübungen aus den drei Blöcken Loslassen, Verbinden und Stärken zusammenstellt. Beispiele für individuelle Übungsabläufe und rund 20 Minuten gemeinsame Zeit, die Übungen aus Loslassen, Verbinden und Stärken integrieren, findet ihr auf Seite 135.

Der Atem

Oftmals findest du in den Übungsanleitungen Angaben zum Ein- und Ausatmen. Im Vinyasa-Flow-Yoga verbinden wir die Bewegungen mit der Atembewegung und geben der Übung so eine besondere Dynamik. Schau, ob die Angaben in den Übungsbeschreibungen für dich passen. Wenn sich etwas merkwürdig oder unnatürlich anfühlen sollte, atme wieder so, wie du möchtest.

Die Atemanweisungen sind ausschließlich für dich bestimmt – dein Kind darf ohnehin den Atem fließen lassen, wie es möchte!

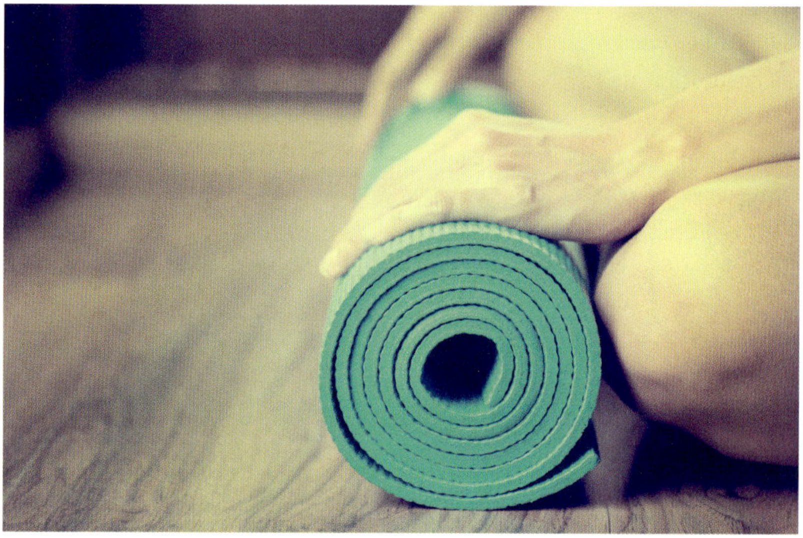

Yogamatte ausgerollt und los geht's!

- Ab Seite 136 findet ihr Übungssequenzen (mit und ohne Rahmenhandlung), die auf 90 Minuten gemeinsame Zeit ausgelegt sind. Hier werden Yogaübungen aus den Bausteinen Loslassen, Verbinden und Stärken mit passenden Massagen kombiniert und mit weitergehenden Ideen abseits der Yogamatte und zur Entschleunigung des Alltags ergänzt.

- Als Bonus findet ihr ab Seite 164 ausgewählte und praxisbewährte Übungen für Zappelinchen.

- Dieses Buch bietet außerdem Platz für eure eigenen Ideen. Auf den Notizseiten könnt ihr Übungen beschreiben, die ihr euch während des gemeinsamen Praktizierens vielleicht selbst ausgedacht habt, sowie kleine Zeichnungen anfertigen oder persönliche Erinnerungen festhalten, die ihr mit einer Übung verbindet. Möglicherweise habt ihr euch eine Fantasiereise ausgedacht und könnt hier Stichworte dazu notieren. Ich möchte euch mit »Yoga für dich und dein Kind« anregen, selbst kreativ zu werden und so der ganz besonderen Beziehung zwischen euch den bestmöglichen Ausdruck zu verleihen.

BITTE BEACHTEN!

Noch ein paar allerletzte Hinweise, dann wird's praktisch. Ganz egal, ob du schon Yogaerfahrung hast oder Anfänger bist: Bleib neugierig und offen. Kombiniere die Übungen aus den drei Bereichen ganz individuell, wie es für dich und dein Kind passt. Beobachte, was euch guttut – ohne Druck, ohne Zwang, ganz auf Augenhöhe mit deinem Kind. Das »ohne Druck« fängt schon beim Setting an. Ihr benötigt nicht unbedingt eine Yogamatte, ein rutschfester Teppich ist auch perfekt. Wichtig ist jedoch, dass du und dein Kind Ruhe füreinander habt. Darum: Handys aus! Vielleicht kann sich dein Partner in der Zwischenzeit um die Geschwister kümmern.

Nimm dir vor der eigentlichen Praxis die Zeit, dein Kind zu fragen, wie sein Tag bis dahin verlaufen ist. Lass es erzählen, was schön und vielleicht weniger schön war, dann berichtest du von deinem Tag. Das schafft einen vertrauten Rahmen. Stellt sicher, dass ihr noch einmal auf die Toilette geht und die letzte große Mahlzeit rund zwei Stunden zurückliegt – Hunger ist beim Yoga genauso störend wie ein voller Bauch –, und zieht bequeme Kleidung an.

Nun kann es losgehen: Eine gute Aufwärmübung wie das »Hundeschütteln« auf Seite 43 oder der »Sonnengruß« auf Seite 84 verhindert, dass ihr euch verletzt. Wenn ihr euch nicht gut fühlt, übt lieber an einem anderen Tag. Kinder mit Angststörungen oder Asthmatiker sollten grundsätzlich vorsichtig sein. Im Zweifel müsst ihr einen Arzt befragen. Getreu dem Motto »Yoga muss guttun« achtet bitte auch darauf, euch nicht zu überdehnen.

Tipp

Wenn ihr eure gemeinsame Yogapraxis am Ende mit einem kleinen eigenen Ritual wie »Namaste« (hierzu die Handflächen vor dem Brustbein falten), einem Kuss oder einer Umarmung besiegelt, nehmt ihr garantiert die schöne Stimmung mit in den Alltag. Viel Spaß!

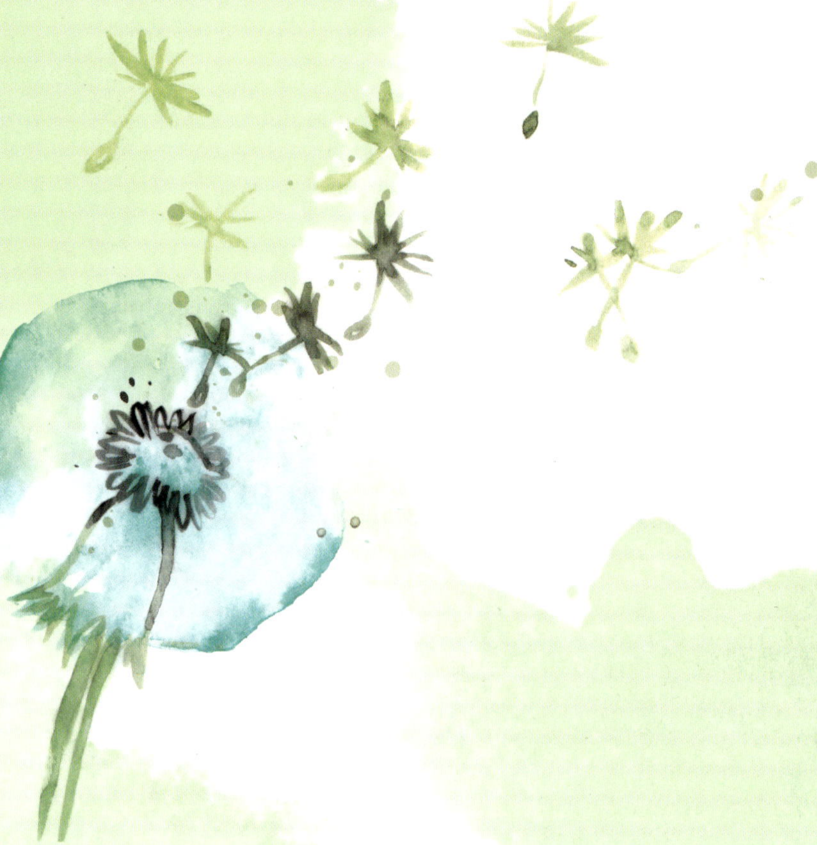

LOSLASSEN

Die meisten Kinder haben einen unersättlichen Bewegungsdrang, und das ist auch gut so. Deshalb beginnt mit viel Elan! Einerseits wärmt ihr euch mit den nachfolgenden Lockerungsübungen auf (was besonders für die herausfordernden Übungen unter »Stärken« wichtig ist), andererseits löst ihr mit Schütteln und Tanzen sämtliche Verspannungen – und das sowohl auf körperlicher als auch auf geistiger Ebene. Zusätzlich könnt ihr mit den hier gezeigten Übungen eurer Kreativität Ausdruck verleihen.

HUNDESCHÜTTELN

Zu Beginn lasst einmal alles locker! Habt ihr schon einmal einen Hund beobachtet, der sich nach einem Bad schüttelt? Er tut dies Körperteil für Körperteil, vom Kopf angefangen bis zum Po, immer alles schön nacheinander. So macht ihr es auch. Für diese Übung nehmt euch einige Minuten Zeit. Merkt ihr, wie die Körperteile zu kribbeln beginnen und warm werden? Wenn ihr gleichzeitig zum Schütteln noch bellt, umso besser!

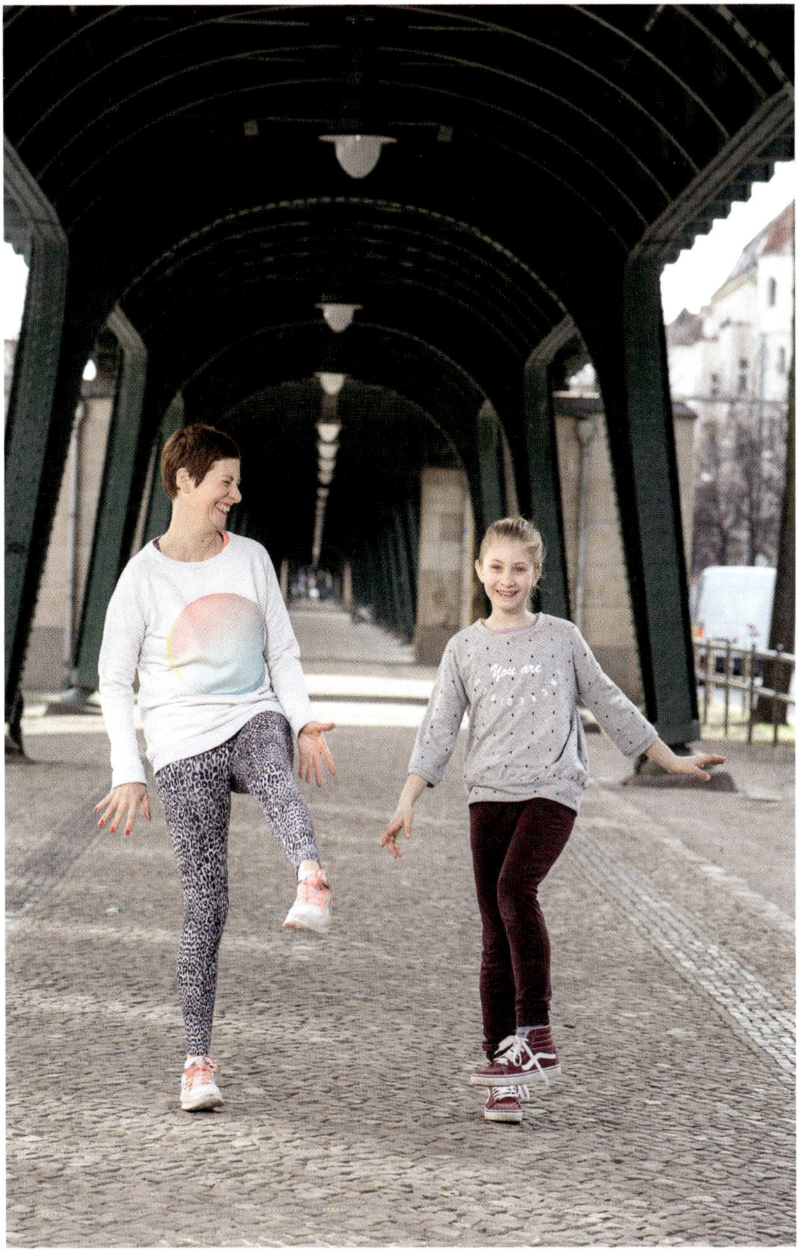

1. Kommt in einen lockeren Stand, die Füße stehen hüftweit auseinander. Beginnt mit dem Schütteln der Füße. Hebt dafür einen Fuß vom Boden ab, nehmt dann das Bein dazu und schüttelt es.

2. Jetzt schüttelt ihr den anderen Fuß und das andere Bein und setzt dann beide Füße wieder ab.

3. Danach schüttelt ihr Hüften, Bauch und Gesäß.

4. Jetzt sind die Hände, Arme und Schultern dran. Lasst die Schultern und den Nacken los. Auch Zunge und Kopf könnt ihr ganz locker lassen.

5. Zum Schluss könnt ihr alle Körperteile gleichzeitig schütteln, so gut es geht.

LET'S DANCE

Tanzen macht nicht nur glücklich, sondern es sorgt auch für einen enormen Spannungsabbau. Damit ist es als Start nach einem Tag in der Schule oder im Büro ideal. Sicher habt ihr ein gemeinsames Lieblingslied. Geräusche wie Pferdeplustern lassen den gesamten Kieferbereich locker werden – hier verkrampfen wir oft viel mehr, als uns bewusst ist.

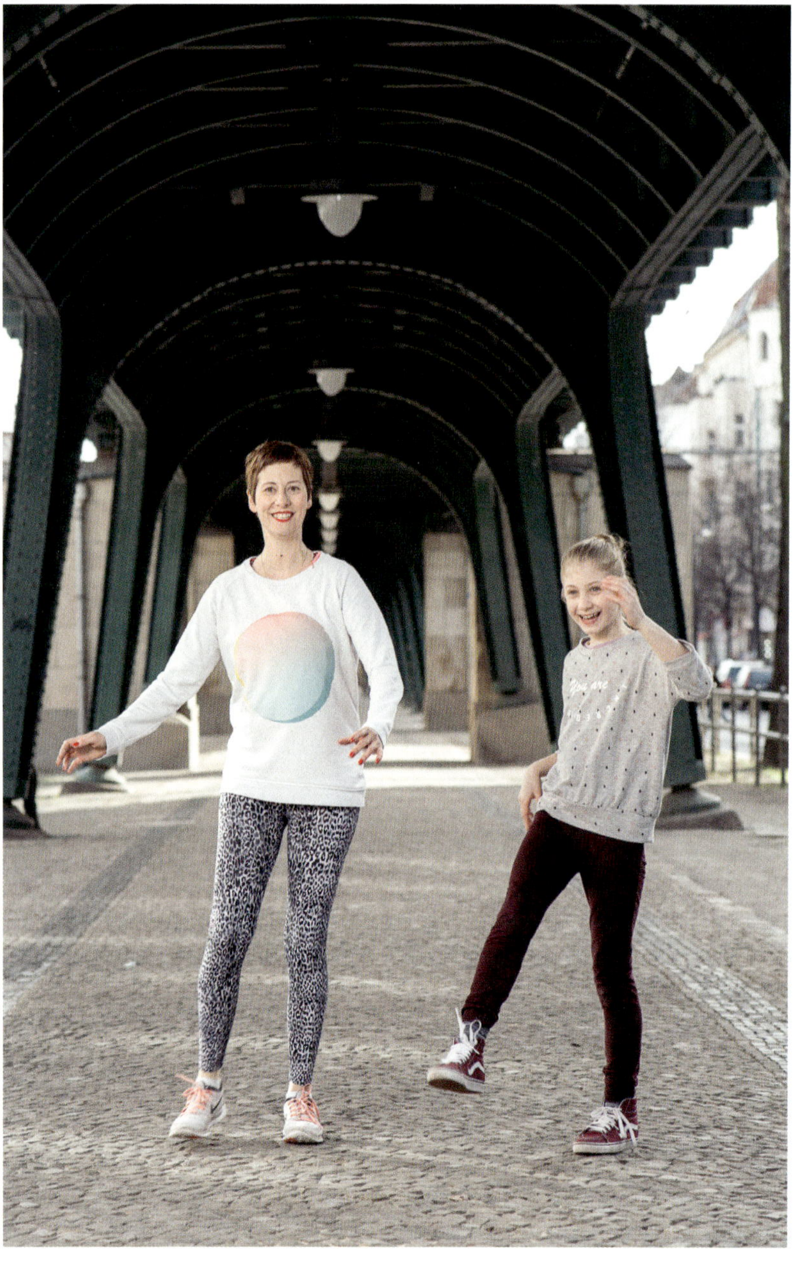

1 Dreht eure (gemeinsame) Lieblingsmusik laut auf und tanzt einfach wild drauflos. Ihr solltet nichts denken, nur tanzen, ganz ohne Choreographie und Schrittfolge.

2 Zwischendurch könnt ihr euch immer einmal in Pferde verwandeln und mit den Lippen wie ein Pferd schnauben. Oder wie Löwen brüllen. Oder ihr sucht euch einen anderen Tierlaut aus. Probiert alles aus!

WORTMASCHINE

Stellt euch vor, ihr seid eine Wortmaschine, die immer wieder neue Wörter ausspuckt. Welche Wörter das sind? Lasst euch überraschen. Hier wird eine kraftvolle Bewegung mit einer geistigen, kreativen Gehirnleistung verbunden. Der einfallsreiche Output kann auch gern aufgeschrieben werden.

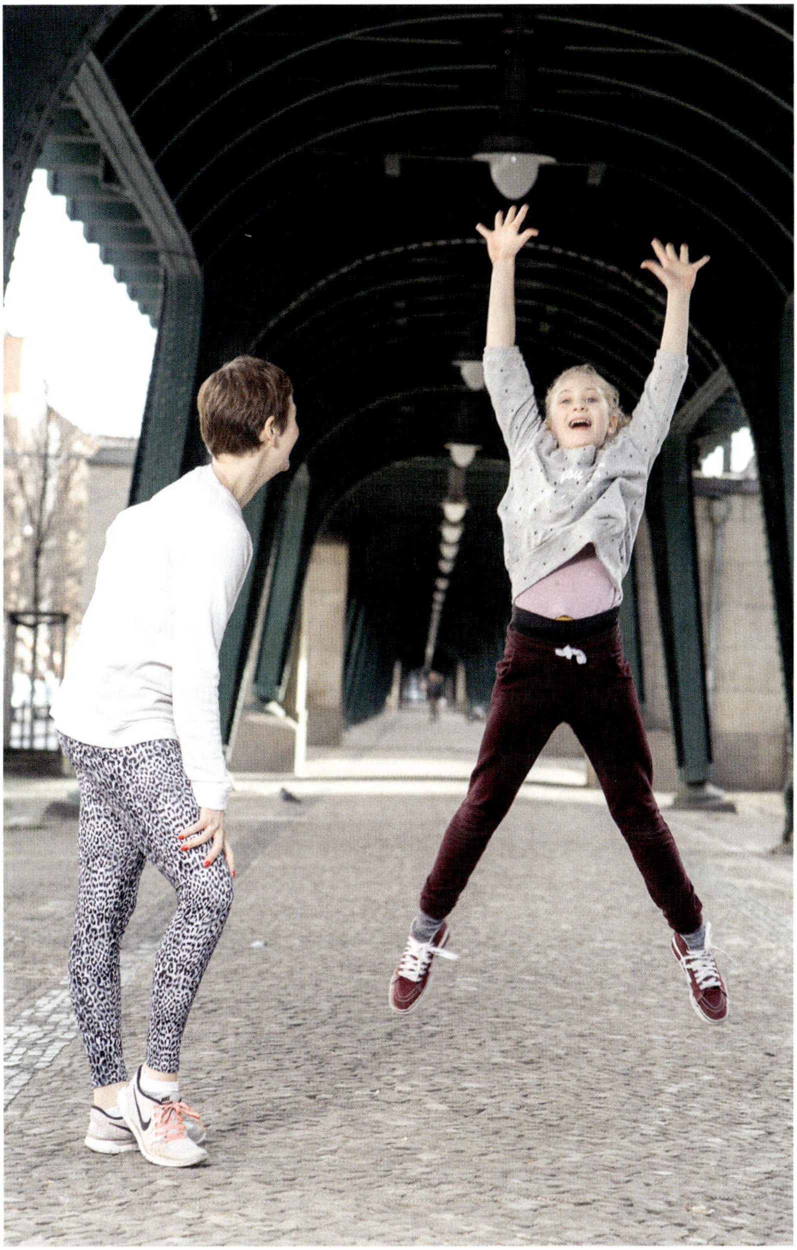

Dein Kind springt wie ein gestreckter Hampelmannn hoch in die Luft und »spuckt«, also brüllt im Sprung das erste Wort heraus, das ihm gerade in den Sinn kommt. Es darf alles brüllen – nur Kraftausdrücke und Schimpfwörter sind verboten. Quatschwörter sind am lustigsten. Danach bist du an der Reihe.

LUFTMATRATZENATMUNG

Dank Hineinspüren und Summlaut sorgt diese Übung für maximale Entspannung. Bei der Ausatmung ein stimmhaftes »S« zu summen, zaubert Resonanz im Kopf und beruhigt den Geist.

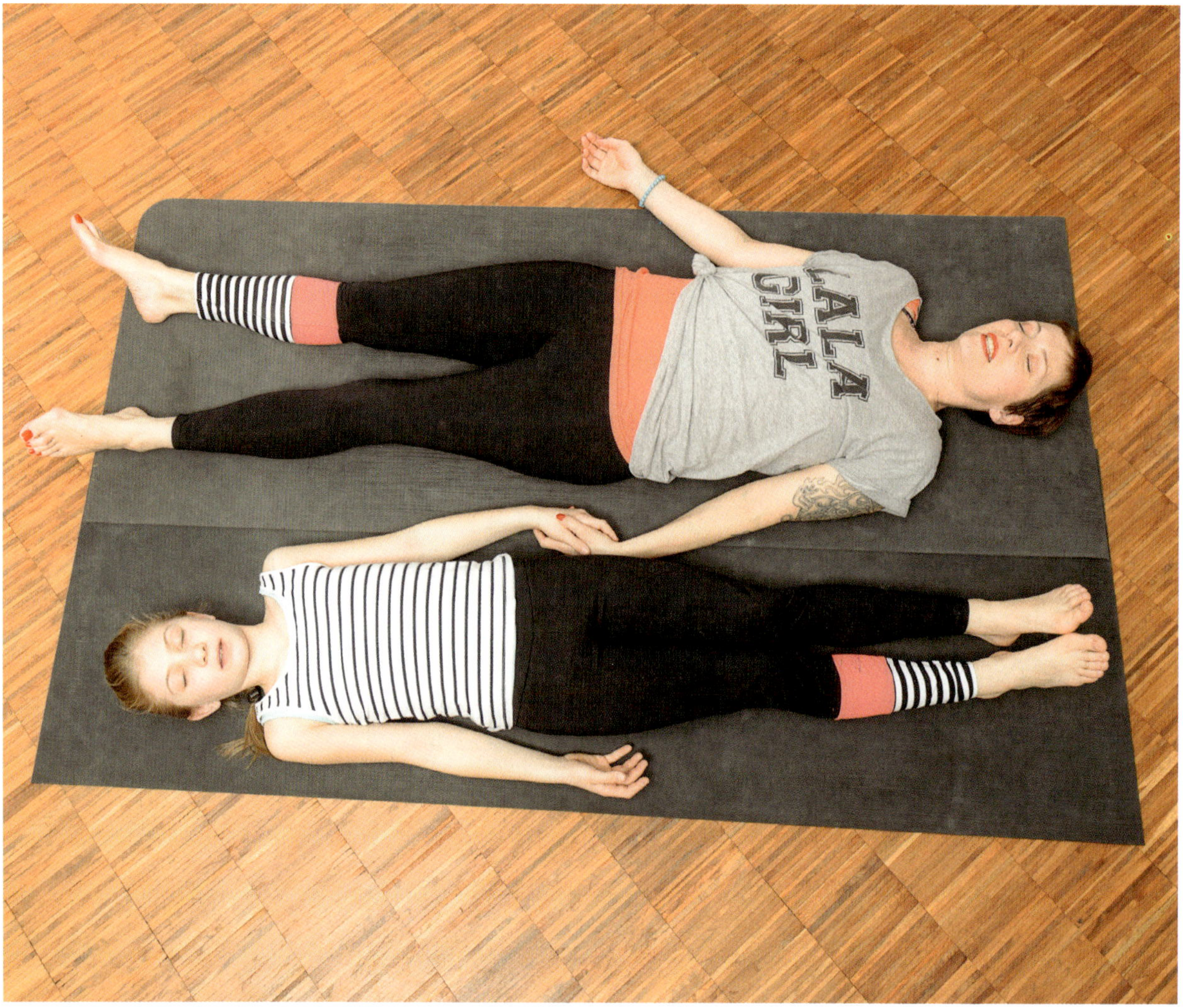

1 Legt euch auf den Rücken, die Beine und Arme können leicht geöffnet sein. Schließt die Augen. Spürt euer Herz schlagen, das Pumpen und Klopfen: Das ist eure ganz eigene Kraft. Bleibt für einige Atemzüge so liegen.

2 Stellt euch nun vor, ihr liegt auf einer Luftmatratze, aus der die Luft langsam entströmt. Lasst den Körper mit jedem Atemzug tiefer in die Matte sinken. Summt nun zusätzlich bei der Ausatmung ein stimmhaftes »S« und untermalt so das Gefühl der weichenden Luft unter euch. Für einige Atemzüge wiederholen.

DEN KOPF HALTEN

Unser Kopf wiegt rund sechs Kilo. Schön, wenn man dieses Gewicht einmal abgeben kann. Gerade Kinder genießen es, diese Schwere loszulassen.

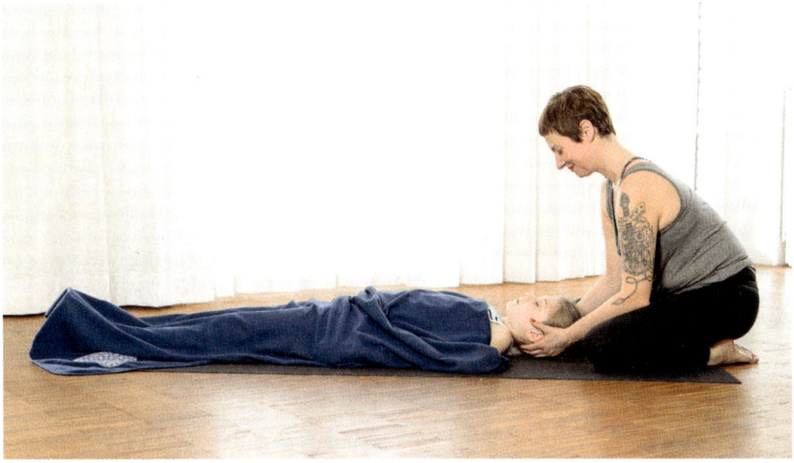

1 Dein Kind kommt in die Rückenlage. Die Beine und Arme sind leicht abgespreizt. Es darf die Augen schließen und einfach entspannen. Du setzt dich hinter dem Kopf deines Kindes in den Fersensitz, die Knie leicht geöffnet. Lege deine Hände in den Nacken deines Kindes. Hier bleiben die Hände einige Atemzüge lang nur liegen und nehmen Kontakt auf.

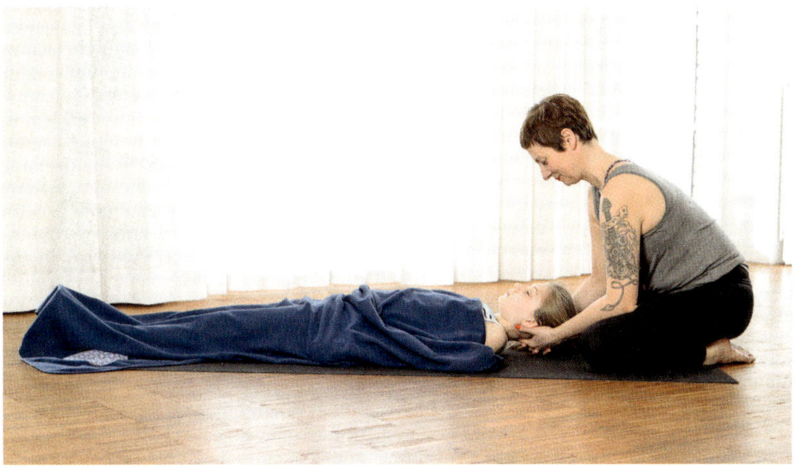

2 Nun verschränkst du die Finger im Nacken deines Kindes fest ineinander, ohne seine Haare einzuklemmen. Hebe den Hinterkopf des Kindes ganz sanft einige Zentimeter an. Halte ihn für einige Atemzüge, dann lege den Kopf ganz sanft wieder ab. Lass dein Kind kurz nachspüren, wie das Gewicht des Kopfes wieder auf den Boden drückt.

Kopfsache

Diese Vertrauensübung sorgt für ein Leichtigkeitsgefühl im Kopf. Aber aufgepasst, hier arbeitet ihr im sensiblen Nackenbereich. Ruckartige Bewegungen sind verboten. Die Übung entfaltet schon ihre Wirkung, wenn der Kopf des Kindes nur ganz minimal angehoben wird. Wenn die Nackenmuskeln des Kindes »mitarbeiten«, also den Kopf heben wollen, bitte dein Kind sanft und mit ruhiger Stimme loszulassen. Du darfst wechseln und deinem Kind deinen Kopf anvertrauen, wenn dies mindestens sieben Jahre alt ist und das Gewicht auch für einen Moment halten kann. Sprich mit deinem Kind und erkläre ihm die anatomischen Besonderheiten von Nacken und Wirbelsäule. Vertraue deinem Kind.

DAS LICHT IM BAUCH ANKNIPSEN

Dies ist eine tolle Übung, mit der dein Kind besser lernen kann, in seinen Körper hineinzuspüren. Kindern fällt dies oft schwer, weil sie den Körper noch nicht als etwas von ihnen Getrenntes empfinden. Je besser das Hineinspüren funktioniert, umso besser sind sie in der Lage, ihre Gefühle zu äußern und achtsam zu sein.

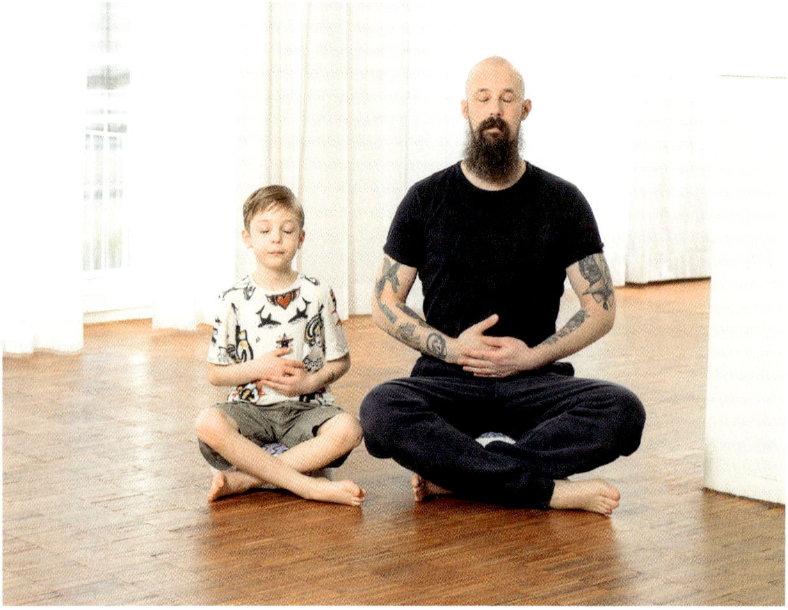

1 Setzt euch aufrecht mit gekreuzten Beinen hin. Legt die Hände übereinander auf den Bauch und spürt zunächst, wie sich die Bauchdecke durch den Atem sanft hebt und senkt. Atmet ganz natürlich.

2 Jetzt stellt euch vor, wie im Bauch ein kleines Licht aufleuchtet. Ihr könnt euch eine Lichtquelle vorstellen, die ihr einschaltet oder anknipst. Das Licht kann eine Lampe, eine Kerzenflamme, ein heller Energiepunkt, eine kleine Sonne sein. Vielleicht ist das helle Licht zu Beginn noch klein, vielleicht wächst es und breitet sich langsam im Bauchraum aus. Und vielleicht reist das Licht nach und nach durch den ganzen Körper, strahlt ins Becken und in die Beine, bis in die Füße und in alle Zehen. Es wandert hoch ins Herzzentrum, in die Schultern, die Arme hinab und in die Finger und anschließend weiter hoch bis in den Kopf. Spürt ihr das innere Leuchten und die Wärme, die von eurem hellen Licht ausgeht?

Sitzposition

Ihr müsst euch nicht in den vollen Lotussitz begeben, bei dem die Füße auf den Oberschenkeln ruhen! Setzt euch in einen lockeren Schneidersitz oder den Fersensitz und achtet auf eine aufrechte Wirbelsäule. Folgendes Bild kann helfen: Stellt euch ein Gummiband vor, das durch den Körper verläuft. Ein Ende kommt am unteren Rücken heraus und wird im Boden »festgemacht«. Das andere Ende könnt ihr am Scheitel, dem höchsten Punkt des Kopfes, »herausziehen«. Hebt nun die Arme und tut so, als würdet ihr das lange Gummiband an der Sonne »festknoten«. Dadurch werdet ihr im Oberkörper ganz lang, die Wirbelsäule richtet sich auf. Nehmt dann die Arme wieder herunter und behaltet den aufrechten Sitz bei.

SCHULTERSCHMETTERLING

Die Schultern locker lassen – das ist manchmal gar nicht so einfach, denn oft sitzen hier jede Menge Verspannungen. Durch häufiges Arbeiten im Sitzen neigen wir dazu, die Schulterköpfe eher nach vorn fallen zu lassen. Auf Dauer verkürzen sich so die betreffenden Muskeln. Mit dieser Schulterrotation sorgt ihr für einen guten Ausgleich – eine einfache Übung mit großer Wirkung. Lasst die Bewegung leicht, fließend und luftig werden – wie mit zarten Flügeln!

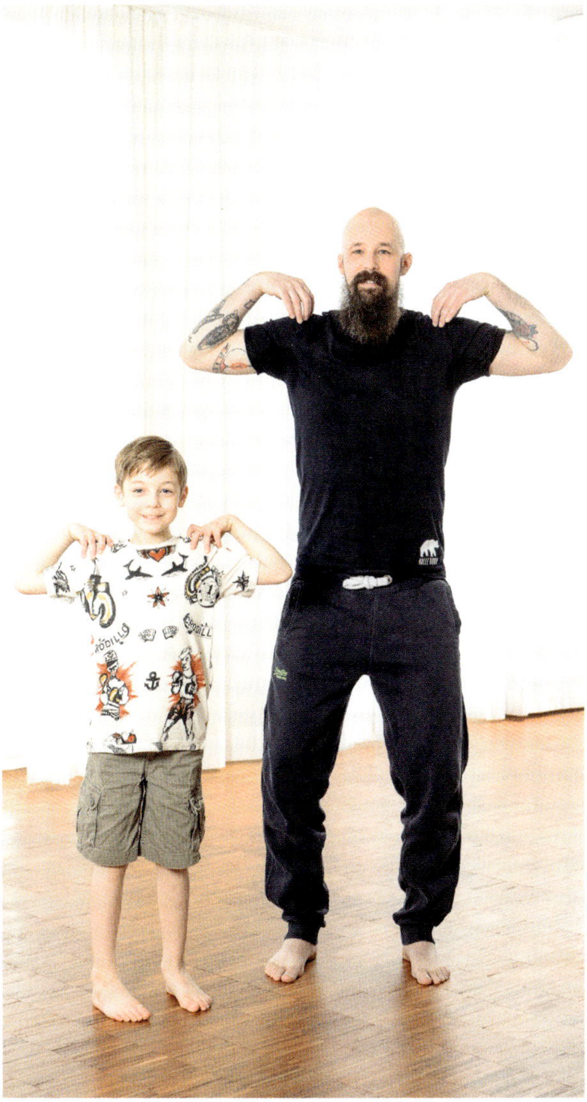

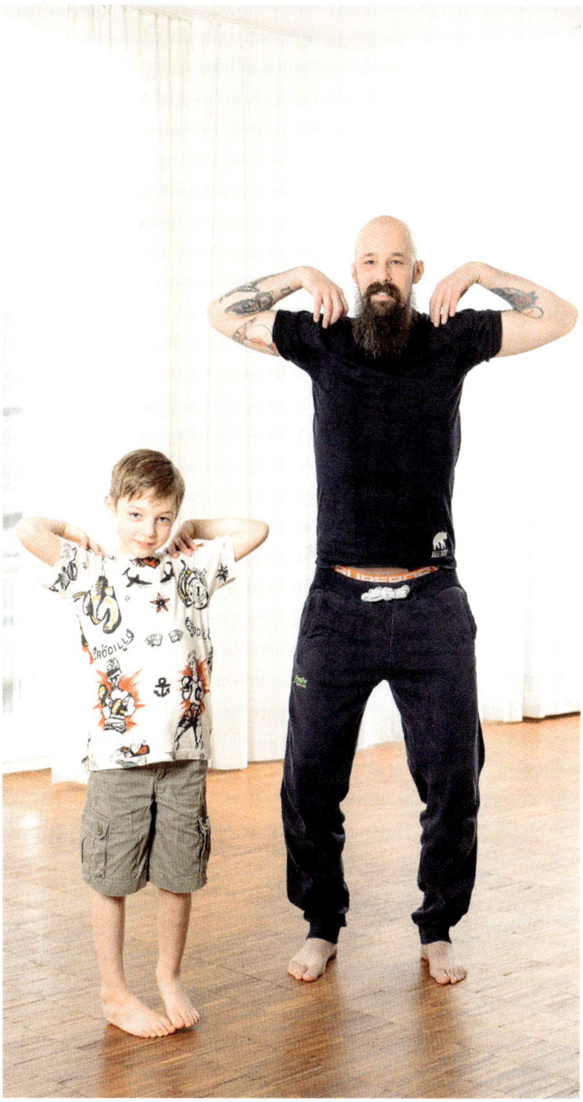

1 Legt die Fingerkuppen auf die Schultern.

2 Führt mit den Ellenbogen und aus der Schulter nun Kreise aus: Mal kreist ihr klein und fein, dann wieder dürfen eure Kreise groß und ausladend sein. Richtung wechseln.

VERWANDLE DICH IN EINE KATZE

Katzen haben es gut: Sie vertreiben sich den Tag mit Schlafen, Putzen und Fressen. Zwischendurch betteln sie um Streicheleinheiten oder sie jagen im Garten umherfliegenden Blättern nach. Und, oh ja, genüsslich räkeln steht auch auf ihrer Agenda. Ach, wie gut sie es haben! Nun verwandelt ihr euch in Katzen!

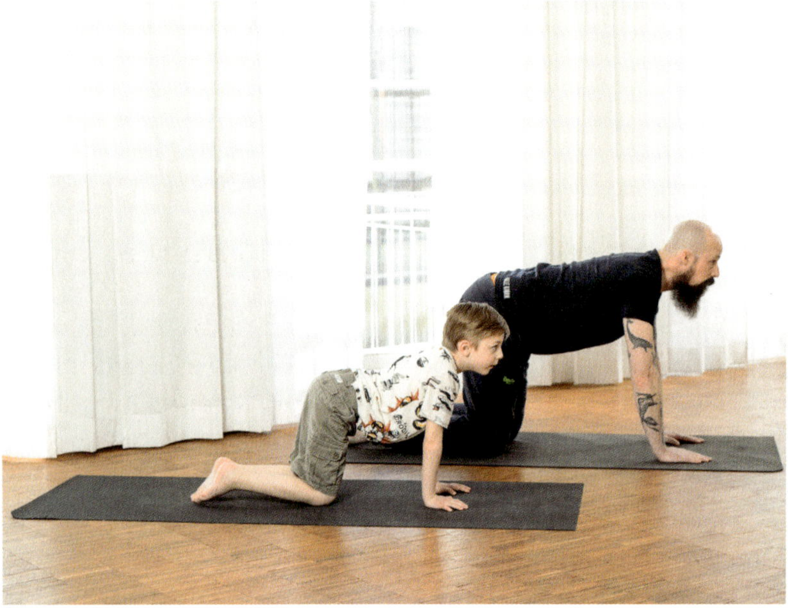

1 Kommt in einen neutralen Vierfüßlerstand. Knie, Unterschenkel und Fußrücken sind abgelegt und stehen hüftweit auseinander. Die Hände befinden sich genau unter den Schultern.

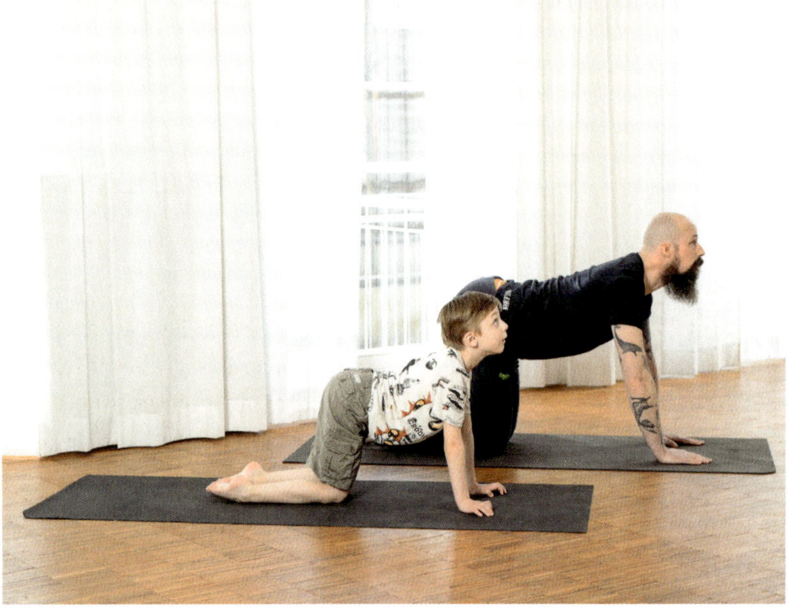

2 Macht euch lang: Mit der nächsten Einatmung dehnt ihr die Vorderseite eures Körpers. Beginnt die Bewegung vom Steißbein aus, der Kopf folgt zuletzt. Der Blick wandert nach oben.

Tipp

Diese Übung kann jederzeit unkompliziert in den Alltag eingebaut werden. Besonders morgens, wenn die Wirbelsäule noch ein wenig steif von der Nacht ist, kann es guttun, sich in alle Richtungen zu bewegen. So weckt ihr die Wirbelsäule sanft auf. Besonders wenn ihr viel in der Schule oder im Büro sitzt, solltet ihr euch zwischendurch immer mal wieder in eine Katze verwandeln!

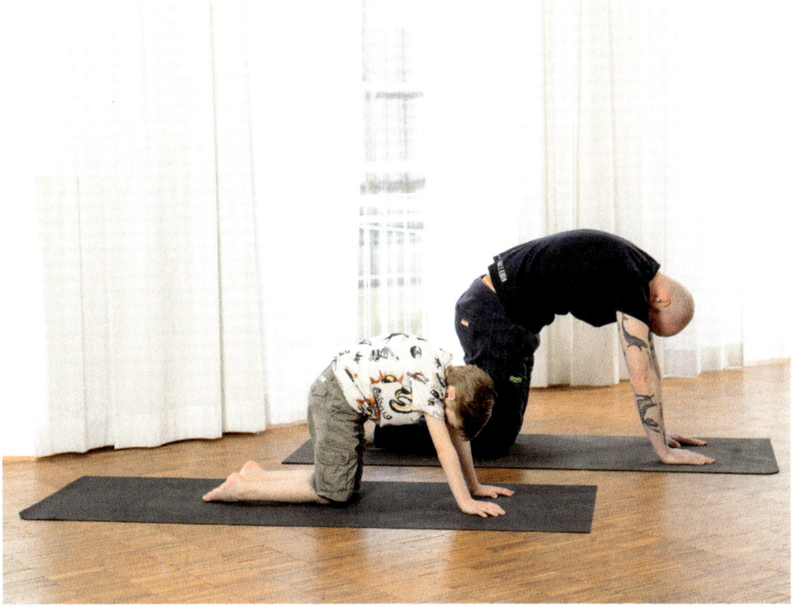

3 Macht euch rund: Mit der nächsten Ausatmung rundet sich die Wirbelsäule. Auch hier beginnt die Bewegung vom Steißbein aus. Der Blick wandert als Letztes zum Bauchnabel. Das ist der Katzenbuckel. Diese beiden Bewegungen könnt ihr zu einer fließenden Sequenz verbinden und sie einige Male in eurem Atemrhythmus wiederholen, bevor ihr zur nächsten Übung wechselt.

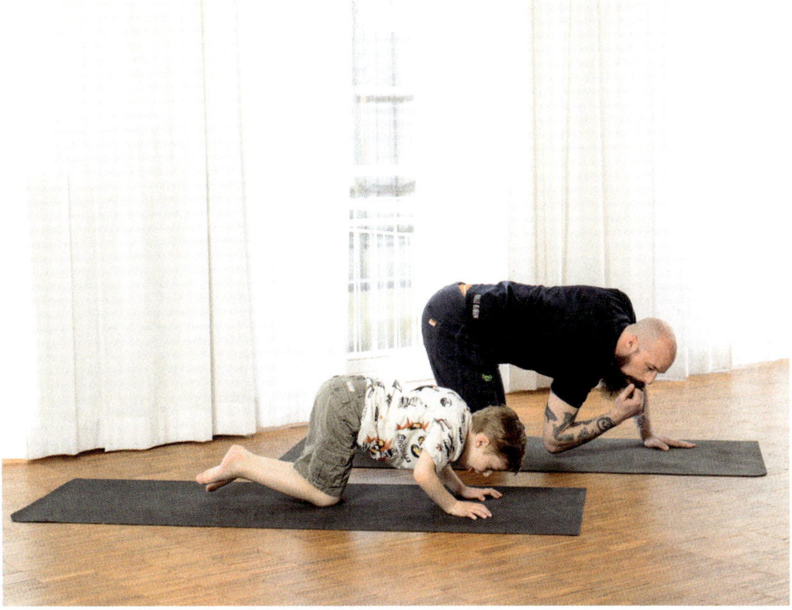

4 Jetzt bewegt euch so, wie es euch gerade guttut. Ihr könnt euch nach allen Seiten räkeln, die Pfoten putzen, die Hüfte nach rechts und links rausschieben. Oder ihr stellt euch vor, ihr schleckt wie eine Katze aus dem Napf. Zunge weit rausstrecken! Und wie miaut ihr?

HUND, KATZE, MAUS

Diese Übung ist schon ein richtiger Mini-Flow: drei Übungen, verbunden zu einer fließenden Sequenz. Perfekt zur Mobilisierung der Wirbelsäule – und am wirksamsten, wenn ihr die passenden Tiergeräusche dazu macht!

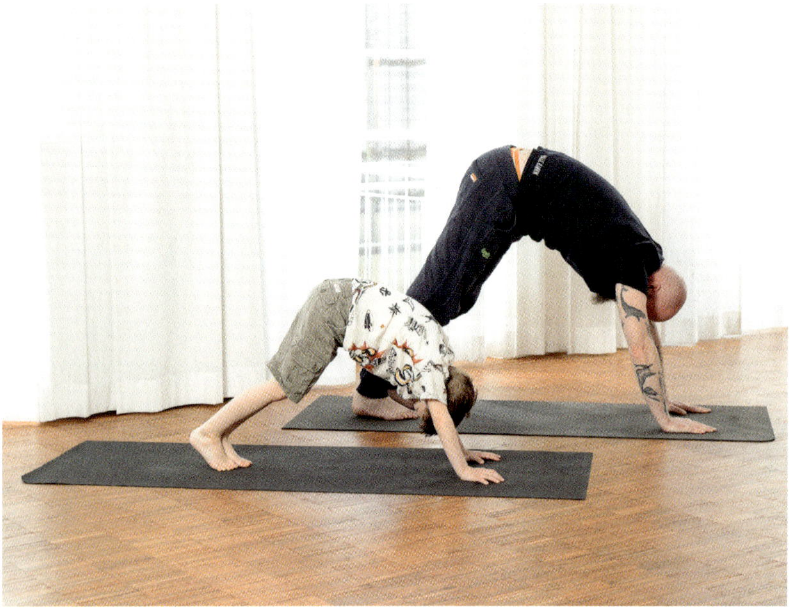

1 Vom Vierfüßlerstand aus stellt ihr die Zehen auf und schiebt den Po in die Höhe. Nun steht ihr auf »vier Pfoten«. Achtet darauf, dass der Rücken und die Körperseiten schön lang sind und das Gewicht auf allen vier »Pfoten« gleichmäßig verteilt ist. Schiebt die Schultern/Oberarme weg von den Ohren. Achtet darauf, die Arme nicht zu überstrecken. Die Knie dürfen leicht gebeugt sein, der Nacken ist locker. Jetzt seid ihr ein Hund, der nach unten schaut. Wie bellt ihr?

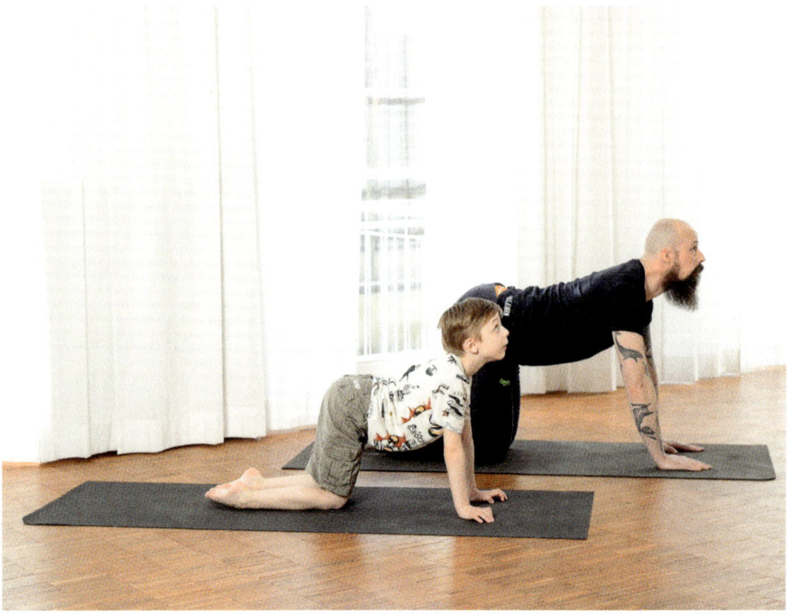

2 Setzt die Knie langsam wieder ab – und, schwups, habt ihr euch in eine Katze verwandelt. Mit der nächsten Einatmung streckt ihr die Vorderseite eures Körpers vom Steißbein ausgehend. Der Rücken wird lang, der Blick wandert nach oben.

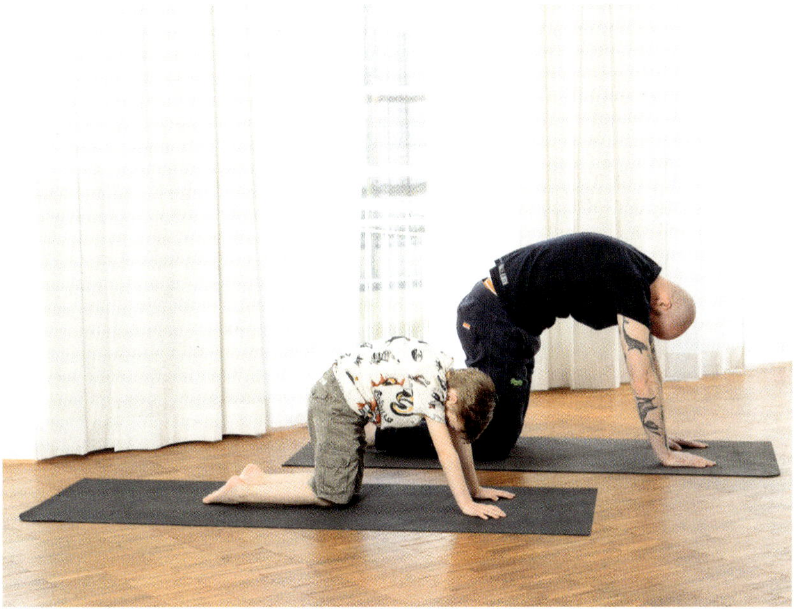

3 Mit der nächsten Ausatmung rundet ihr den Rücken zu einem Katzenbuckel. Beginnt auch hier wieder beim Steißbein. Als Letztes wandert der Blick zum Bauchnabel. Bleibt für einige Atemzüge in diesem Wechsel aus Runden und Strecken.

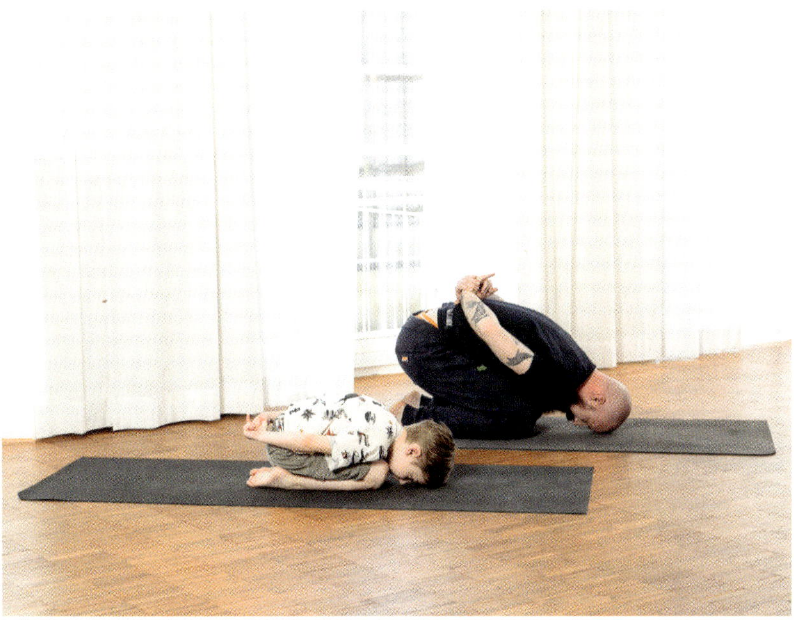

4 Schiebt den Po nach hinten auf die Fersen. Legt den Oberkörper auf den Oberschenkeln und die Stirn auf dem Boden ab. Die Hände legt ihr ineinander auf den unteren Rücken. Mit einem angehobenen kleinen Finger könnt ihr euch ein Mauseschwänzchen wachsen lassen. Könnt ihr fiepen wie eine kleine Maus? Bleibt für einige Atemzüge in dieser entspannenden Position.

Dann richtet euch in den Vierfüßlerstand auf. Aus der Maus wird wieder eine Katze. Anschließend verwandelt ihr euch wieder in einen Hund usw.

DAS HOLZ SÄGEN

Bei dieser Übung ahmt ihr gemeinsam das Vor und Zurück einer Säge nach. Der fließende Wechsel von leichter Vor- und Rückbeuge im Sitzen schafft einen gemeinsamen Rhythmus und mobilisiert ganz nebenbei verspannte Hüften. Ihr könnt der Bewegung auch eine Kreisform geben, dann seid ihr eine Kreissäge!

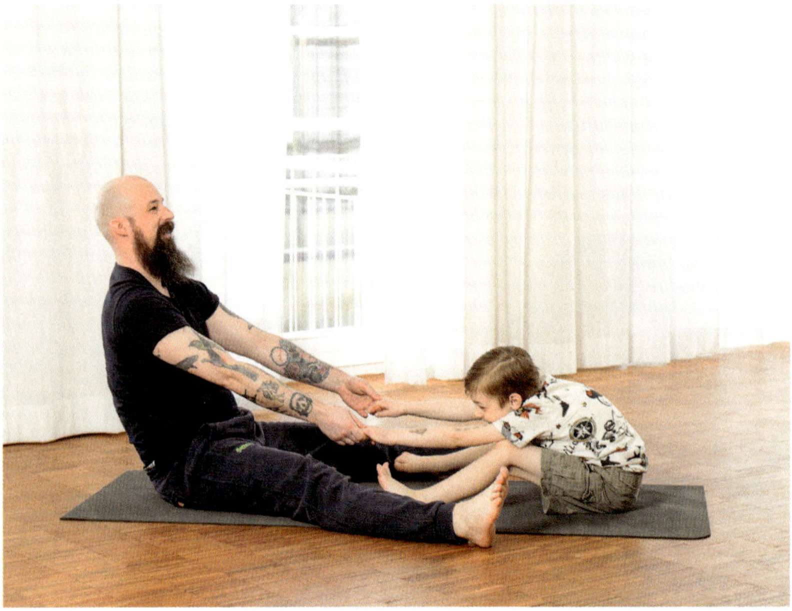

1 Setzt euch gegenüber in eine weite Grätsche – so, dass ihr eure Hände noch gut fassen könnt (wenn das Kind nicht sehr viel kleiner als der Erwachsene ist und beide schön beweglich sind, können auch die Füße einander berühren, die Beine bilden dann eine große Raute). Nun kommt ihr in Bewegung: Einer lehnt sich leicht zurück, der Blick geht zur Zimmerdecke. So kommt der Partner in eine leichte Vorbeuge. Der Kopf darf mit – Blick nach unten!

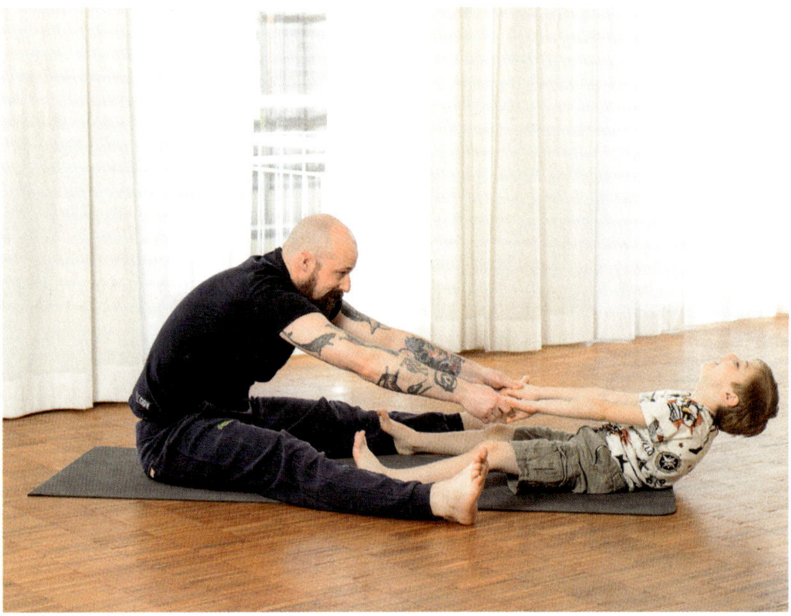

2 Nun schwingt ihr beide sanft in die andere Richtung. Wer sich nach hinten lehnt, zieht den anderen sanft in die Vorbeuge. Je weiter ihr dabei zum Boden kommt, umso besser. Wenn es klappt: Beim Rückbeugen einatmen, bei der Vorbeuge ausatmen.

DEN BAUM FÄLLEN

*Diese Übung schafft gegenseitiges Vertrauen!
Dein Kind erlebt hier, dass es sich blind auf dich verlassen kann.
Und du spürst, wie glücklich es macht, dass ein Mensch dir vollkommen vertraut!*

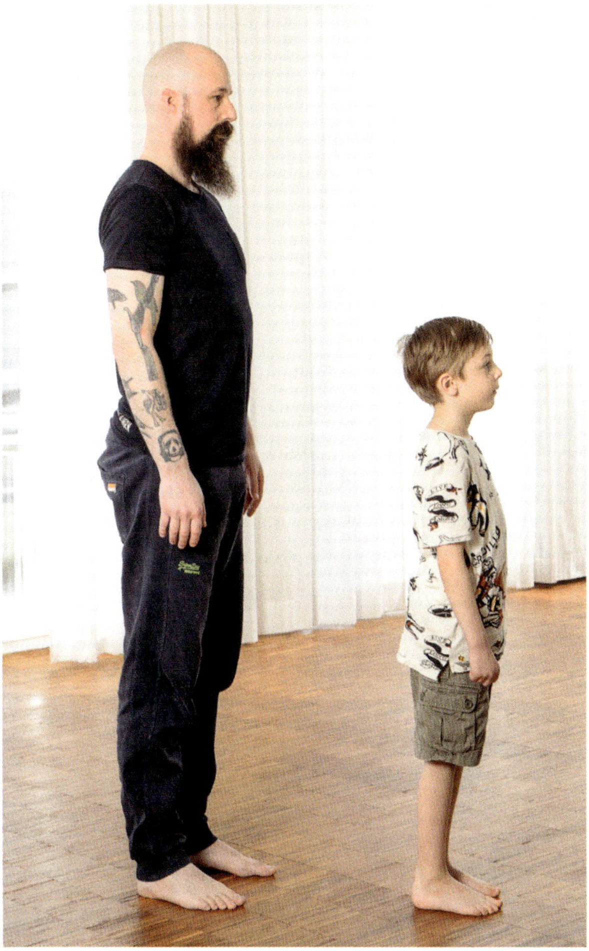

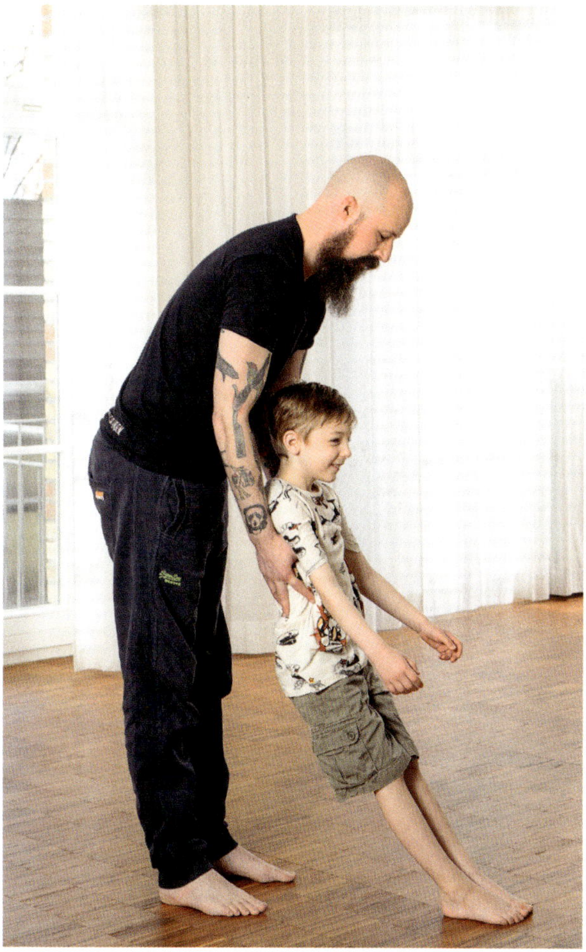

1 Stell dich hinter dein Kind. Der Abstand zwischen euch sollte 30 bis 40 cm betragen.

2 Nun lässt sich dein Kind mit gestrecktem Körper nach hinten fallen. Es sollte nicht in der Hüfte einknicken. Übt das ein bisschen, indem du das Kind zunächst etwas vor und zurück schwanken lässt. Die Kinderfüße bleiben dabei nebeneinander und fest an Ort und Stelle. Wenn dein Kind sich gestreckt nach hinten fallen lässt, fängst du es mit den Armen auf. Natürlich könnt ihr den Abstand variabel anpassen.

DER EMOJI-SPIEGEL

Alle kennen Emojis! Egal, ob als Sticker auf Heften oder zur Verdeutlichung der Gefühlswelt in den sozialen Netzwerken – mit Emojis können ohne viele Worte Stimmungen zum Ausdruck gebracht werden. Die Gesichtsmuskeln bieten allerdings auch eine großartige Palette an Bewegungsmöglichkeiten. Los geht's, stellt euch gegenseitig eure Lieblingsemojis mit eurer Mimik nach!

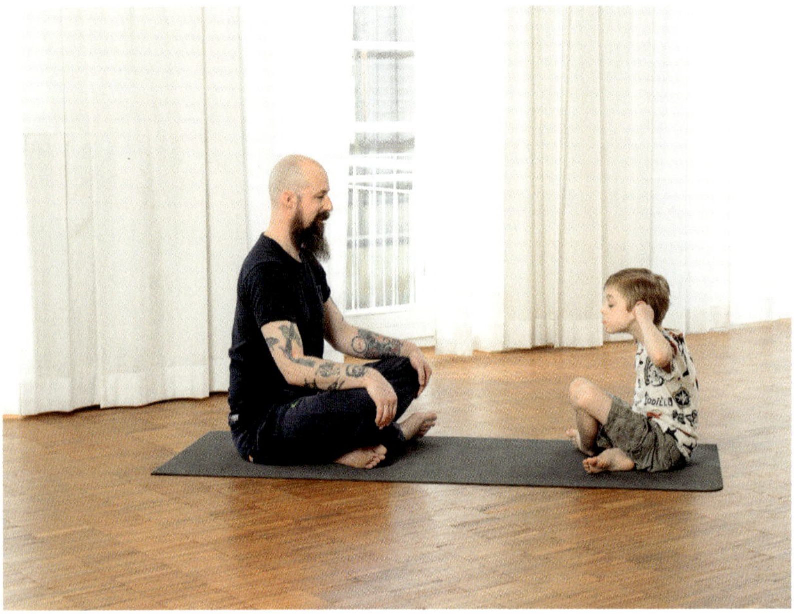

1 Setzt euch gegenüber im aufrechten Sitz mit gekreuzten Beinen (Yogasitz). Dein Kind beginnt. Es zieht eine Grimasse, die zu seiner momentanen Stimmung passt – oder auch nicht. Wie sieht es aus, sein Emoji-Gesicht?

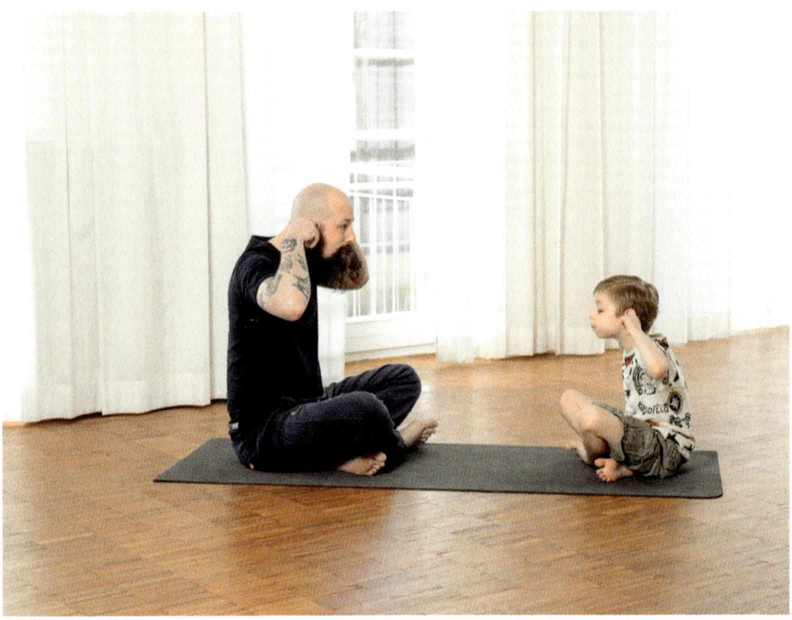

2 Nun versuchst du, die Grimasse deines Kindes zu spiegeln. Schaffst du es, die Stimmung wiederzugeben?

Gesichtsyoga

Eine Spaßübung, aber nur auf den ersten Blick. Tatsächlich sind wir im Gesicht oftmals verspannter als gedacht. Wir legen unbewusst die Stirn in Falten und pressen Ober- und Unterkiefer fest zusammen. Und oftmals drückt unsere Zunge vor lauter Stress gegen den Gaumen. Achtet beim Grimassenspiegeln daher auf maximales Loslassen von Kiefer und Zunge.

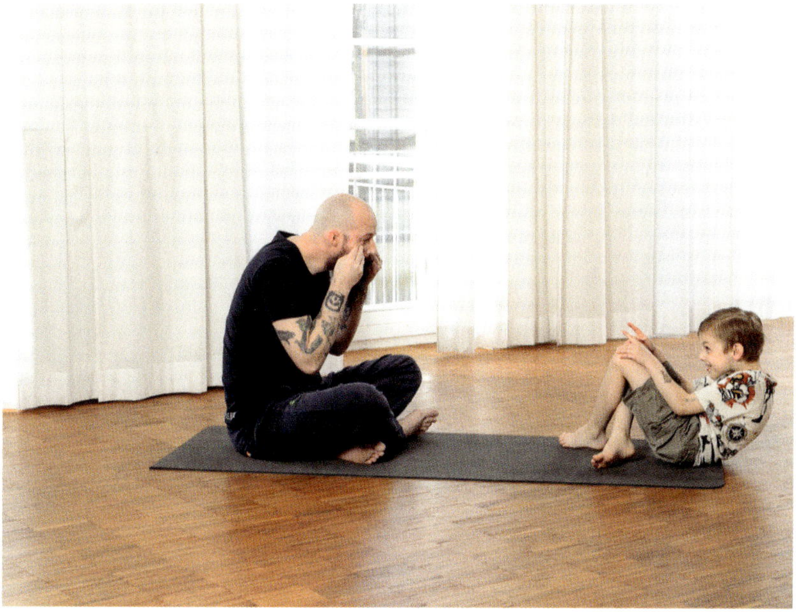

3 Jetzt bist du an der Reihe: Verzieh dein Gesicht zu einem lebendigen Emoji! Dein Kind schaut zu.

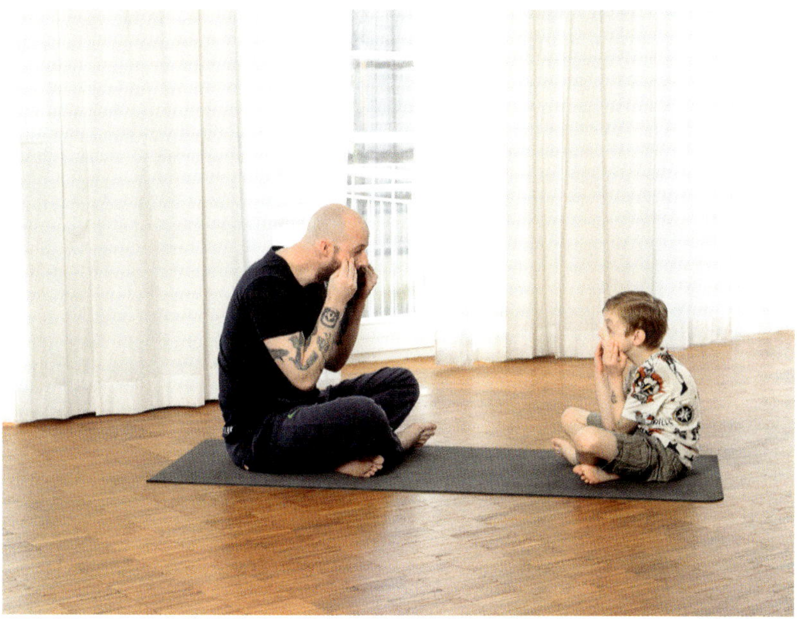

4 Nun gemeinsam diese Grimasse ziehen. Schaut einmal, ob sich das Gesichterziehen auf eure Laune auswirkt. Wechselt euch so lange ab, bis ihr euch vor Lachen kugelt!

WUTSPRUCH

Wenn beim nächsten Mal die Stimmung daheim so aufgeladen ist, dass ein Familienmitglied vor Wut zu explodieren droht, versucht doch mal diese kleine Übung. Sie wird begleitet von einem leicht zu erlernenden Reim, der spielerisch aufzeigt, was mit dem Körper geschieht, wenn wir wütend sind. Zu zweit ist dies umso hilfreicher, weil der Partner dich spiegeln kann. Vielleicht ergibt sich ein kleines Gespräch darüber, wo jeder von euch die Wut am deutlichsten im Körper spürt.

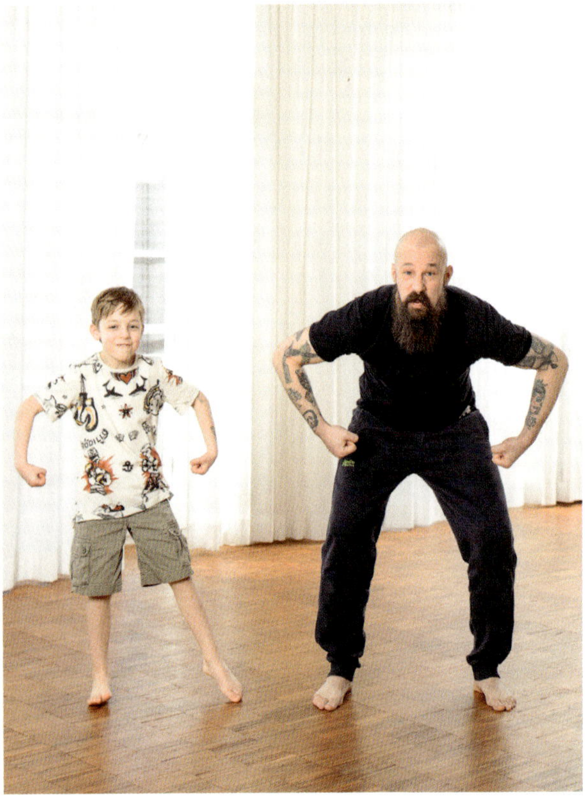

1 Stellt euch vor, ihr kocht gleich über vor Wut! Zeigt eine Drohgebärde wie ein Gorilla, macht ein Wutgesicht, fletscht die Zähne. Die Hände sind zu Fäusten geballt. Sprecht zornig-zischend nach: »Wut, Wut, Wut – Wut ist gar nicht gut.«

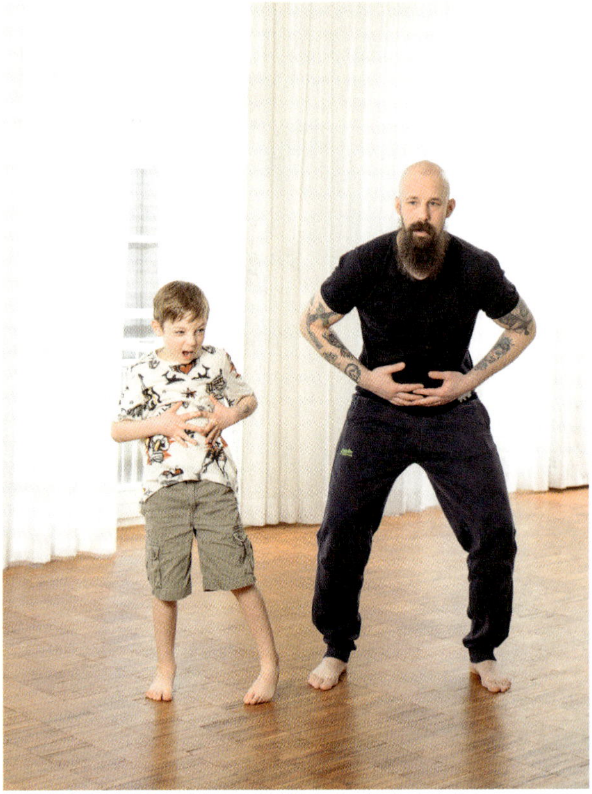

2 Die Hände gehen nun erst zum Bauch. Sprecht: »Ich spüre die Wut im Bauch.«

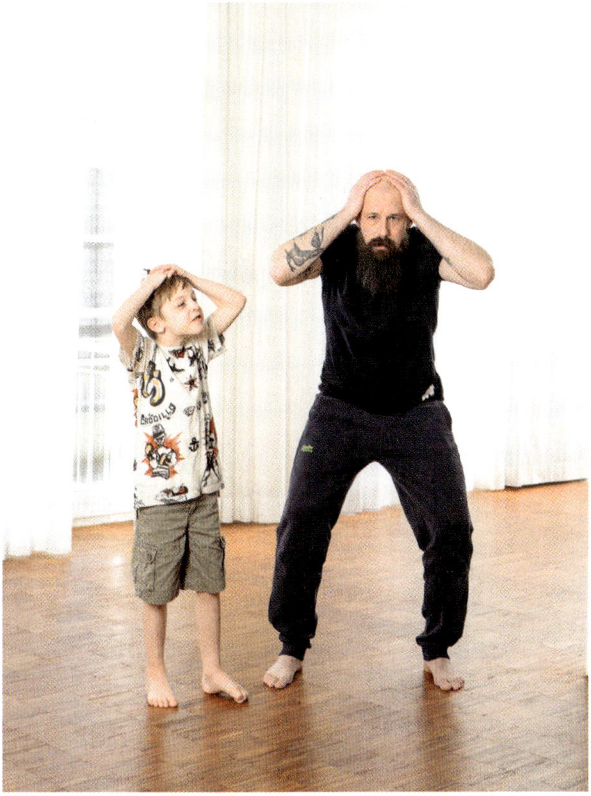

3 Dann wandern die Hände zum Kopf. Dabei sagt ihr: »Im Kopf spüre ich sie auch.«

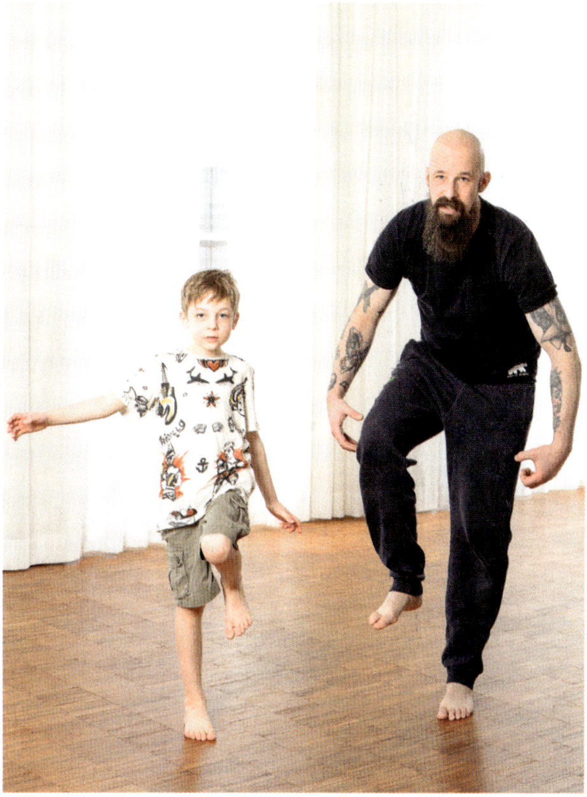

4 Nun stampft ihr fest mit den Füßen auf. Sprecht: »Ich stampfe mit den Füßen.«

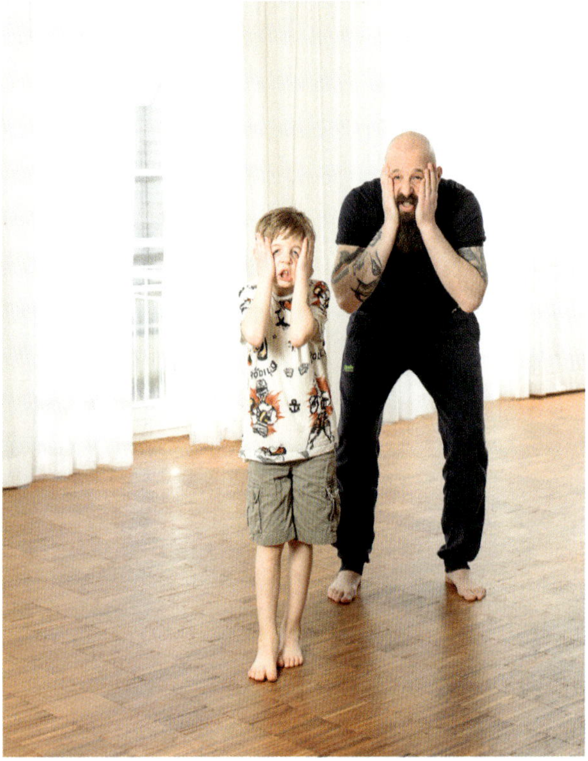

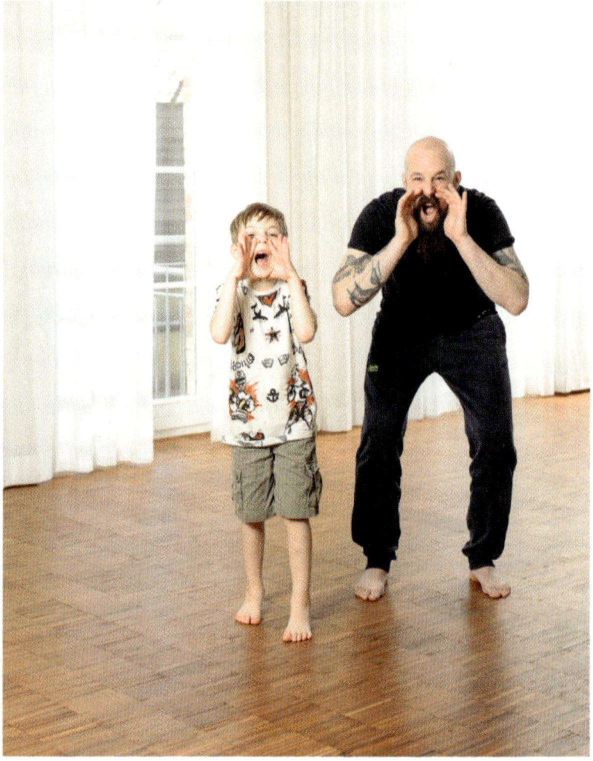

5 Danach fassen die Hände an die (heißen) Wutwangen. Dabei sagt ihr: »Die Haut wird mir ganz heiß.«

6 Nun könnt ihr eure Wutstimme herauslassen. Die kennt ihr sicher, oder? Ruft laut: »Ich fange an zu schreien!«

Wut wird zu Mut

Wenn wir negative Gefühle rauslassen, geraten Dinge in eine neue Ordnung. Und wenn wir WUT ganz wörtlich ausspucken und uns vorstellen, dass die Buchstaben W-U-T durch den Raum wirbeln, kommt vielleicht das »W« umgedreht zu uns zurück und verwandelt W-U-T in M-U-T. Nach dem Wutspruch könnt ihr gern die Übung »Mut-Mudra« (siehe Seite 106) anschließen.

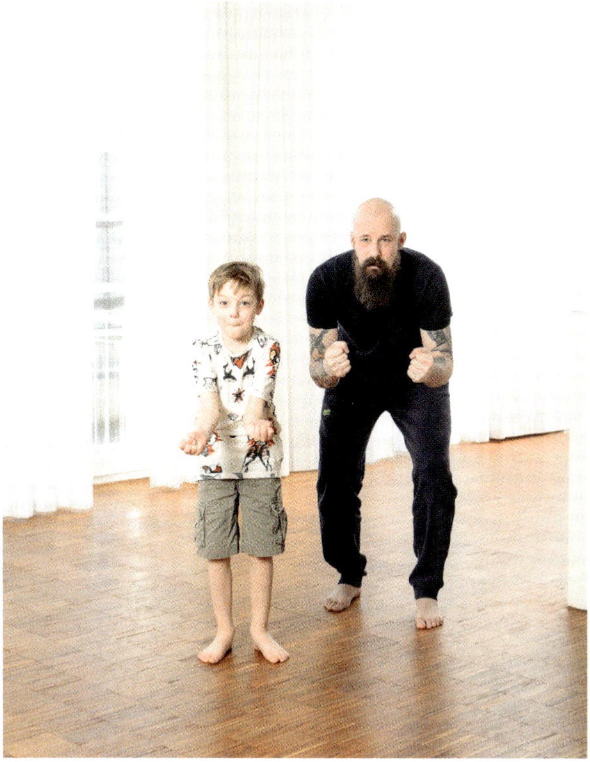

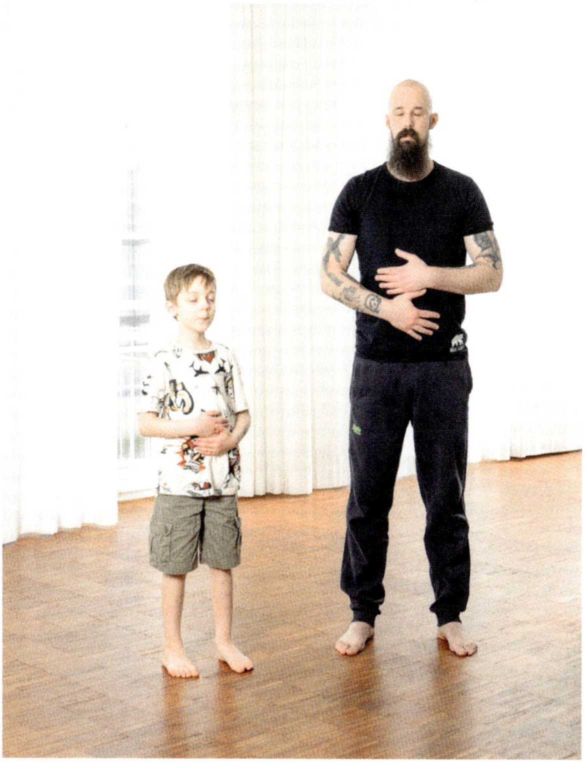

7 Dann schaut ihr zu euren Fäusten: Die Knöchel haben sich wegen der angespannten Fäuste weiß verfärbt. Der Spruch hierzu lautet: »Die Finger werden weiß.«

8 Nehmt eine entspannte Körperhaltung ein: Legt eine Hand aufs Herz, die andere auf den Bauch. Atmet tief in den Bauch ein und aus und sagt: »Am besten hilft da atmen, erst ein, dann lange aus.« Den Part »erst ein, dann lange aus« wiederholt ihr dreimal.

9 Ihr beendet den Spruch: »Und ist die Wut dann immer noch da, spuck ich sie einfach aus.« Dabei springt ihr hoch in die Luft. Am Ende spürt nach, am besten mit geschlossenen Augen.

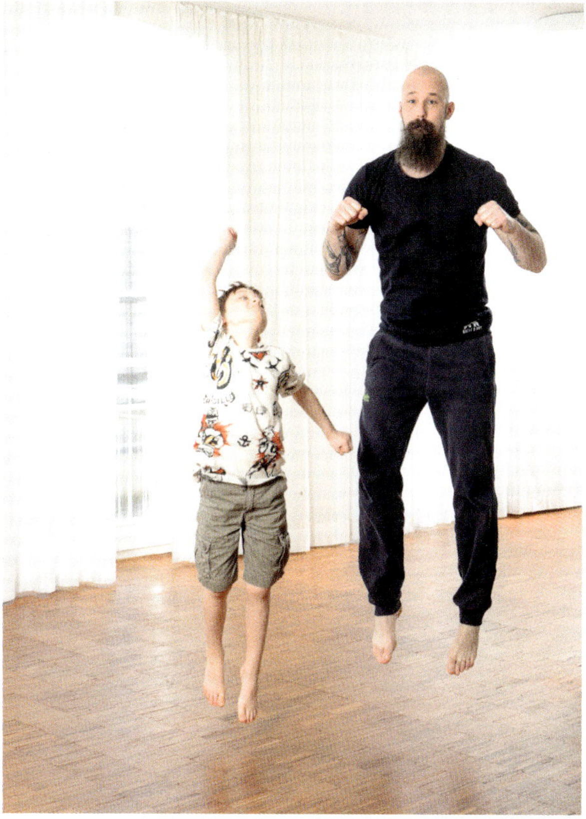

DIE BERLINER STULLE

*In Berlin heißen Butterbrote Stullen.
Nun dürft ihr kreativ sein und euch eure Lieblingsstulle schmieren.
Marmelade auf Senf? Kein Problem! Hier ist alles erlaubt.*

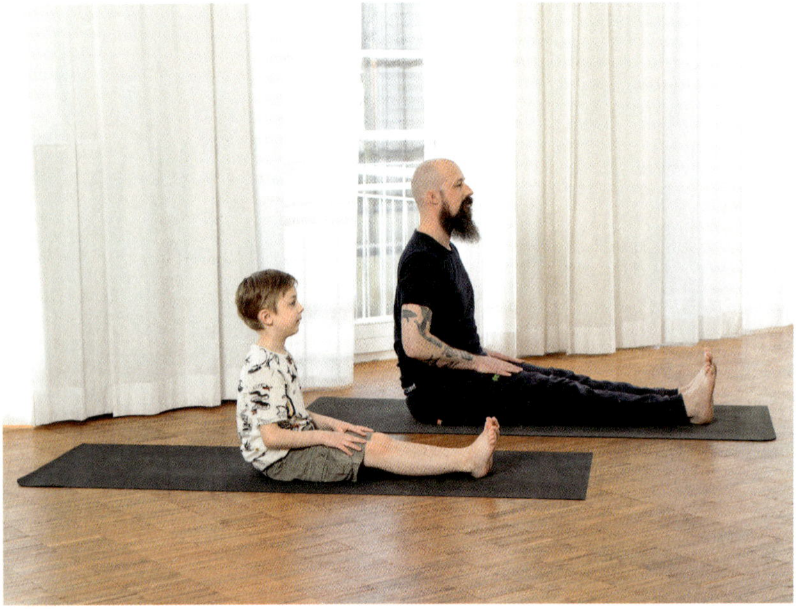

1 Setzt euch gerade hin mit ausgestreckten Beinen.

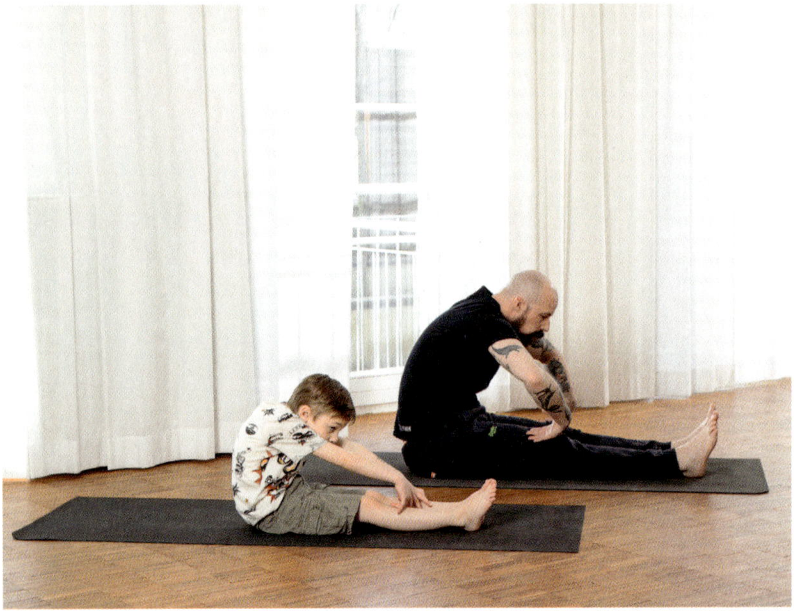

2 Beugt euch aus der Hüfte nach vorn über eure Beine, wie es für euch angenehm ist. So eingeklappt habt ihr euch in eine Stulle verwandelt. Streicht mit den Händen über Knie und Oberschenkel – so, als würdet ihr eine Stulle schmieren. Welche Lage kommt zuerst aufs Brot?

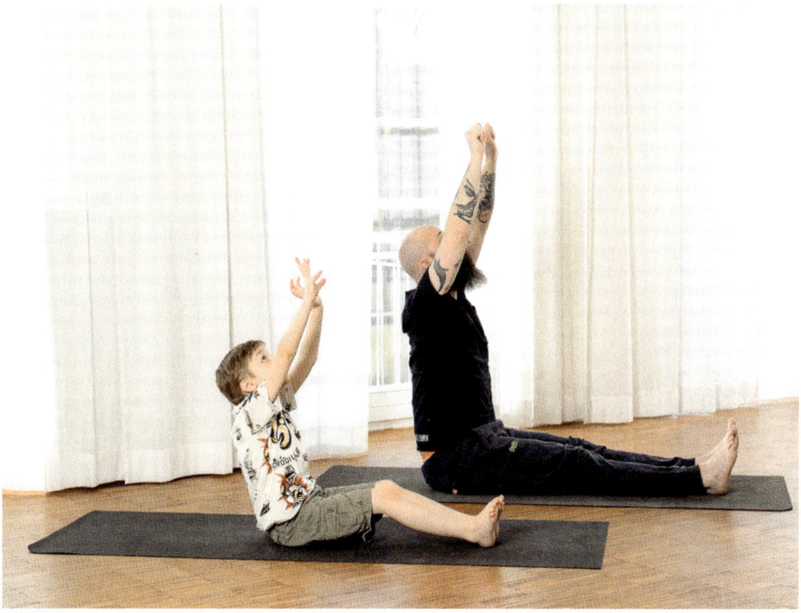

3 Für die nächste Schicht kommt ihr wieder in die Ausgangsposition und streckt euren Oberkörper nach oben. Denn dort, im obersten Schrank, hat jemand euren Lieblingsaufstrich »versteckt«. Die Arme greifen weit über den Kopf nach oben, die Schultern bleiben dabei entspannt. Erreicht ihr sie, die bunten Streusel, die Erdnussbutter, den süßesten Honig? Wiederholt das Streichen der Beine bzw. der Stulle so lange, bis eure Stulle fertig ist. Guten Appetit!

Wunderbare Streckung

Diese Übung sorgt – ähnlich wie beim Bild des Gummibandes im Körper (siehe Seite 48) – für eine optimale Streckung der Wirbelsäule. Dadurch bekommen gerade die Bandscheiben im unteren Rücken ausreichend Platz.

TOWER BRIDGE

Diese Übung ist geradezu ideal, um den Spaß an gemeinsamen Bewegungen zu erleben. Denn wie ihr Namensgeber, die altehrwürdige Londoner Brücke, funktioniert die »Tower Bridge« auch nur, wenn beim Hoch- und Herunterklappen alles perfekt zusammenspielt.

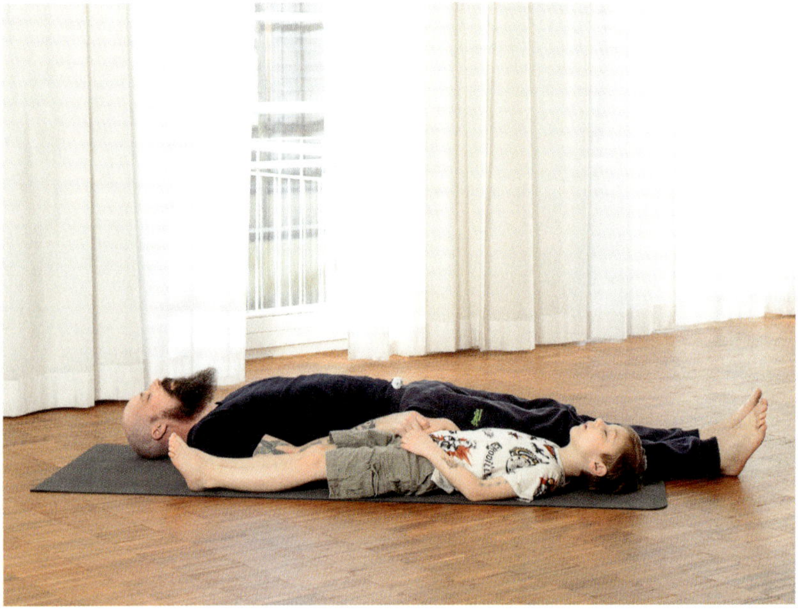

1 Legt euch eng nebeneinander und entgegengesetzt auf den Rücken. Die Füße liegen in Kopfnähe des Partners. Die Beine und Arme sind geschlossen.

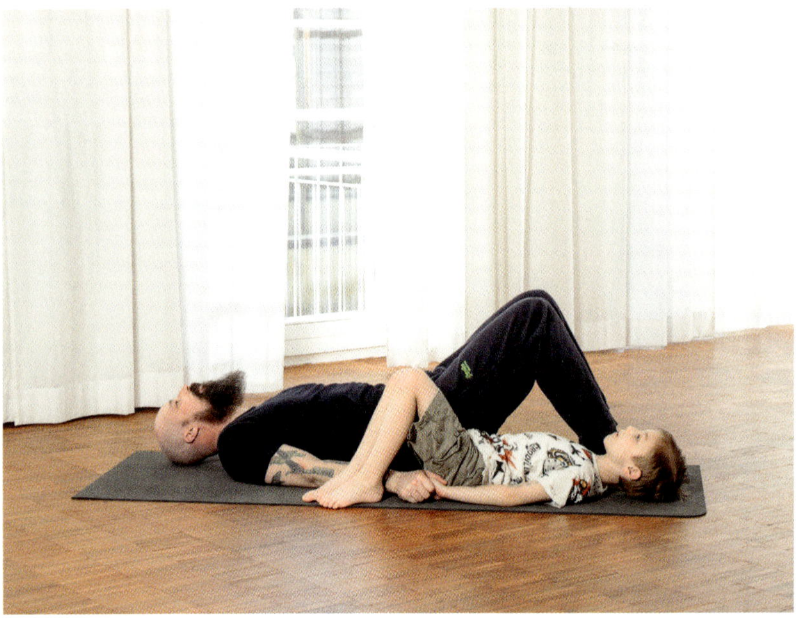

2 Beugt die Knie und stellt die Füße hüftweit auf. Schiebt den innen liegenden Arm unter den aufgestellten Knien des Partners durch und fasst dessen außen liegende Hand.

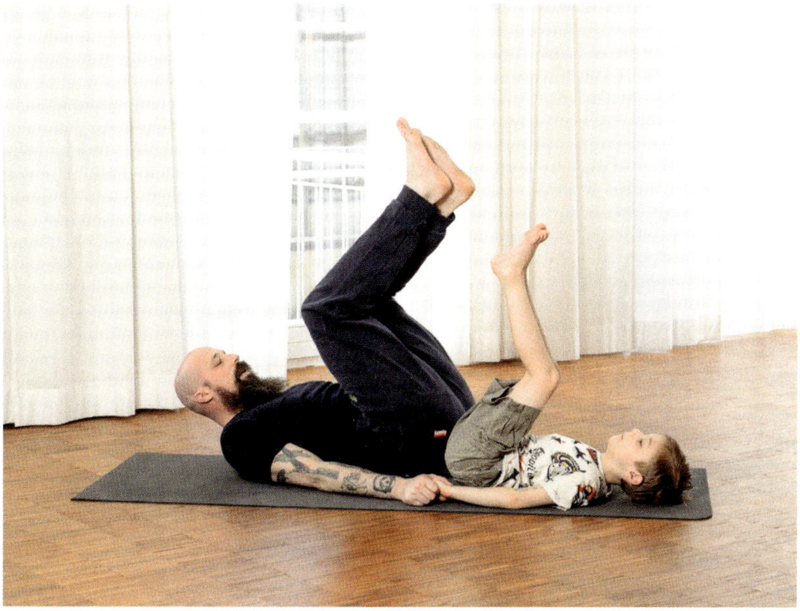

3 Auf Kommando hebt ihr gleichzeitig beide Beine mit etwas Schwung vom Boden ab und schwenkt sie zur anderen Seite hinüber – wie eine sich öffnende und wieder schließende Zugbrücke.

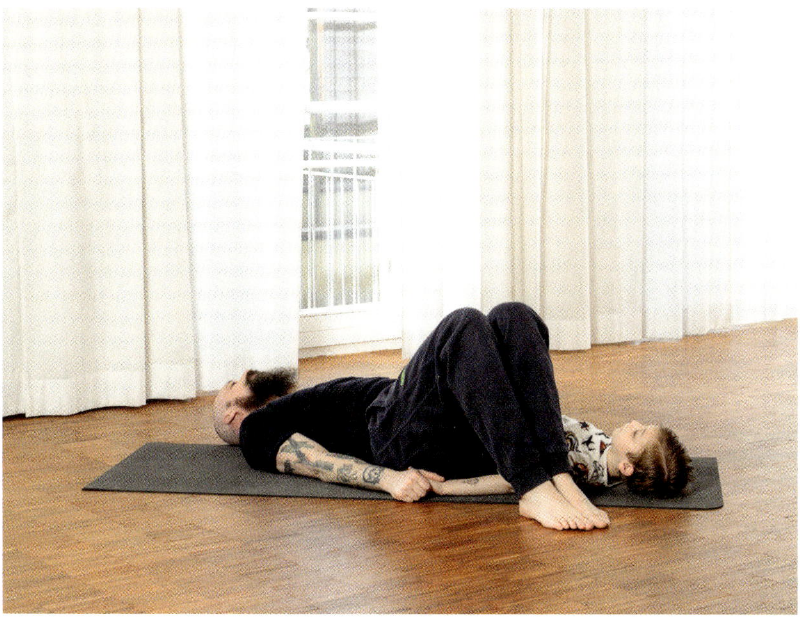

4 Ihr liegt jetzt auf der anderen Seite des Partners. Schafft ihr es auch wieder zurück? Wiederholt das Öffnen und Schließen so oft, wie es Spaß macht und die Bauchmuskeln noch Kraft haben.

DIE MUSCHEL

Für diese Übung öffnet und schließt ihr euch – wie eine atmende Muschel unter Wasser. Stellt euch vor, beim Öffnen käme eure kostbare innere Perle zum Vorschein. Wenn ihr es schafft, euch mit dem Einatmen zu öffnen und mit dem Ausatmen zu schließen, sorgt das für ein Loslassen im Kopf, weil ihr euch vollständig auf das Atmen und Bewegen konzentriert.

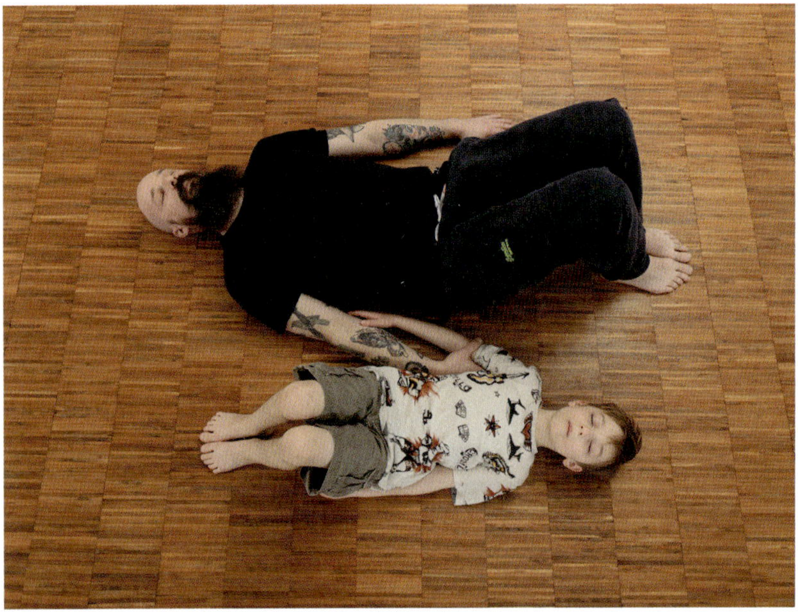

1 Kommt nebeneinander in die Rückenlage, entgegengesetzte Richtung. Die Arme liegen locker neben dem Körper, die Hände dürfen sich zur Begrüßung berühren. Die Füße stehen nah beieinander, die Beine sind angewinkelt, die Knie geschlossen.

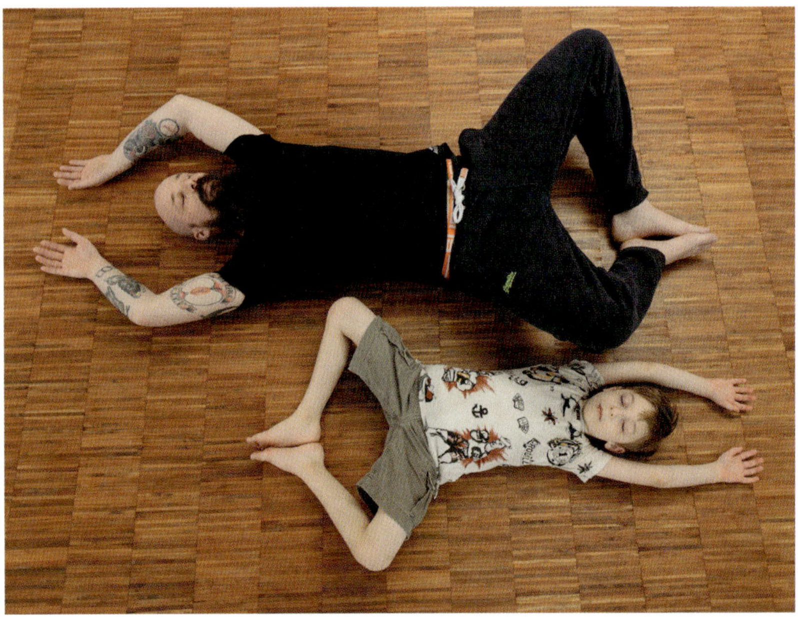

2 Mit der Einatmung hebt ihr die Arme nach oben und legt sie weit hinter dem Kopf auf dem Boden ab. Gleichzeitig führt ihr ganz achtsam die Knie auseinander in Richtung Boden. Die Fußsohlen bleiben dabei im Kontakt und berühren sich. Das ist die geöffnete Muschel.

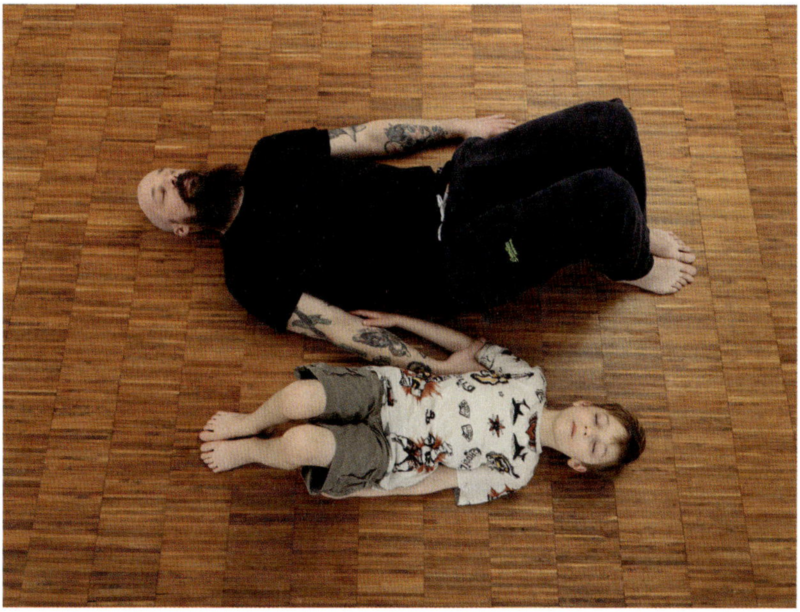

3 Mit der Ausatmung hebt ihr die Arme wieder vom Boden an und führt sie über den Kopf zurück an die Seiten des Körpers. Gleichzeitig schließt ihr die Beine wieder. Die Muschel hat sich wieder geschlossen.

Wiederholt die Bewegung in eurem Atemrhythmus einige Minuten lang.

Tipp

Versucht, die Übung aufmerksam und ruhig durchzuführen. Achtet darauf, beide Hände gleichzeitig am Boden abzulegen.

HIMBEEREIS MIT TOPPING

Eine köstliche Partnerübung – nicht nur für heiße Sommertage! Das Besondere hieran: Die Vorbeuge (das Himbeereis) hat eine beruhigende Wirkung, während die Rückbeuge (das Topping) eher anregend wirkt. Das Gewicht des »Toppings« empfinden die meisten Erwachsenen als Wohltat für den unteren Rücken.

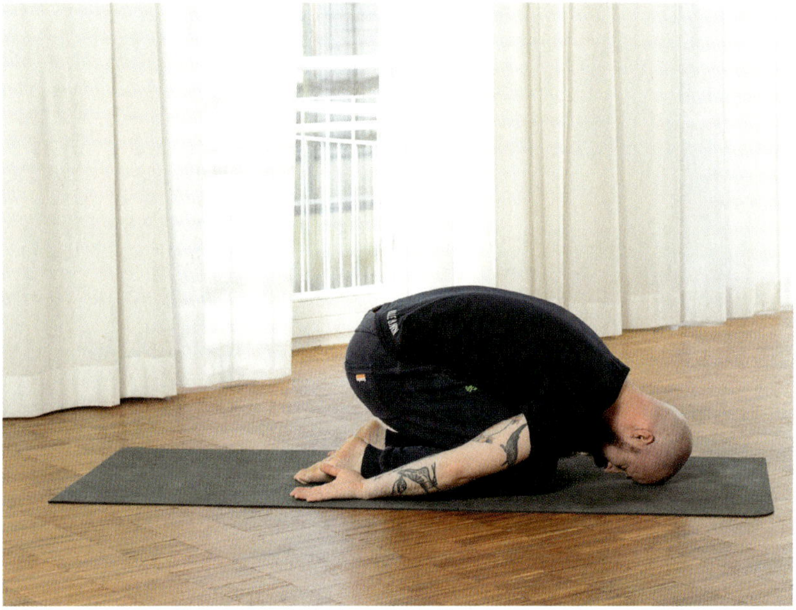

1 Komm in die Stellung des Kindes. Hierfür legst du, vom Fersensitz ausgehend, den Oberkörper auf den Oberschenkeln ab. Die Stirn hat (nach Möglichkeit) Bodenkontakt. Deine Arme sind nach hinten gestreckt und liegen einen Augenblick neben den Füßen. Du bist das Himbeereis.

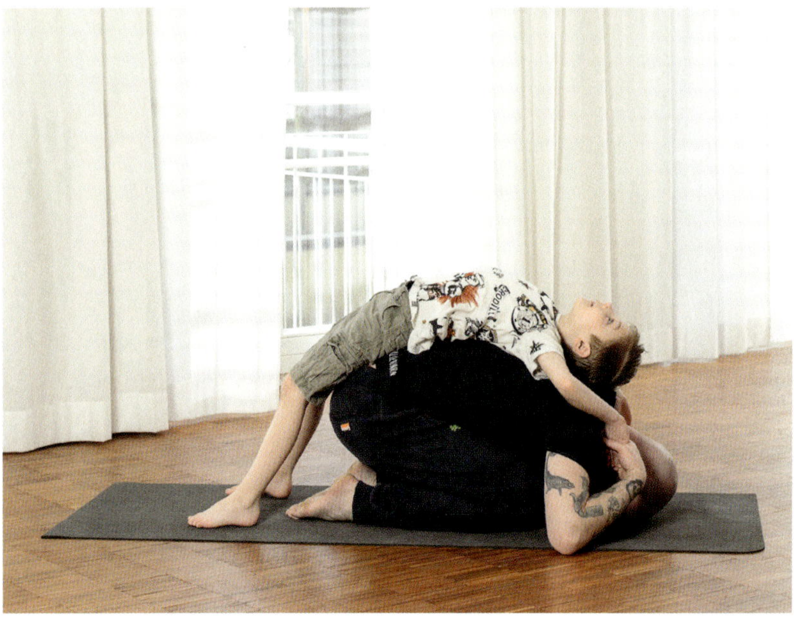

2 Streck Deine Arme nach vorn. Dein Kind kommt hinter deinen Füßen in die Hocke – Po an Po. Nun legt sich dein Kind langsam auf deinem Rücken ab. Sein Blick geht zur Decke. Es kann die Beine lang ausstrecken und die Arme, an den Ohren vorbei, nach vorn zu deinen Händen geben. Fasse nun, wenn möglich, die Hände deines Kindes. Jetzt liegt das Topping auf dem Eis! Wenn ihr euch vorstellt, ihr schmelzt gemeinsam in den warmen Boden hinein, könnt ihr bei dieser Übung noch mehr loslassen. Richte dich leicht auf, um deinem Kind aus der Übung herauszuhelfen.

HOT-STONE-MASSAGE

Wer schon einmal in den Genuss einer Massage mit heißen Steinen gekommen ist, weiß, wie wohltuend (und lang anhaltend) diese Mischung aus Gewicht und Wärme für den Körper ist. Wir behelfen uns in dieser Übung mit weichen, warmen Kinderhänden – einer zauberhaften Alternative zu Steinen!

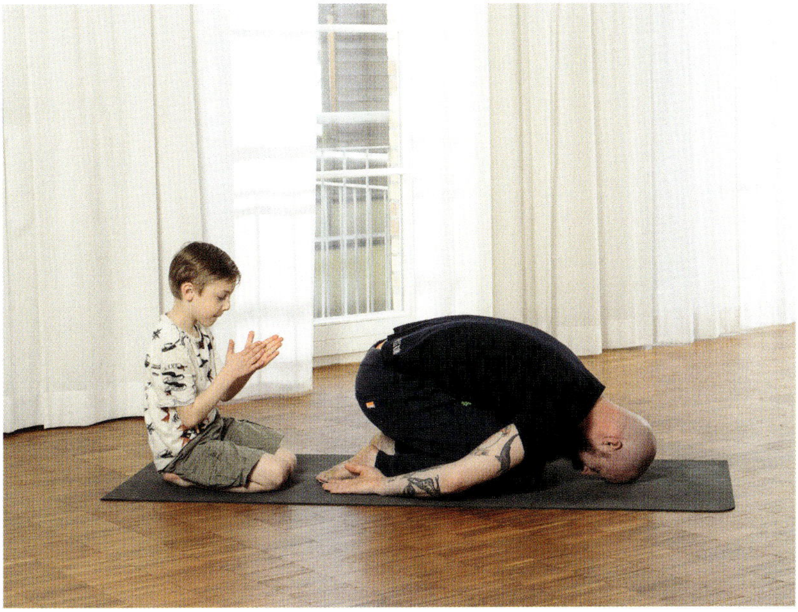

1 Komm in die Stellung des Kindes. Hierfür legst du, vom Fersensitz ausgehend, den Oberkörper auf den Oberschenkeln ab. Die Stirn hat (nach Möglichkeit) Bodenkontakt. Deine Arme sind locker nach vorn gestreckt oder neben dem Körper abgelegt. Dein Kind setzt sich hinter deine Füße, im Fersensitz oder in der Hocke, ganz nach Belieben. Es reibt seine Handflächen eine Weile fest und schnell aneinander, bis diese ganz warm sind.

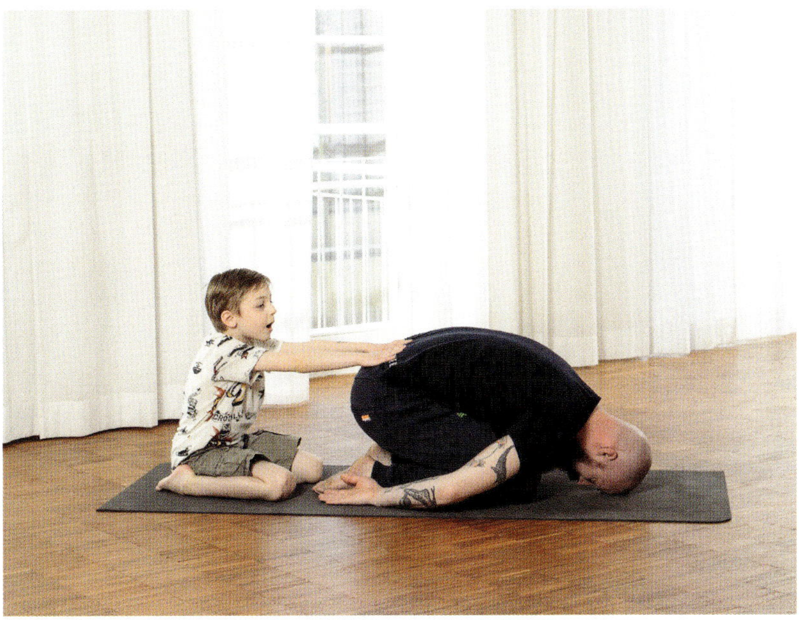

2 Dein Kind legt seine warmen Handflächen mit sanftem Druck auf deinem unteren Rücken ab. Bleibt für einige Atemzüge so verbunden. Dann nimmt dein Kind seine Hände von deinem Rücken. Spüre kurz nach, bevor du dich langsam wieder in den Fersensitz aufrichtest. Bedanke dich bei deinem Kind. Dann wird gewechselt.

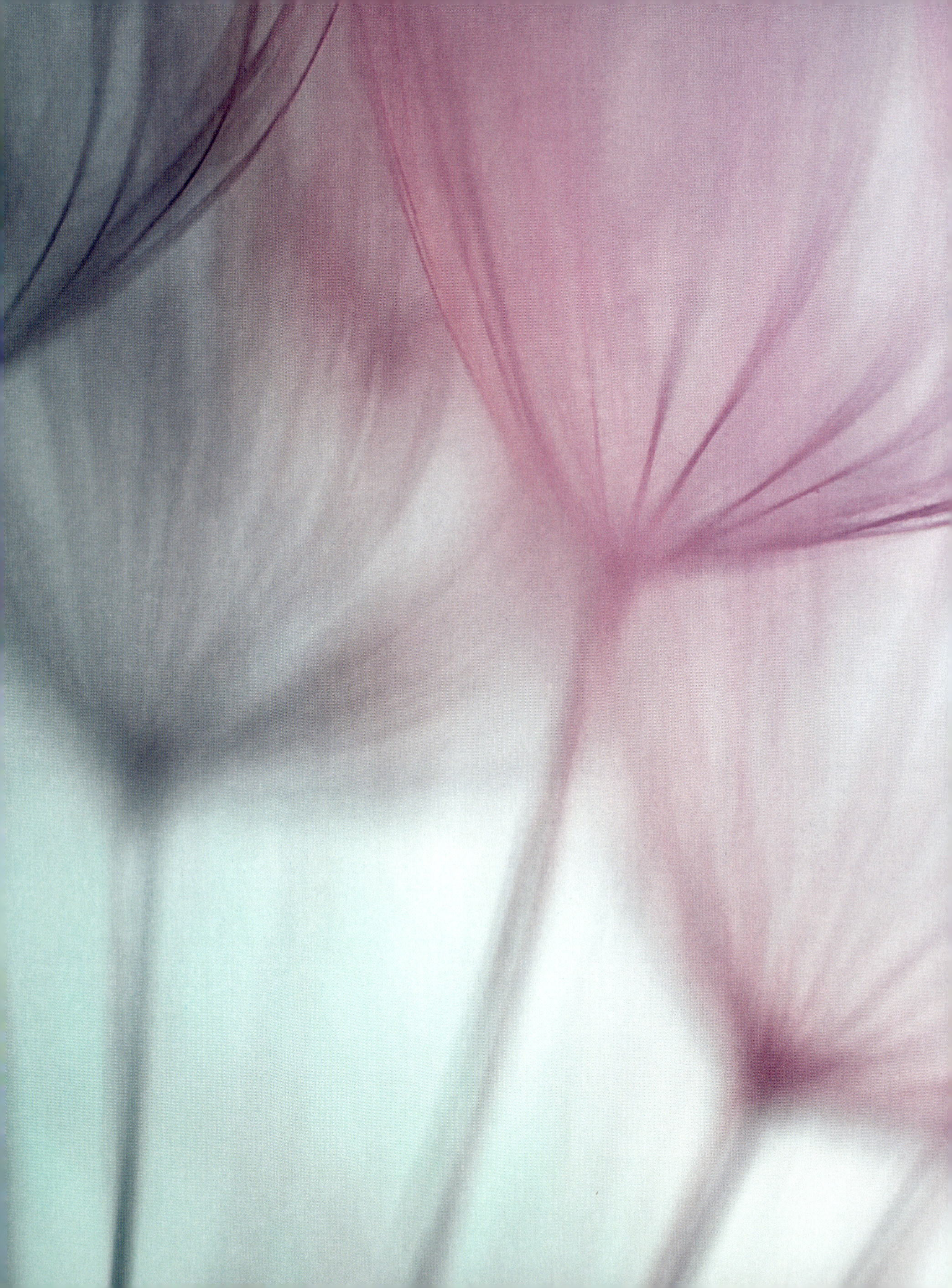

Notizen

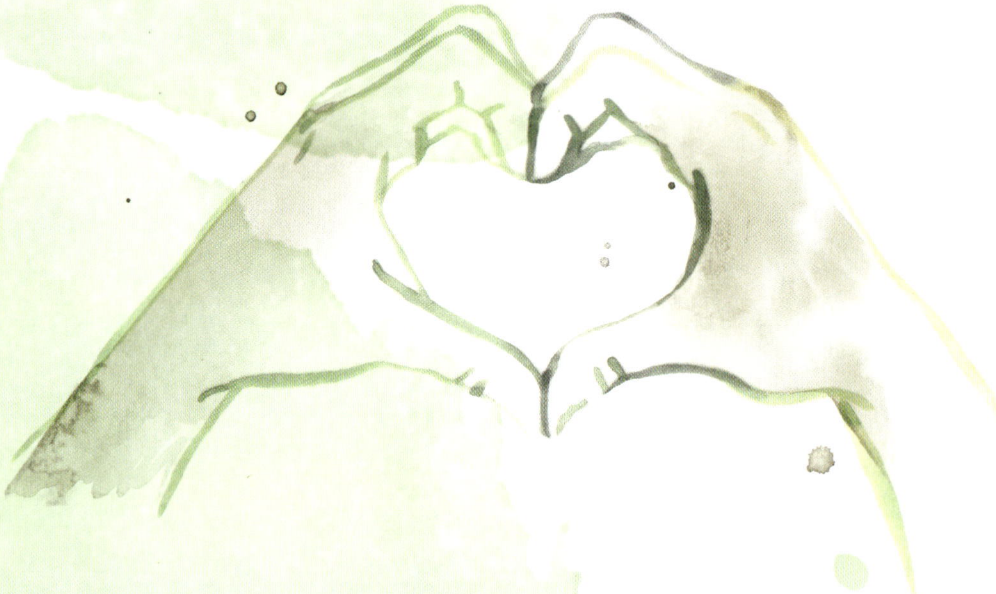

VERBINDEN

Nach dem Loslassen widmen wir uns nun der Interaktion. Diese Übungen kultivieren die Berührung, also die Verbindung in größerem Kontext. Wir spüren unser Kind in seiner ganzen Stabilität und Weichheit. Wir nehmen auch Kontakt mit uns selbst auf. Wir verbinden uns mit der Erde unter uns, dem Himmel über uns und nehmen so unser Ausmaß wahr. Wir entdecken unsere gestalterische Ader. Und nicht zuletzt gehen wir eine zuckersüße, achtsame Verbindung ein – mit Schokolade!

AMPELMEDITATION

Die alltäglichste Form von Verbindung zwischen dir und deinem Kind ist sicherlich das Hand-in-Hand-Gehen. Obwohl meine Tochter schon lange keine sichere Handführung mehr von mir benötigt, etwa um die Straße zu überqueren, fasse ich draußen oft ihre Hand und halte sie in meiner. Diese Übung passt perfekt, wenn du dich zwischendurch kurz mit deinem Kind verbinden möchtest. Dafür reicht bereits die Rotphase einer Ampel. Sie funktioniert aber auch prächtig an Bushaltestellen oder im Wartezimmer des Zahnarztes. Und wer weiß, vielleicht strahlt eure innige Verbundenheit bei dieser Meditation ja in euer Umfeld aus.

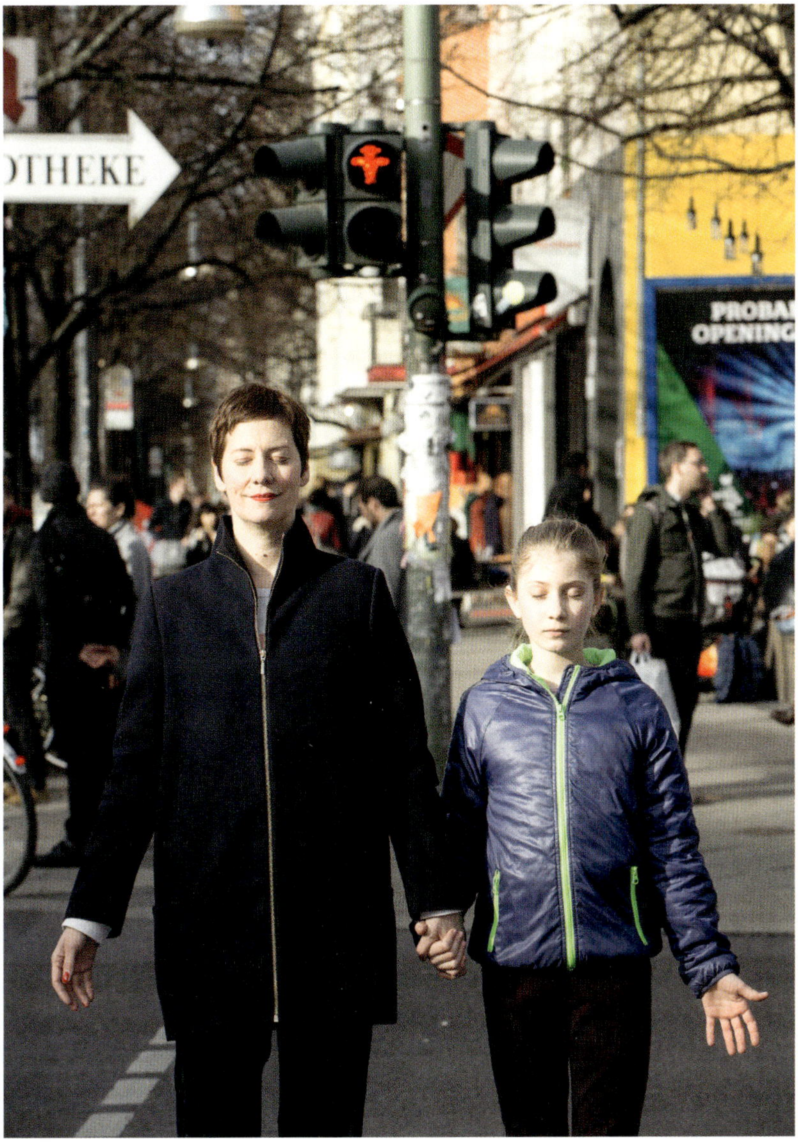

Wenn ihr an einer Ampel steht und auf Grün warten müsst, nutzt die kurze Phase für diese gemeinsame Miniauszeit. Fasst euch an den Händen, schließt die Augen und versucht, für diese wenigen Sekunden alles um euch herum auszublenden. Spürt die Wärme, die sich zwischen den Handflächen ausbreitet. Vielleicht stellt ihr euch zusätzlich ein farbiges Licht in dieser doppelten Hand vor. Bei Grün das Weitergehen nicht vergessen!

DIE HERZÖFFNUNG

Sich mit sich selbst zu verbinden, ist immer ein guter Anfang. Denn wie oft hadern wir mit uns und unserem Verhalten? Sich selbst und gleichzeitig dem Kind eine Umarmung zu schenken, kann insofern ein positiver Start in jeden neuen Tag sein. Dabei freuen sich nicht nur der Geist, sondern auch die Schultern über diese sanfte Mobilisierung.

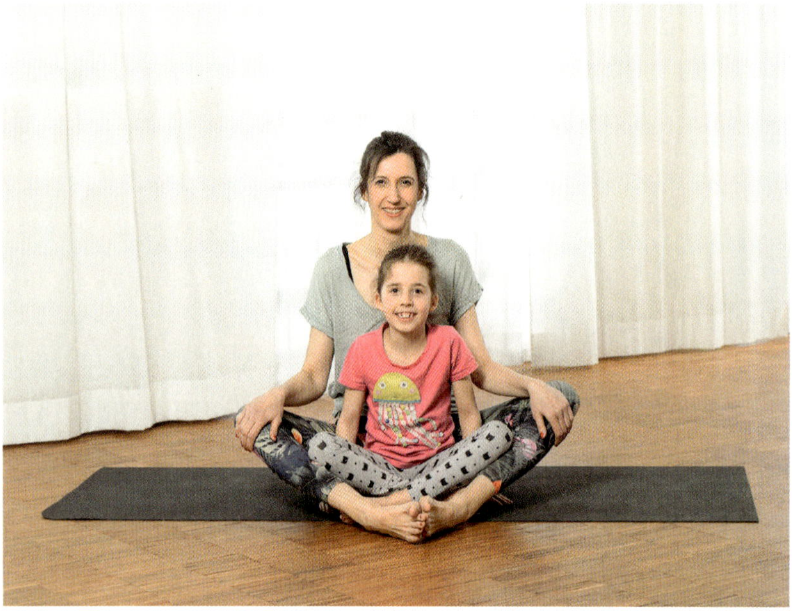

1 Du sitzt mit geradem Rücken und gespreizten Beinen auf dem Boden. Dein Kind setzt sich im Schneidersitz eng vor dich. Dann führst du deine Füße vor dem Kind zusammen.

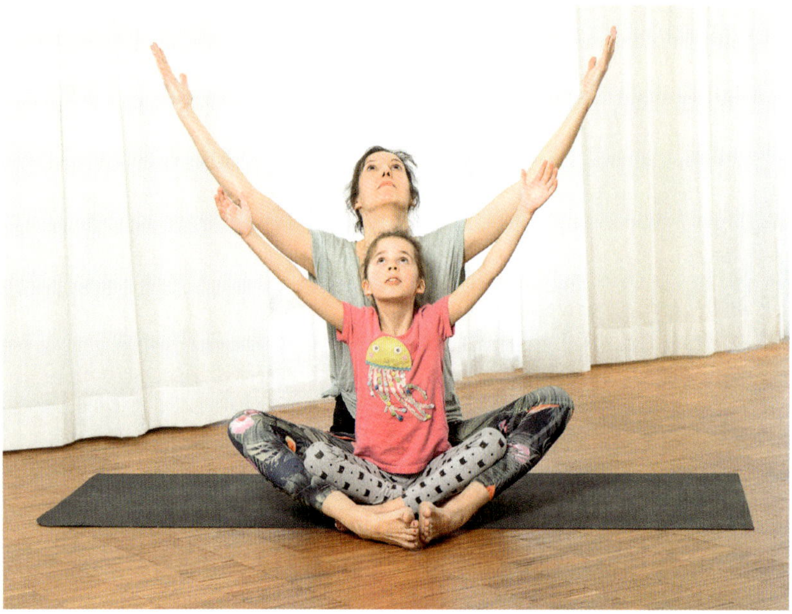

2 Mit der Einatmung hebt ihr die Arme nach oben und außen. Schiebt das Brustbein nach vorn, während ihr in eine leichte Rückbeuge geht. Der Blick wandert nach oben. Das ist die Herzöffnung.

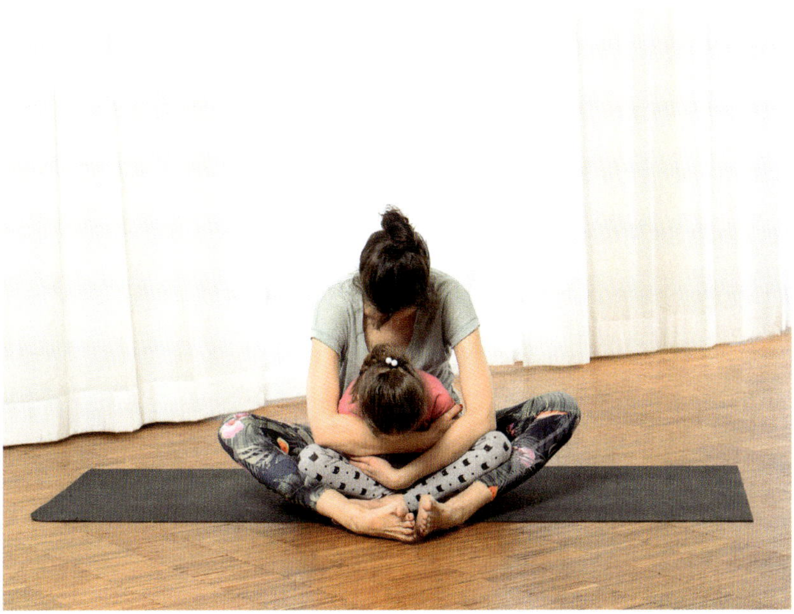

3 Mit der Ausatmung kreuzt ihr die Arme vor der Brust (Kind zuerst) und beugt euch dabei nach vorn Richtung Füße. Dabei umarmst du dein Kind. Zieht euch zu einem kleinen, eng geschnürten Päckchen zusammen. Wiederholt die Übung, lächelt euch zu, atmet.

Tipp

Diese Übung kann auch ohne Partner durchgeführt werden. Was spürst du, wenn du dich selbst umarmst?

DIE ACHTSAMEN EULEN

Drehungen öffnen den Blick für Neues und sorgen dafür, dass die Wirbelsäule schön flexibel bleibt. So wie die Eule den Kopf enorm weit zur Seite drehen kann, schauen wir bei dieser Übung über die Schulter und spüren in dieser gemeinsamen Drehung die Wärme des anderen.

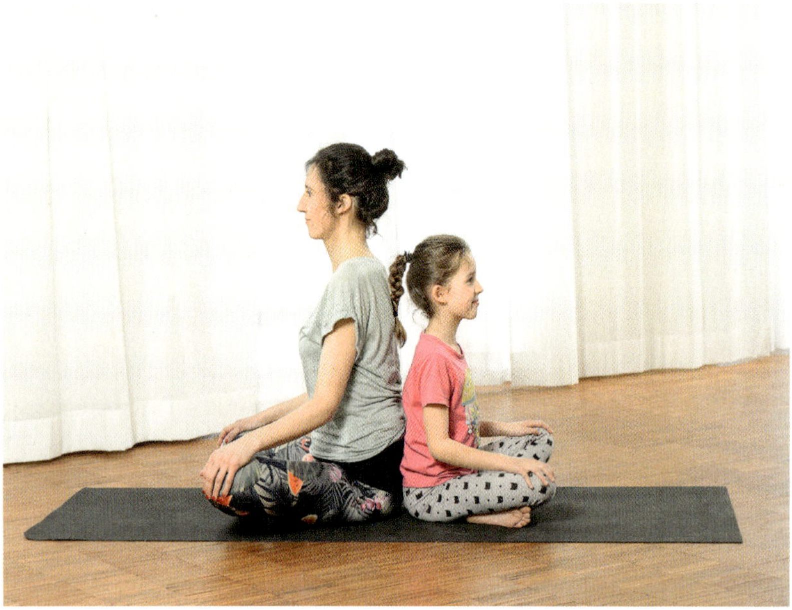

1 Setzt euch in den Schneidersitz mit aufgerichteter Wirbelsäule. Rücken und Gesäß berühren sich. Die Hände liegen locker auf den Knien.

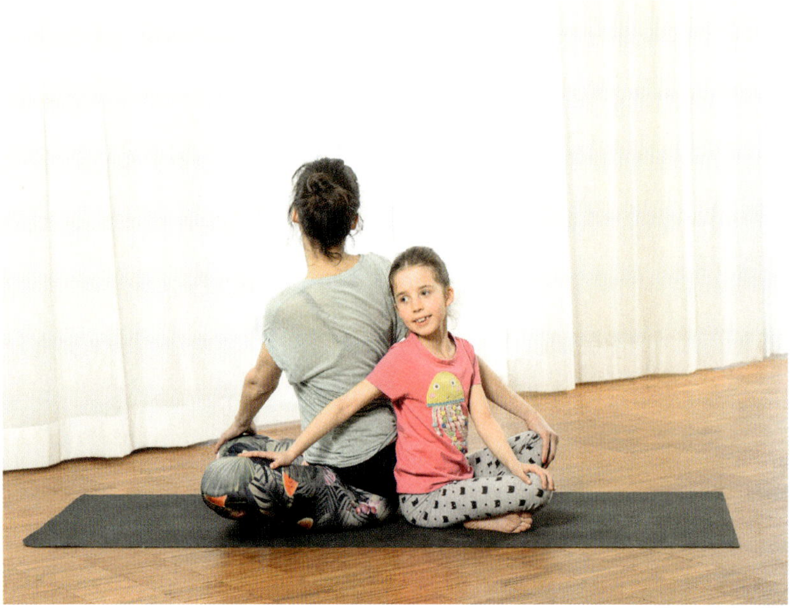

2 Dreht euch nun gleichzeitig nach rechts. Die gestreckten Arme nehmt ihr mit in die Drehung: Die rechte Hand landet auf dem linken Knie des Partners. Die linke Hand wechselt aufs rechte Knie.

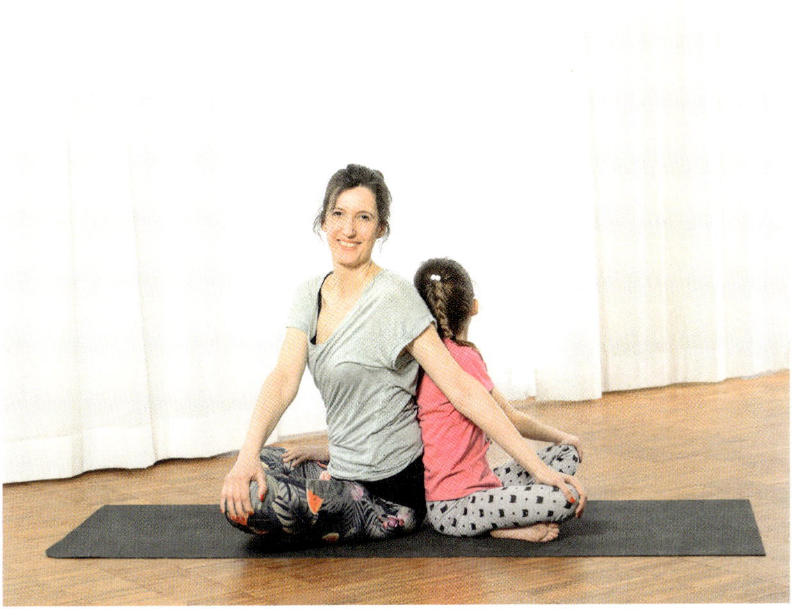

3 Dreht euch gemeinsam nach links. Nehmt dabei wieder die Arme mit: Die linke Hand landet auf dem rechten Knie des Partners, die rechte Hand wechselt aufs linke Knie. Wiederholt diese Schritte einige Male, wenn möglich synchron mit dem langsamen Atmen.

DER KÜHLENDE ATEM

Manchmal laufen wir innerlich heiß: Sei es, weil gerade Hochsommer ist oder wir uns ziemlich geärgert haben. Oder wir spüren eine innere Hitze, weil das anstrengende Meeting die dringend benötigte Mittagspause wieder einmal zur reinen Pipipause verkürzt hat. In solchen Momenten kann es hilfreich sein, sich kurz mit seiner inneren Kraft zu verbinden, ruhig zu werden und die Hitze langsam entströmen zu lassen. Diese Übung beruhigt das Nervensystem.

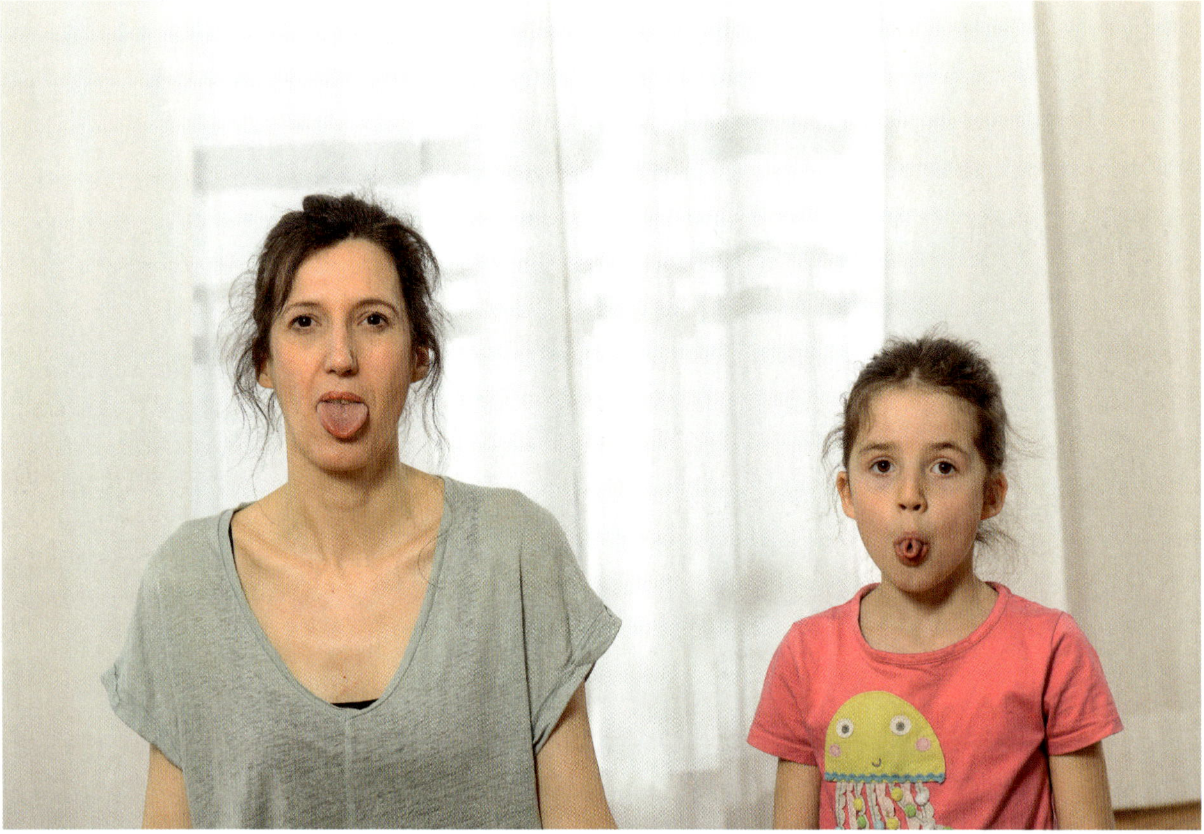

Setzt euch im Schneidersitz oder Fersensitz mit geradem Rücken hin. Streckt die Zunge heraus und rollt sie zu einem Röhrchen ein. Schließt die Augen und atmet nun durch dieses Röhrchen aus und ein. Spürt, wie beim Einatmen kühle Luft hineinströmt und euch mit der Zeit ruhig und klar werden lässt. Versucht, für eine ideale Harmonisierung die Einatmung und die Ausatmung gleich lang werden zu lassen.

Tipp

Wenn du zu den Menschen gehörst, die die Zunge nicht rollen können, ist das nicht schlimm. Schiebe einfach deine Zunge heraus und atme wie ein Hund mit heraushängender Zunge aus und ein.

DIE VERLIEBTEN KROKODILE

Es waren einmal zwei Krokodile, die wohnten in einem großen Sumpfgebiet. Die beiden sollten dort, wie ihre Artgenossen, für Angst und Schrecken sorgen. Doch »leider« waren die Krokodile ziemlich zahm – und hatten nur Augen füreinander, denn sie waren ineinander verliebt! Und so lagen sie im warmen Wasser und sahen sich immer nur tief in die Augen. Lediglich ihr Maul klappte gleichmäßig auf und zu.

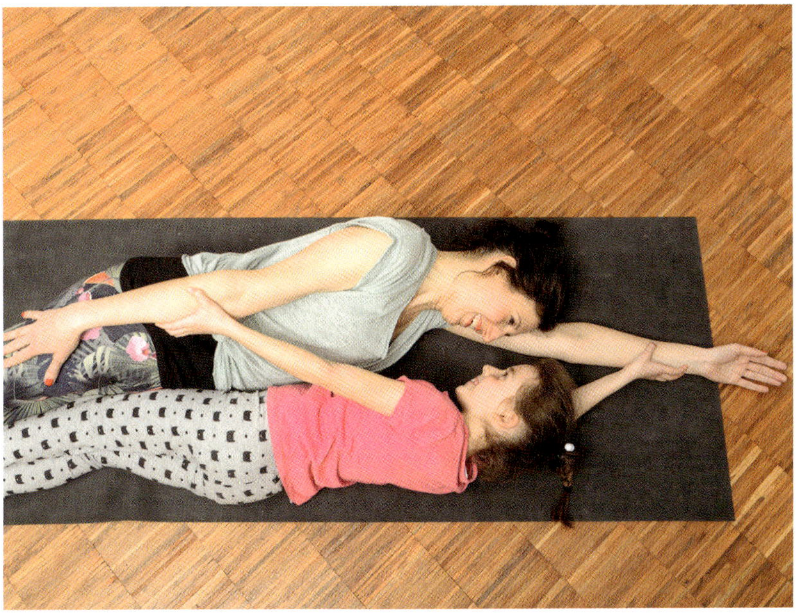

1 Kommt gegenüber in eine enge Seitenlage, den Kopf auf gleicher Höhe, sodass ihr euch in die Augen schauen könnt. Der unten liegende Arm wird lang nach oben ausgestreckt, den Kopf darauf ablegen. Die oben liegenden Arme berühren sich in Hüfthöhe, das Kind (wegen der kürzeren Arme) greift locker deine Arme. Die vier Arme bilden das (noch offene) Krokodilmaul. Schaut euch jetzt tief in die Augen! Lachen ist erlaubt.

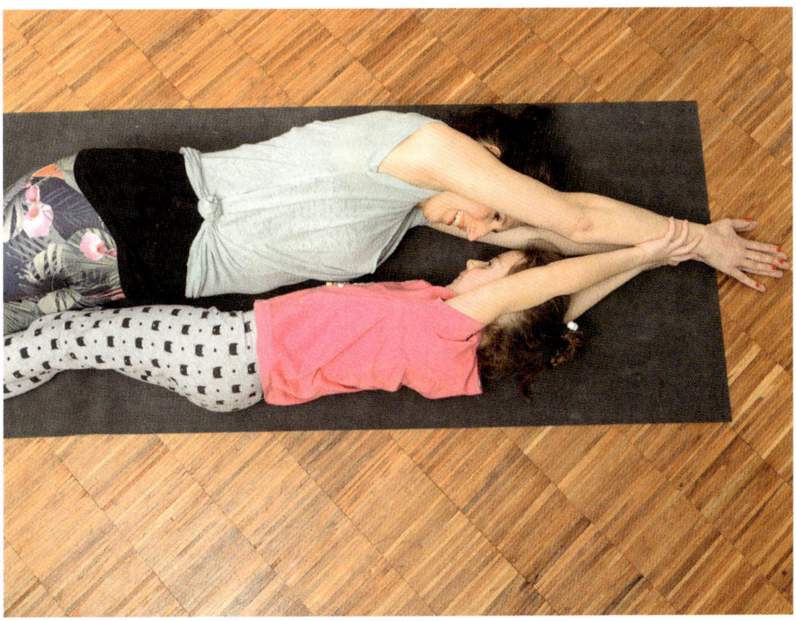

2 Klappt die oben liegenden Arme nach oben und legt sie über die am Boden liegenden Arme. Das ist das geschlossene Krokodilmaul. Eure Körper liegen ganz nah beieinander, sind im Blick und in einer gemeinsamen, fließenden Bewegung miteinander verbunden. Genießt es!

ALLE SEITEN GRÜSSEN

Bei dieser Übung bewegt ihr euch in alle Richtungen und verbindet euch so mit dem Raum um euch herum. Ein Flow, der wach macht und daher perfekt für den Start in den Tag ist!

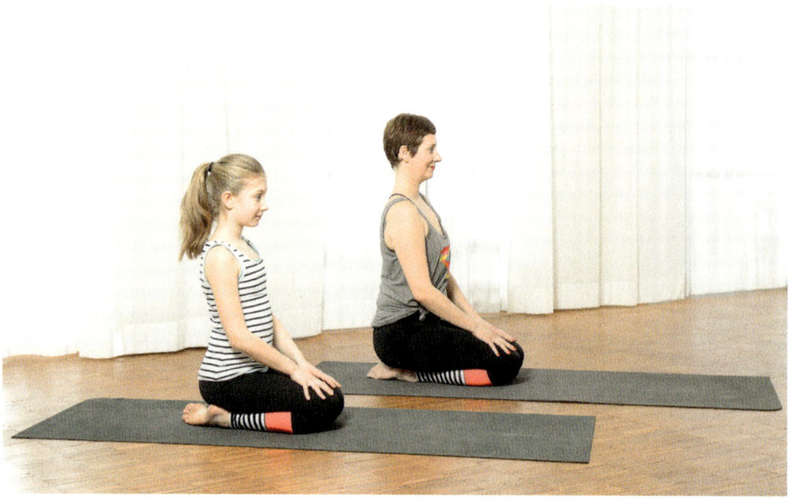

1 Kommt in den Fersensitz.

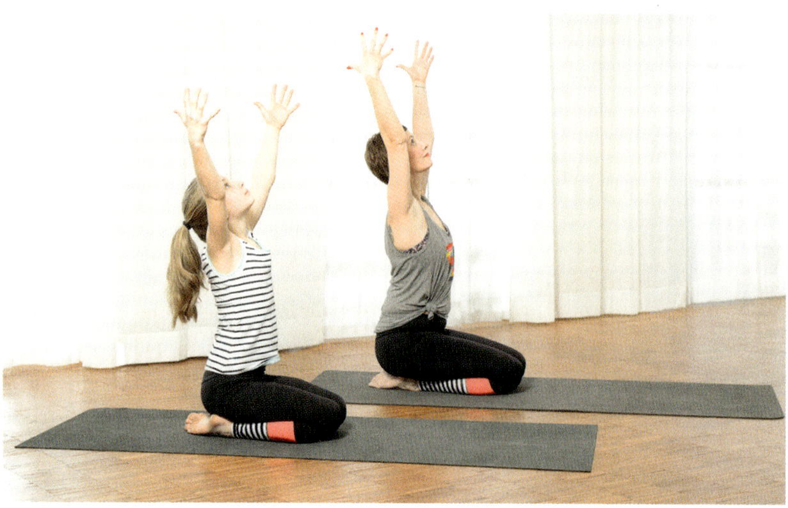

2 Mit der Einatmung streckt die Arme nach oben und kommt in eine leichte Rückbeuge. Der Blick wandert Richtung Decke.

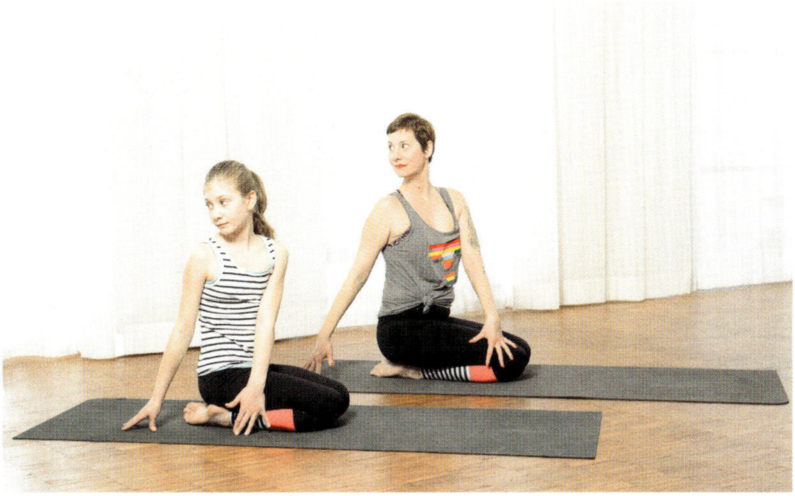

3 Mit der Ausatmung dreht den Oberkörper nach rechts und führt die Arme nach unten. Die rechte Hand landet hinter dem rechten Fuß, die linke Hand berührt das rechte Knie außen oder die Fingerspitzen erreichen den Boden. Der Rücken bleibt ganz gerade! Der Blick geht über die rechte Schulter.

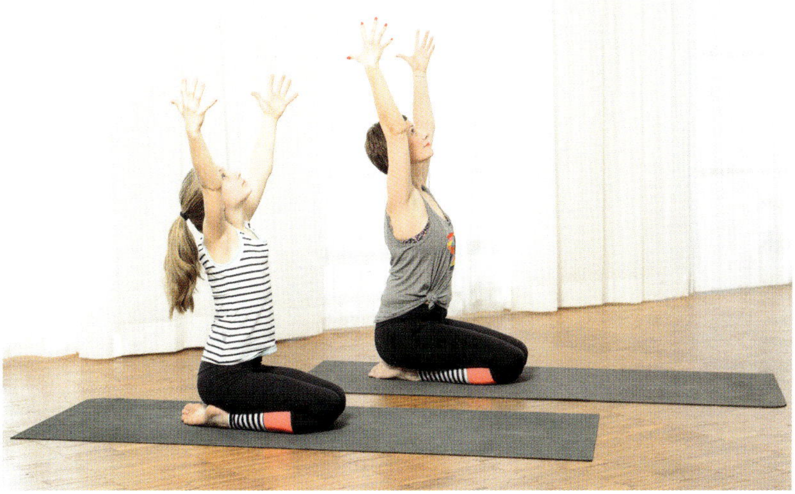

4 Mit der nächsten Einatmung dreht euch zurück in die Mitte und hebt erneut die Arme über den Kopf.

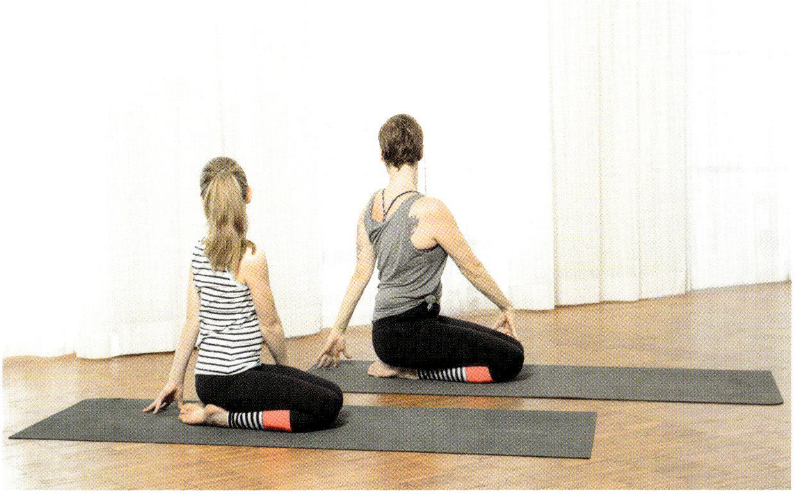

5 Mit der Ausatmung dreht den Oberkörper nach links und führt die Arme nach unten. Die linke Hand landet hinter dem linken Fuß, die rechte Hand berührt das linke Knie außen oder die Fingerspitzen erreichen den Boden. Der Rücken bleibt ganz gerade! Der Blick geht über die linke Schulter.

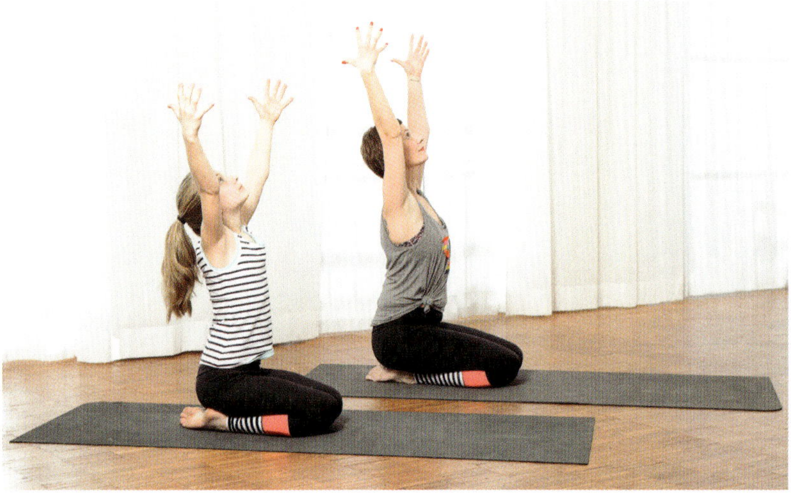

6 Mit der nächsten Einatmung dreht euch zurück in die Mitte und hebt erneut die Arme über den Kopf, Blick nach oben.

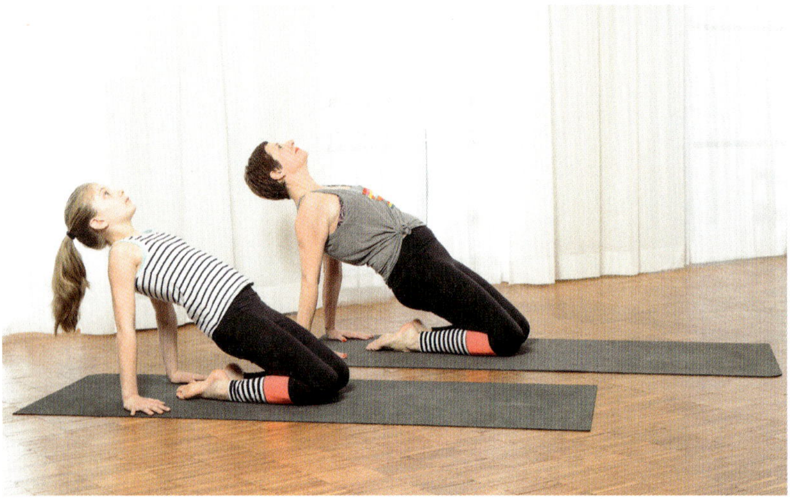

7 Stellt mit der nächsten Ausatmung die Hände rechts und links hinter dem Gesäß ab, die Fingerspitzen zeigen nach vorn. Stützt euch mit gestreckten Armen ab, hebt das Becken und kommt in eine sanfte Rückbeuge. Der Kopf bleibt in Verlängerung der Wirbelsäule, Blick nach schräg oben. Atmet in dieser Position ein paarmal ein und aus und spürt, wie sich die gesamte Vorderseite weiter streckt.

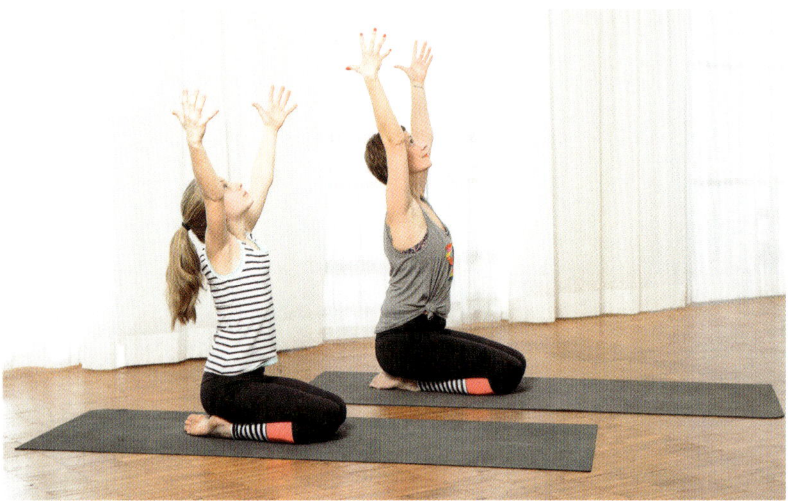

8 Senkt das Gesäß ab und kommt mit der nächsten Einatmung wieder in den neutralen Fersensitz mit gehobenen Armen.

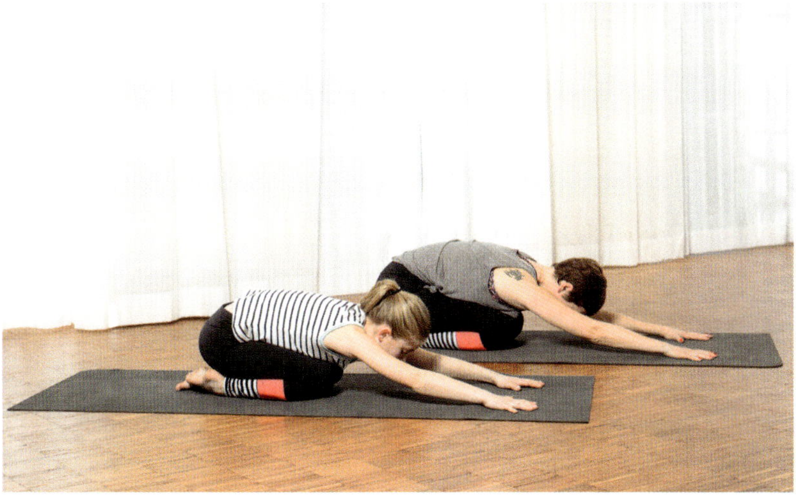

9 Mit der Ausatmung legt den Oberkörper auf den Oberschenkeln ab, führt die gestreckten Arme nach vorn und legt die Hände auf dem Boden ab. Streckt den Oberkörper bewusst lang aus. Der Blick wandert zum Boden.

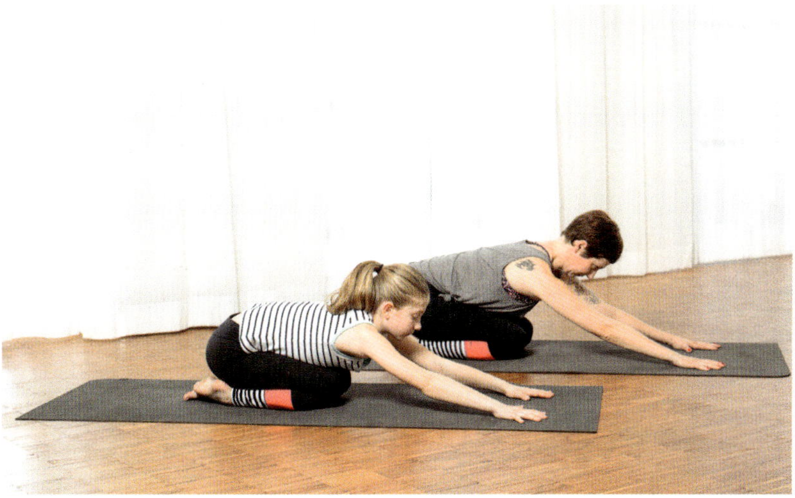

10 Mit der nächsten Einatmung hebt ganz sanft den Kopf und die Schultern.

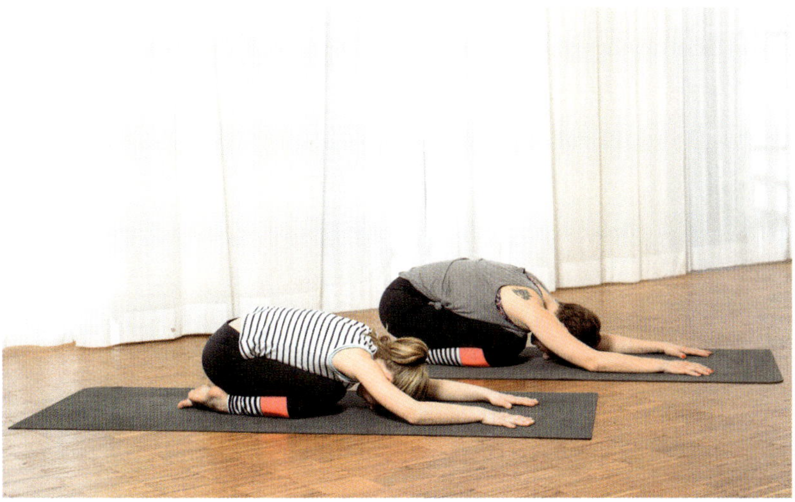

11 Mit der Ausatmung lasst ihr euch weich und entspannt zu Boden sinken. Die Stirn am Boden ablegen. Wiederholt die Abfolge einige Male.

DER SONNENGRUSS

Es gibt zahlreiche Varianten, die Sonne zu grüßen. Und das sollten wir auch stets und regelmäßig tun, denn es ist nicht nur eine schöne Geste, sich vor diesem energiespendenden Kraftzentrum zu verbeugen. Der Sonnengruß ist ein Flow, der die Wirbelsäule beweglich hält. Er ist außerdem ideal, um sich aufzuwärmen und in Schwung zu kommen. Hier kommt die Variante aus meiner Kinderyogapraxis.

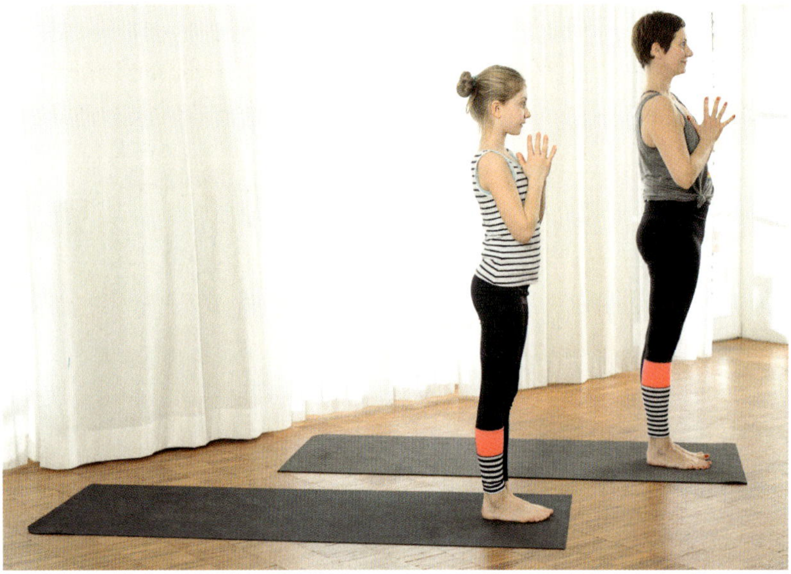

1 Stellt euch an den Anfang der Matte. Die Füße sind nah beisammen. Steht aufrecht und spürt die Füße fest am Boden, Ferse, Fußsohlen und Zehen. Spürt die Aufrichtung der Wirbelsäule bis in den Kopf, der sich zum Himmel streckt und sich mit dem Oben verbinden will. Nehmt die Hände gefaltet vor das Brustbein und atmet so einige Male ein und aus.

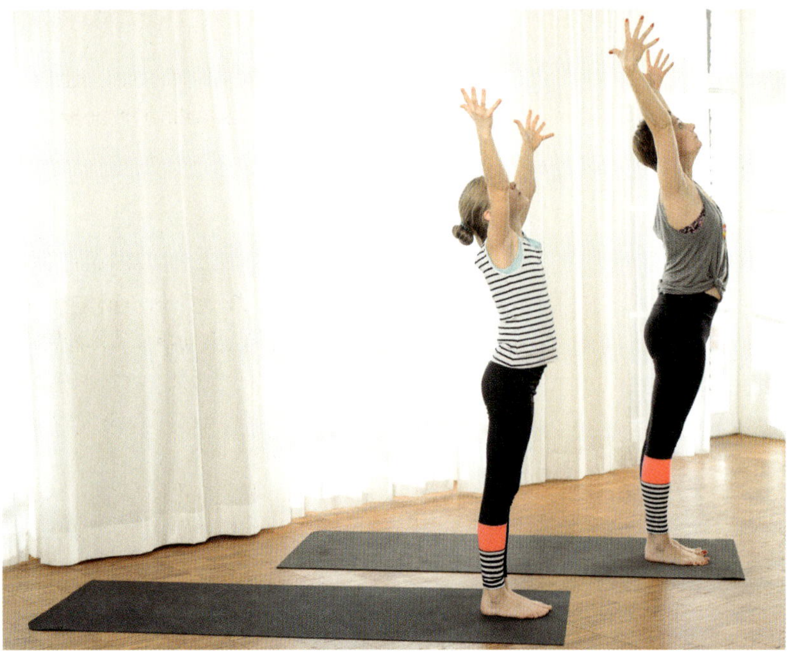

2 Mit der Einatmung streckt ihr die Arme weit nach oben und kommt in eine sanfte Rückbeuge. Der Blick geht nach oben. Sprecht: »Hallo, Sonne!«

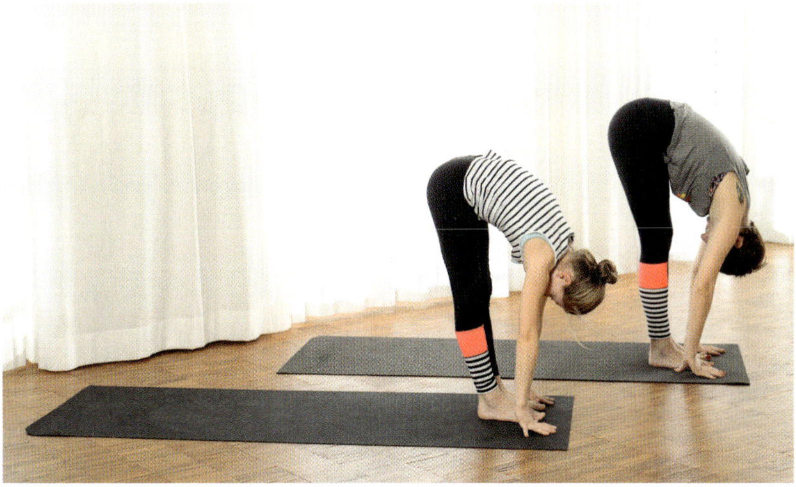

3 Beugt euch mit der nächsten Ausatmung fließend vornüber, die Beine sind locker gestreckt. Der Kopf geht entspannt mit und hängt nach unten. Es ist unerheblich, ob ihr die Hände mit gestreckten Beinen am Boden ablegen könnt oder nicht. Ihr könnt die Knie leicht beugen, das macht diese Vorbeuge einfacher. Sprecht: »Und hallo, Erde!«

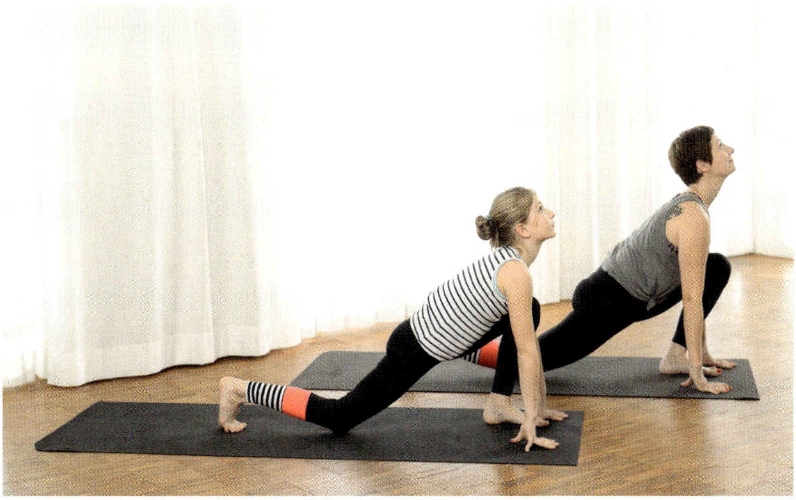

4 Legt die Hände mit der Einatmung flach ab und tretet mit dem rechten Bein weit nach hinten. Legt mit der Ausatmung das rechte Knie am Boden ab. Einatmend geht der Blick hoch zur Decke. Sprecht: »Hallo, Himmel!«

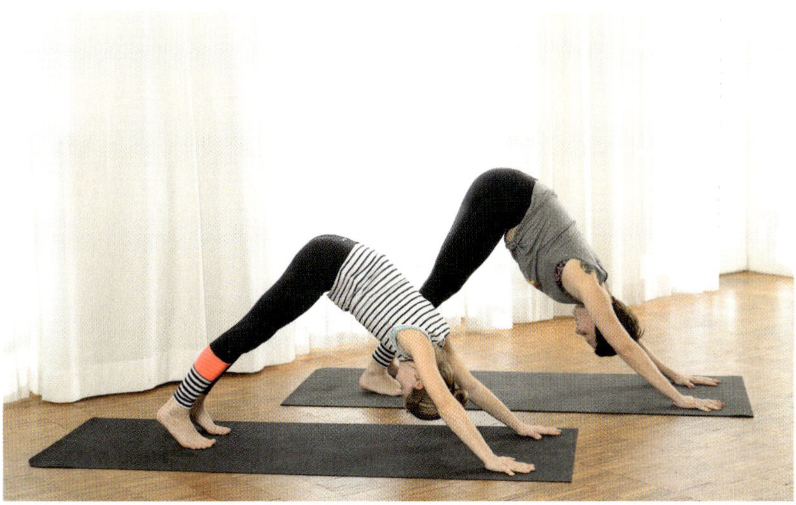

5 Mit der nächsten Ausatmung schwingt das linke Bein ebenfalls nach hinten, die Füße stehen nebeneinander. Schiebt das Gesäß weit nach hinten und oben. Der Rücken sollte möglichst gerade sein, die Körperseiten lang. Schiebt die Schultern weg von den Ohren. Achtet darauf, die Arme nicht zu überstrecken. Das ist der nach unten schauende Hund – manchmal auch der Berg. Bleibt hier für einige Atemzüge. Sprecht: »Und hallo, Berge!«

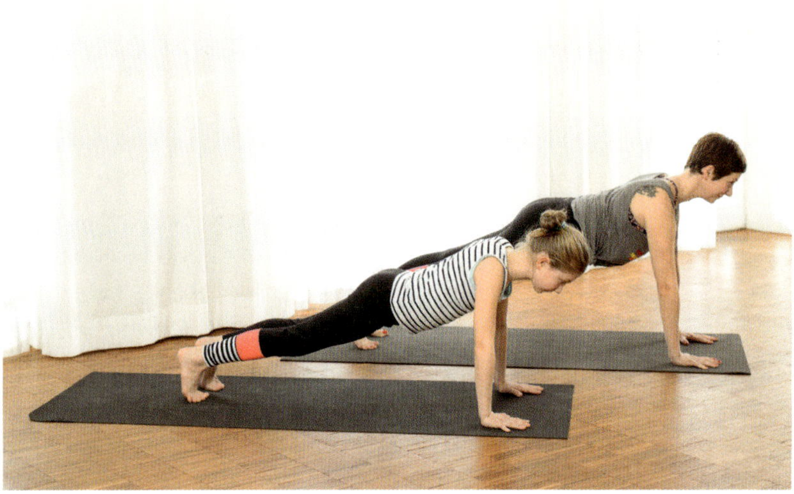

6 Mit der nächsten Einatmung kommt in das Brett. Vielleicht kennt ihr diese Übung auch als kraftvollen Liegestütz. Wichtig ist, dass der Körper fest und gerade wie ein Brett ist und der Po nicht nach oben rausragt. Schiebt die Fersen nach hinten, die Hände sind genau unter den Schultern. Sprecht: »Wir machen uns ganz steif …«

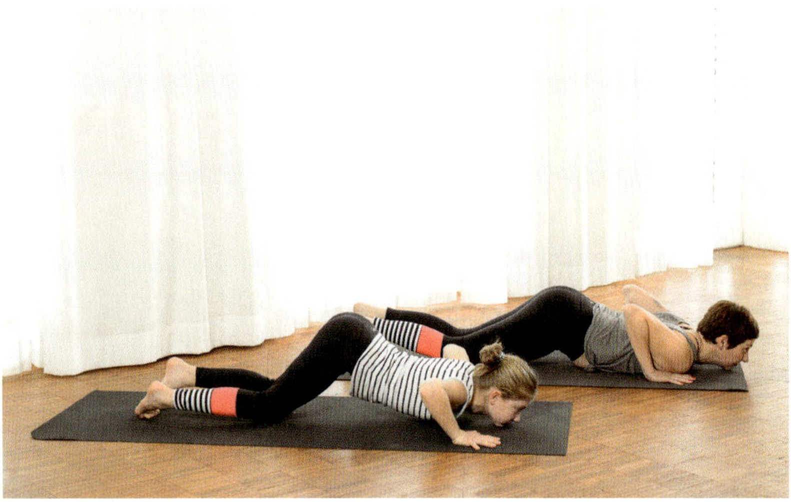

7 Mit der nächsten Ausatmung legt beide Knie, Brustbein und Kinn am Boden ab, sodass das Gesäß ein wenig in der Luft »hängt«. Sprecht: »… und fließen dann zu Boden.«

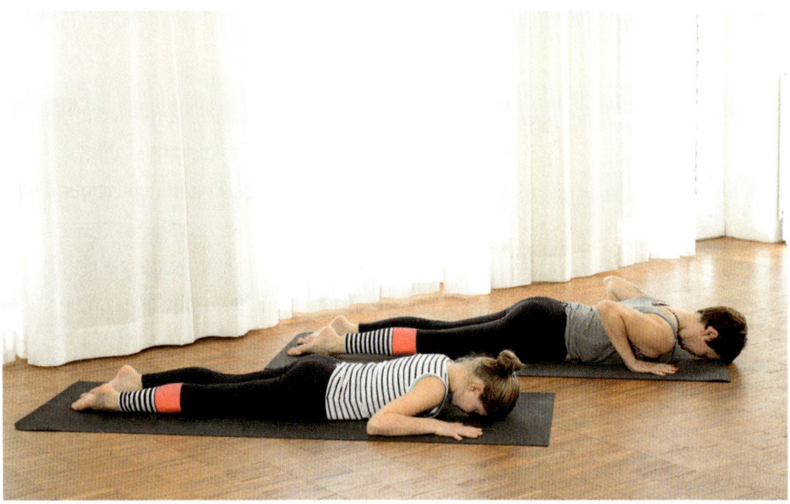

8 Wenn ihr kurz Pause machen wollt, bleibt für einige Atemzüge flach am Boden liegen. Bevor ihr weitermacht, achtet darauf, dass die Hände unter den Schultern und die Arme eng am Körper sind.

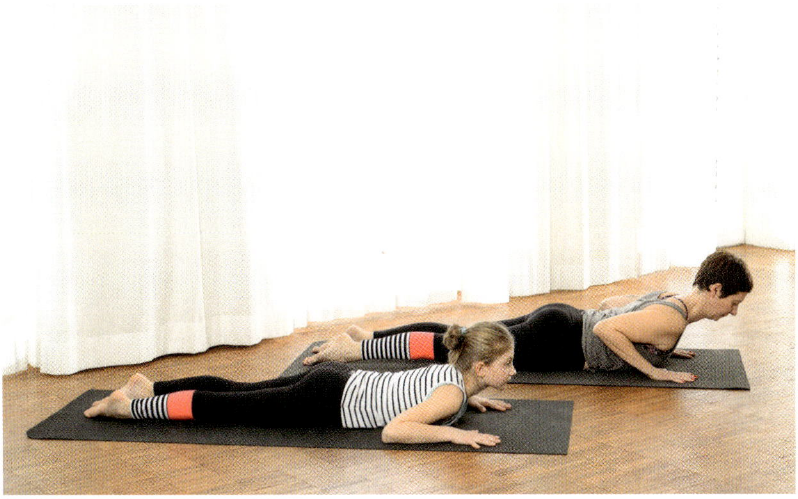

⑨ Schlängelt euch einatmend in die Kobra: Dazu hebt aus der Kraft des unteren Rückens (nicht durch Hochschieben mit den Armen) leicht den Oberkörper an. Der Blick geht nach vorn und schräg oben. Dabei könnt ihr »S« zischen, wie eine Schlange. Sprecht: »Wir richten uns kraftvoll auf.«

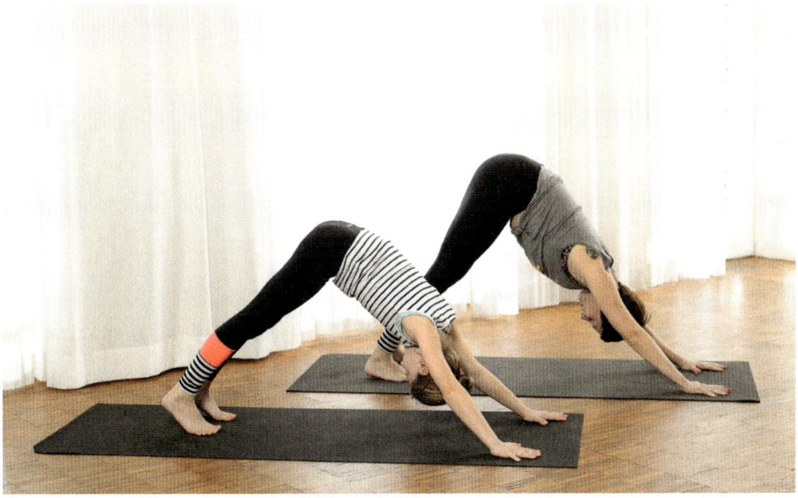

⑩ Jetzt schiebt ihr mit der Ausatmung das Gesäß nach hinten und in die Höhe und kommt noch einmal in den nach unten schauenden Hund. Die Fersen wollen in dieser Position Richtung Boden. Sprecht: »Wie ein Hund auf vier Pfoten.«

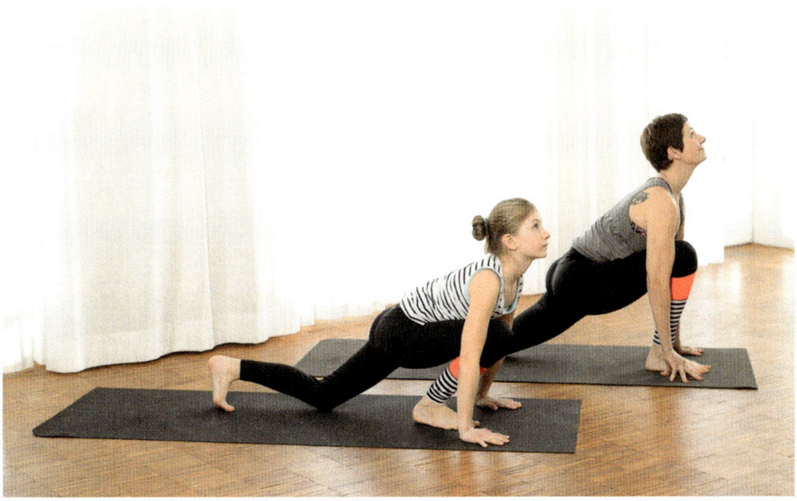

⑪ Mit der nächsten Einatmung macht ihr mit dem rechten Bein einen schwungvollen, weiten Schritt nach vorn, sodass der rechte Fuß zwischen den Händen landet. Sollte der Schritt zu klein sein, könnt ihr mit den Händen nachhelfen oder einmal zwischenhopsen. Die Hände liegen flach auf dem Boden, der Blick geht in Richtung Himmel. Sprecht: »Wir begrüßen den neuen Tag.«

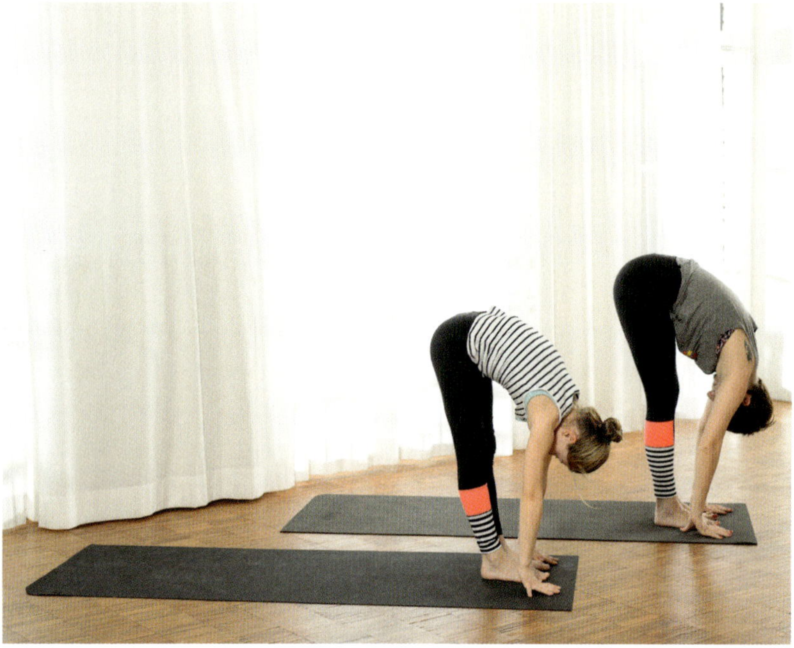

12 Mit der Ausatmung holt ihr das linke Bein mit einem großen Schritt nach vorn und stellt dann den linken Fuß neben den rechten. Lasst den Oberkörper nach vorn gebeugt locker hängen. Auch hier dürfen die Knie leicht gebeugt sein. Der Blick geht zum Boden. Sprecht: »Die Erde, die ich mag.«

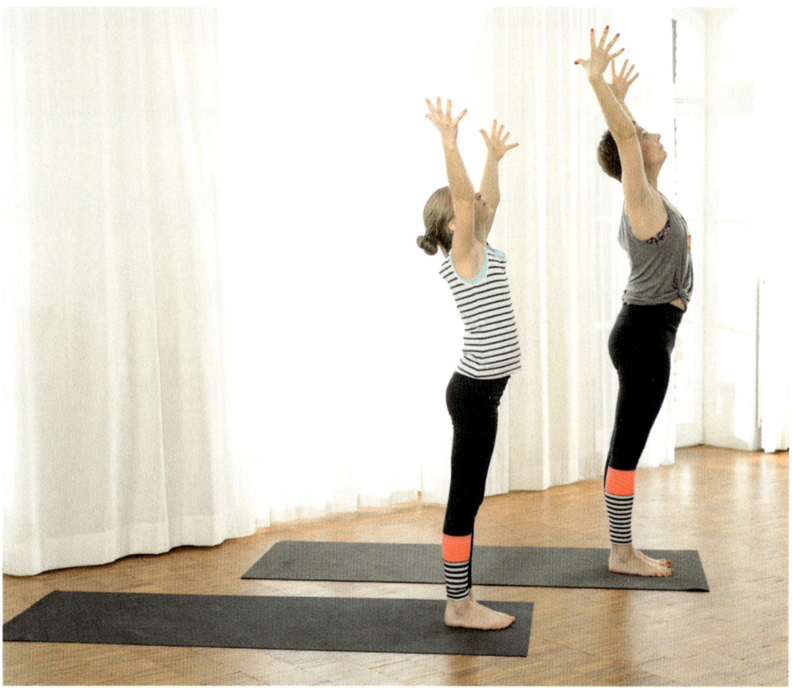

13 Richtet euch mit der Einatmung nach oben zum Stand auf. Führt dabei die Arme in weitem Bogen über die Seiten nach oben. Kommt eventuell in eine leichte Rückbeuge. Sprecht: »Wir tanken Frische hier …«

»Surya Namaskar«, wie der Sonnengruß auf Sanskrit heißt, ist sicher die bekannteste Yogaabfolge.

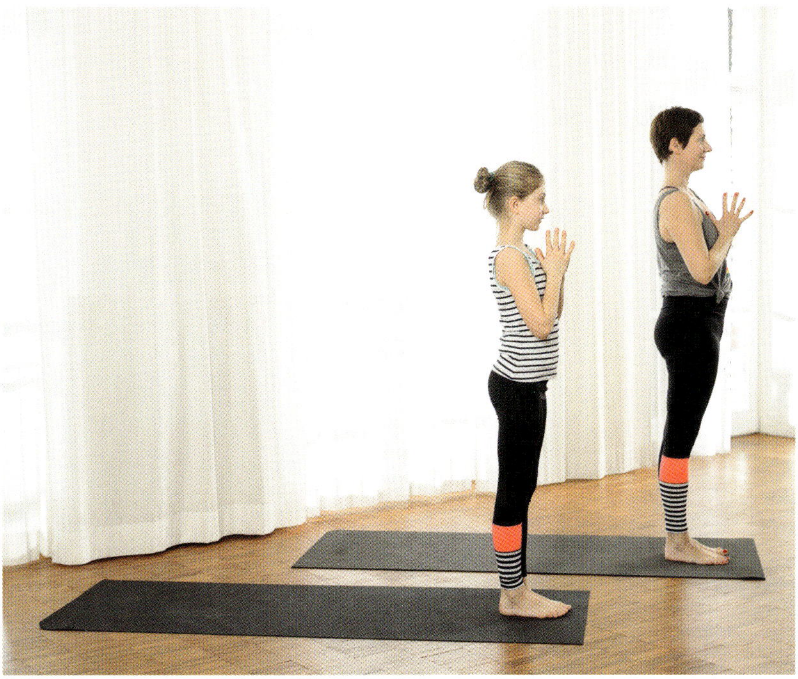

14 Kommt mit der Ausatmung wieder in einen aufrechten Stand. Die Füße stehen nebeneinander, die Hände liegen gefaltet vor dem Brustbein. Sprecht: »... und sagen hallo, wir!«

GEMEINSAM BLUMEN WACHSEN LASSEN

Sich verbinden und eine Bewegung gemeinsam auszuführen, heißt, auf den Rhythmus des anderen zu achten. Dazu eignet sich diese Übung. Habt ihr ein Chiffontuch oder einen schönen, luftigen Schal, wird die Übung noch anschaulicher.

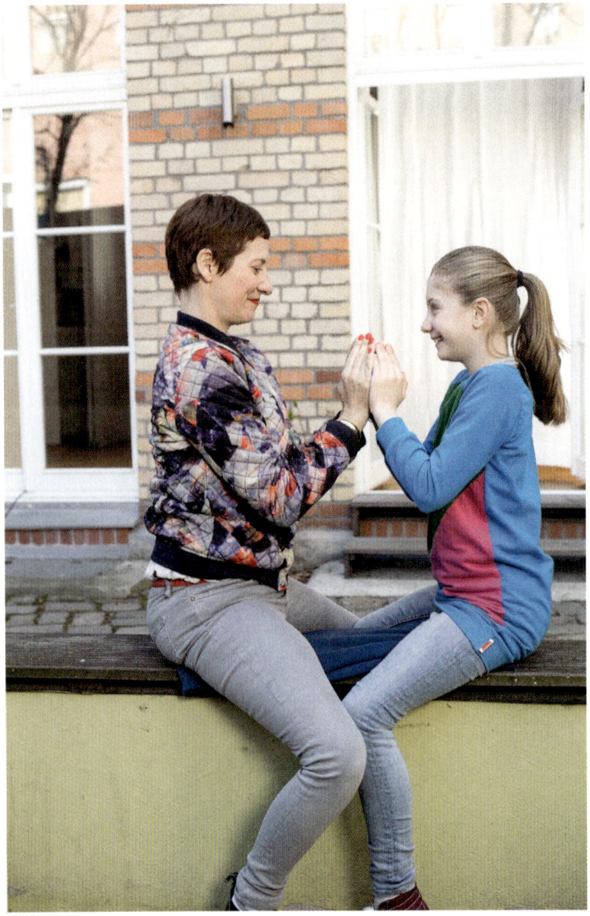

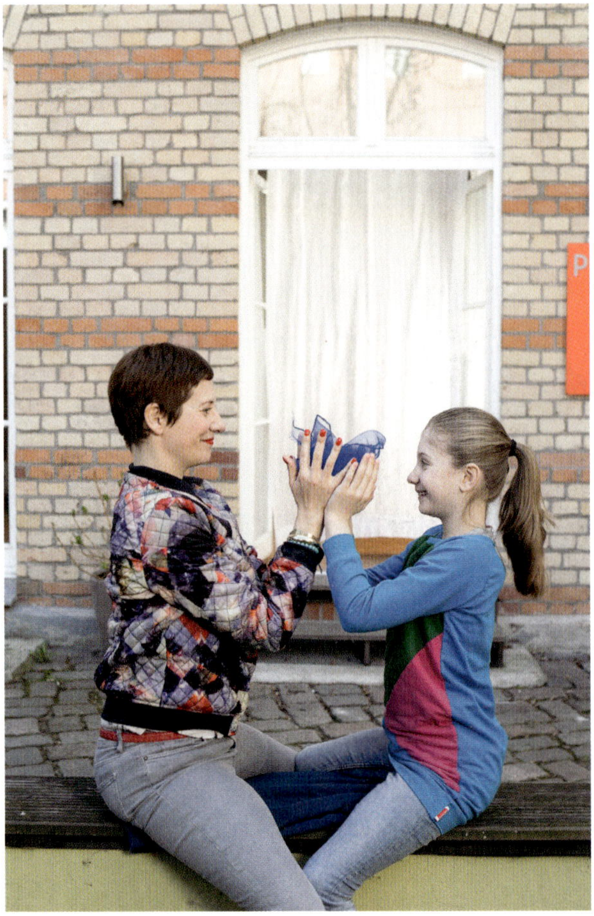

1 Setzt euch im geraden, aufrechten Sitz einander gegenüber – rittlings auf einer Bank, im Schneidersitz auf dem Boden oder ganz normal auf zwei Stühlen. Eure vier Handflächen formen zusammen einen geschlossenen Blütenkelch. In diesem Hohlraum versteckt ihr das Tuch. Das ist die (noch unsichtbare) Blüte.

2 Hebt nun langsam die Arme mit der »Knospe« nach oben. Dabei öffnet ihr vorsichtig die Hände, sodass die Blüte respektive das Tuch hervorbrechen kann.

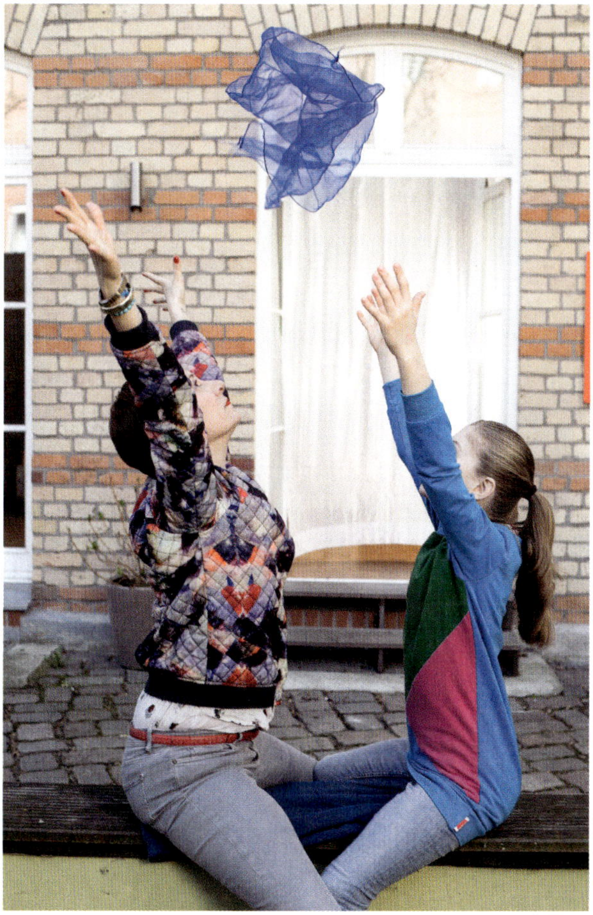

③ Zum Schluss »verblüht« die Tuchblüte. Werft sie mit Schwung nach oben und lasst sie hinab zu Boden segeln.

Tipp

Tücher aus leichtem Material eignen sich perfekt für vielerlei Übungen. Schon mal mit ihnen in Zeitlupe jongliert?

DAS KUNSTATELIER

Schön, wenn das gegenseitige Vertrauen so groß ist, dass man den anderen blind aktiv werden lässt! Bei dieser Übung dürft ihr euch gegenseitig nach Lust und Laune verbiegen, also zu einem Kunstwerk modellieren und damit eurer Kreativität am Körper des anderen Ausdruck verleihen. Einer ist der Künstler, der andere der Werkstoff – eine schöne Art der Verbindung, die ohne Worte auskommt!

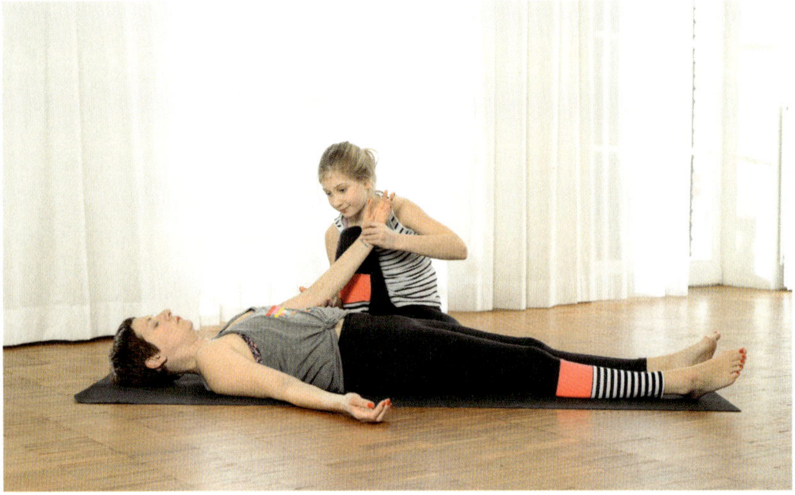

1 Dein Kind ist zuerst der Künstler, du der Werkstoff. Lege dich für die Ausgangsposition flach auf den Rücken. Dein Kind darf nun deine Gliedmaßen und deinen ganzen Körper bewegen und verformen, wie es möchte. Nur wehtun sollte dieses Kunstprojekt nicht. Bleibe neugierig, was dein Kind aus dir erschaffen wird!

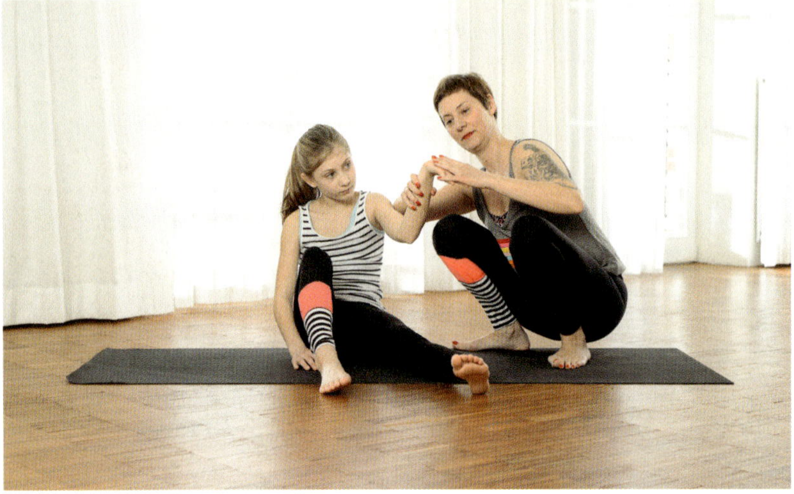

2 Wenn dein Kind mit dem Ergebnis zufrieden ist, wird gewechselt. Jetzt bist du der Künstler, dein Kind der Werkstoff. Gern kannst du es auch bitten, vor dem »kreativen Prozess« in eine andere Ausgangsposition, wie Sitz oder Stand, zu kommen.

Tipp

Dies ist eine geeignete Übung, um im Anschluss mit deinem Kind über »Kunst« zu reden oder in ein Gespräch darüber zu kommen, was ihm gefällt.

KOMPLIMENTE-PINGPONG

Wer hört nicht gern nette Worte? Sie erzeugen eine angenehme Wärme im Bauch und zaubern uns ein Lächeln ins Gesicht. Im Alltag fehlt uns oft die Muße, dem anderen ein Kompliment zu machen. Nehmt euch darum regelmäßig Zeit für diese Übung – egal, wo ihr euch gerade befindet.

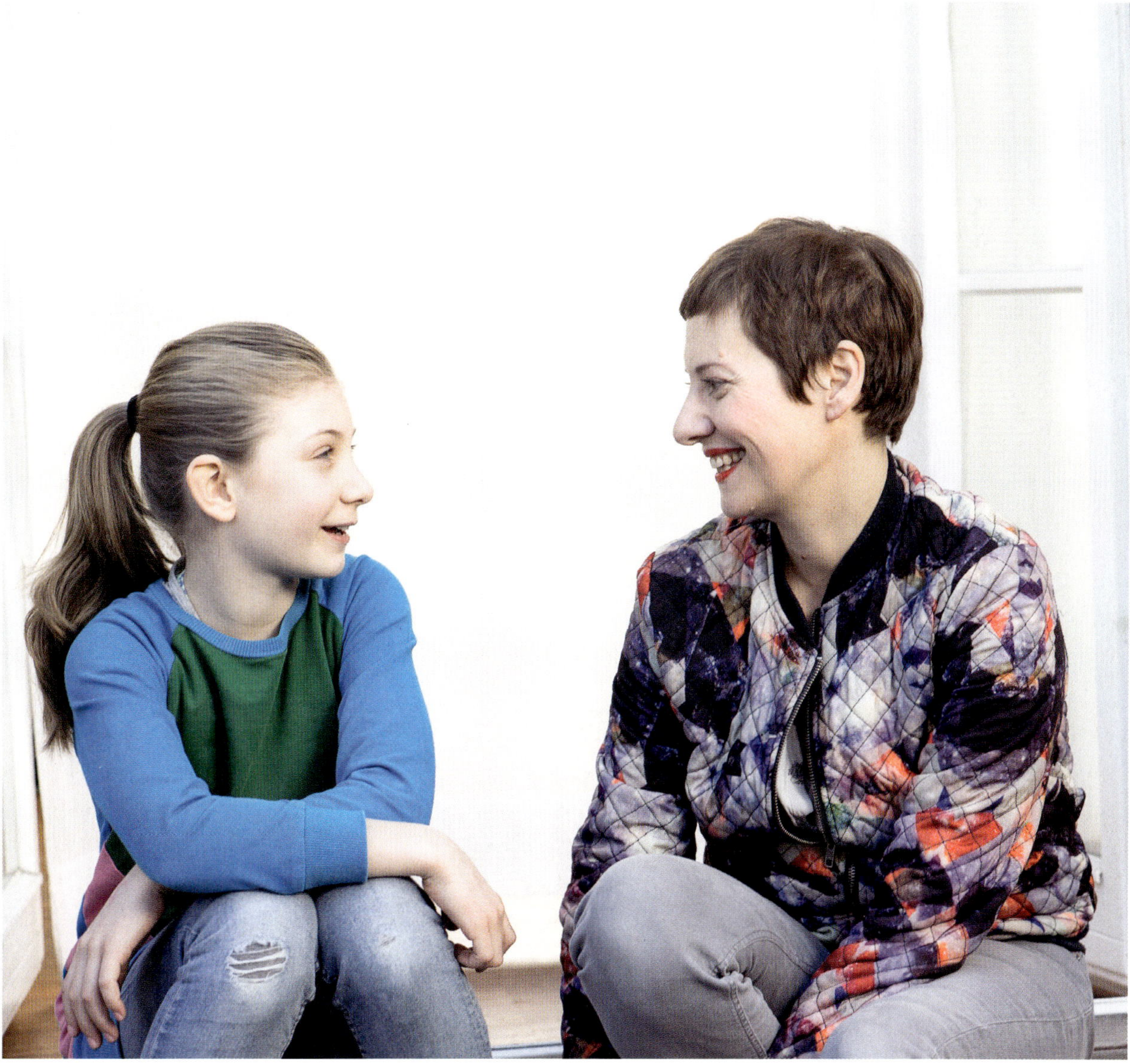

Setzt euch zwangslos gegenüber oder nebeneinander. Du beginnst und sagst deinem Kind etwas Nettes. Dann ist dein Kind dran. So geht es abwechselnd, bis euch nichts mehr einfällt und ihr ein warmes Gefühl im Bauch habt.

DIE SCHOKOMEDITATION

Zugegeben: Sich mit Schokolade meditativ zu verbinden, gehört nicht unbedingt zu den Standardübungen im Yoga. In meinen Kinderyogastunden setze ich diese Achtsamkeitsübung gern als Kursabschluss vor den großen Ferien ein. Wir lieben sie alle – wetten, ihr auch schon bald? Alles, was ihr braucht, sind pro Person ein Stück gute (Bio-)Schokolade, aufgespießt auf ein Schaschlikstäbchen, oder einen Cakepop mit dicker Schokoladenglasur.

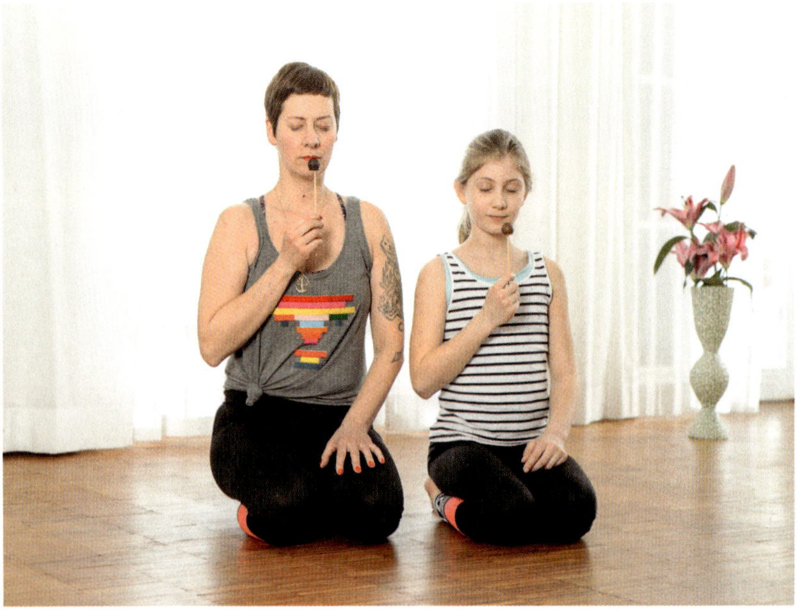

1 Setzt euch im Fersen- oder Schneidersitz mit geradem Rücken hin. Jeder bekommt einen Spieß mit Schokolade. Nehmt die Süßigkeit mit allen Sinnen wahr. Schaut, wie sie aussieht. Dann schließt die Augen. Haltet sie jetzt vor die Nase, atmet ihren Duft ein. Welche Geruchsnuancen nehmt ihr wahr? Könnt ihr sie beschreiben? Stellt euch vor, wie sich die Schokolade schon bald im Mund anfühlen wird.

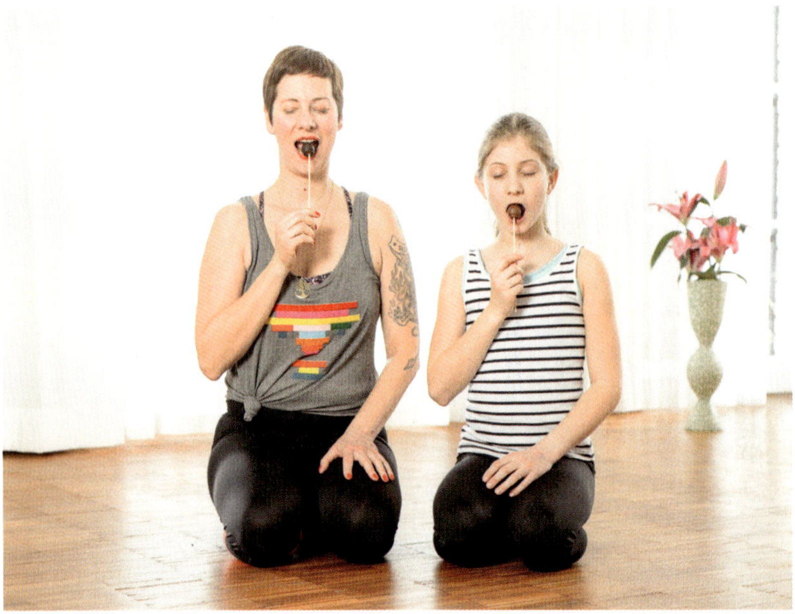

2 Dann dürft ihr an der Schokolade lecken: Berührt sie vorsichtig mit der Zunge. Beißt ein klitzekleines Stück ab und lasst das Stück achtsam in eurem Mund schmelzen. Könnt ihr den Schokoschmelz beim Hinunterschlucken in der Kehle spüren? Lasst euch ganz viel Zeit damit. Was schmeckt ihr? Dann beißt ihr weiter ab, jeweils ein kleines Stück, langsam schmecken und beobachten. Ist das nicht ein intensiveres, befriedigenderes Erlebnis als beim schnellen Essen?

DIE HAUPTSTADTMAMA

In Berlin gibt es alle Arten von Mamas. Doch egal, ob im tiefsten Neukölln oder im exklusiven Grunewald, im Multikulti-Gewusel von Wedding oder im Szeneviertel Prenzlauer Berg: Mütter wollen stets, dass es ihren Kindern gut geht. Sie möchten sie beschützen und ihnen einen sorgenfreien Start ins Leben ermöglichen. Was Mamas täglich leisten, ist einzigartig. Darum mein Aufruf an alle Hauptstadtmamas: Diese Übung ist für euch!

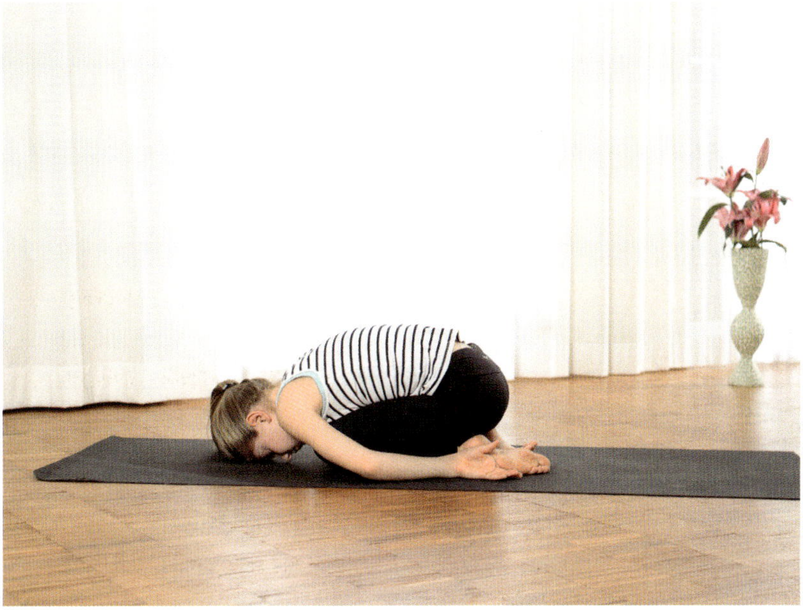

1 Dein Kind nimmt die Stellung des Kindes ein: Aus dem Fersensitz heraus legt es den Oberkörper auf den Oberschenkeln ab. Seine Stirn berührt den Boden. Die Arme liegen locker an den Körperseiten, die Handflächen sind nach oben gerichtet.

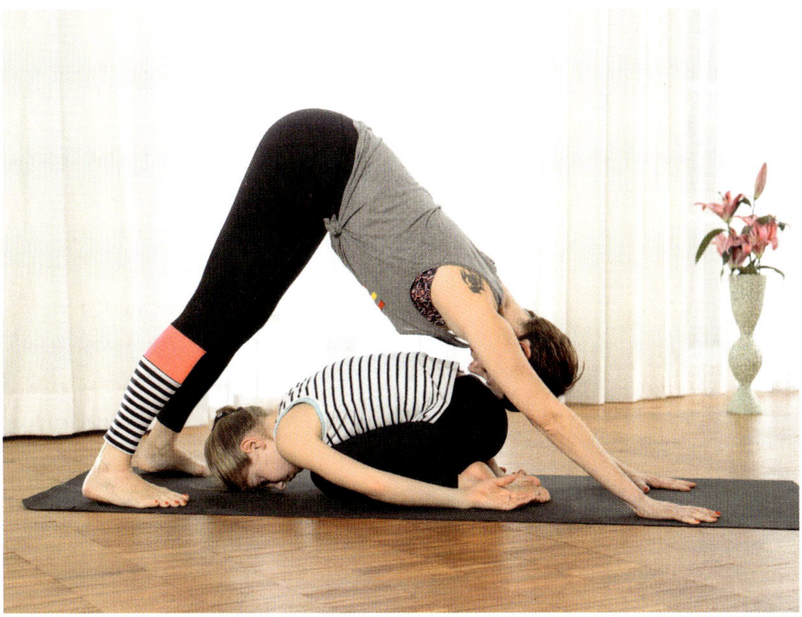

2 Komme selbst in den nach unten schauenden Hund (siehe Seite 85) – und positioniere dich genau über deinem Kind. Jetzt bietest du deinem Kind Schutz mit deinem Körper an – wie ein Dach über seinem Kopf.

THAI-YOGA

Diese bekannte Stretchingvariante öffnet wunderbar den Herzraum und ist auch eine Wohltat, wenn die Schultern verspannt sind. Hier ist erst dein Kind der Empfangende und du bist der Gebende, dann umgekehrt. Vergesst nicht, euch nach der Übung für das »Geschenk« zu bedanken!

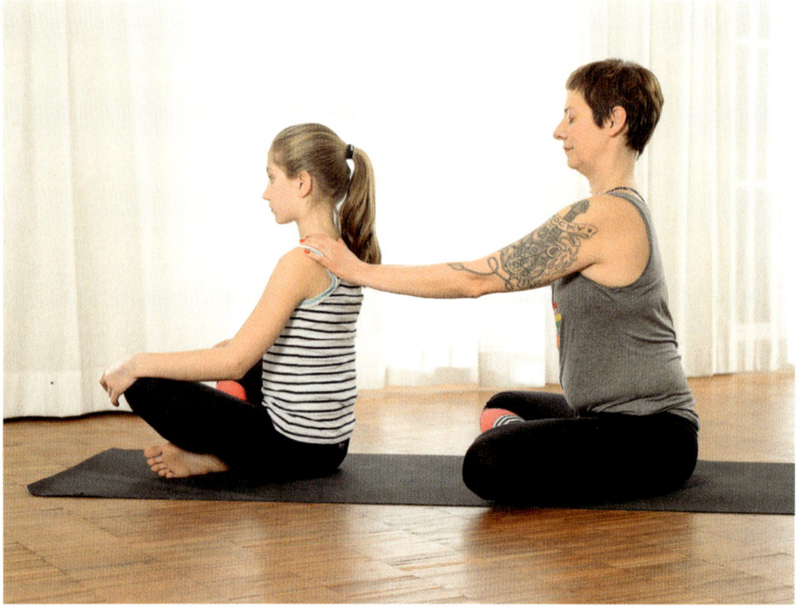

1 Nehmt eine gerade, aufrechte Sitzposition ein, du sitzt hinter deinem Kind. Die Hände deines Kindes sind locker auf den Knien abgelegt. Zu Beginn verbindest du dich mit deinem Kind, indem du deine Hände auf seinen Schultern ablegst.

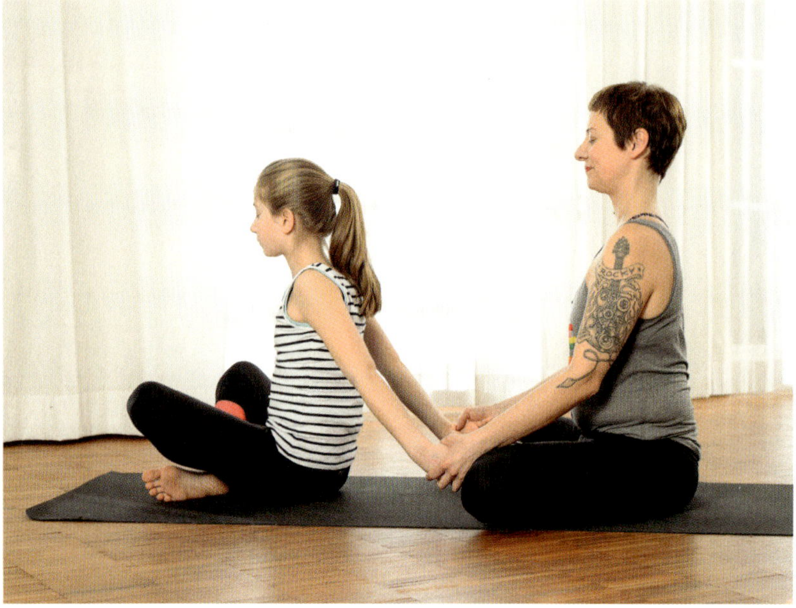

2 Greife nun die Hände deines Kindes von unten und ziehe sie sanft zu dir nach hinten. Dein Kind kann dabei in eine leichte Rückbeuge gehen.

Tipp

Diese Übung kann eine wunderbare Erfahrung sein. Sie funktioniert wegen der Proportionen am besten mit größeren Kindern ab etwa acht Jahren. Falls du sie mit einem jüngeren Kind ausprobieren möchtest, achte besonders darauf, die Arme nicht zu weit nach hinten zu ziehen. Die Öffnung sollte aus der Schulter erfolgen. Alternativ kannst du statt der Hände auch die Armbeuge deines Kindes greifen. Bei zarten Kindern solltest du dafür sorgen, dass du deinen Fuß nicht zu fest zwischen die kleinen Schulterblätter setzt. Achtet sorgfältig aufeinander, gebt euch Rückmeldung, ob die Dehnung sich gut anfühlt!

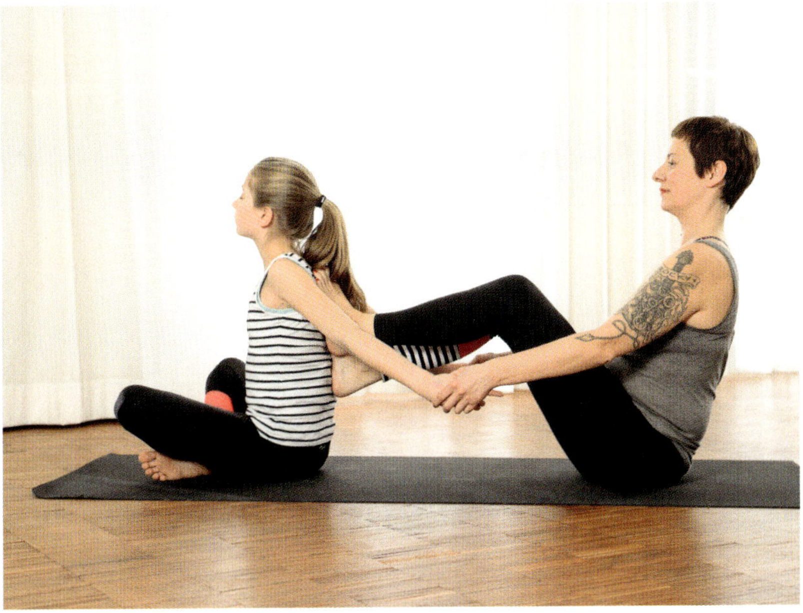

3 Nun beginne damit, deine Füße vorsichtig auf dem Rücken deines Kindes zu positionieren. Lasse mit sanftem Druck die Füße rechts und links neben der Wirbelsäule auf und ab wandern.

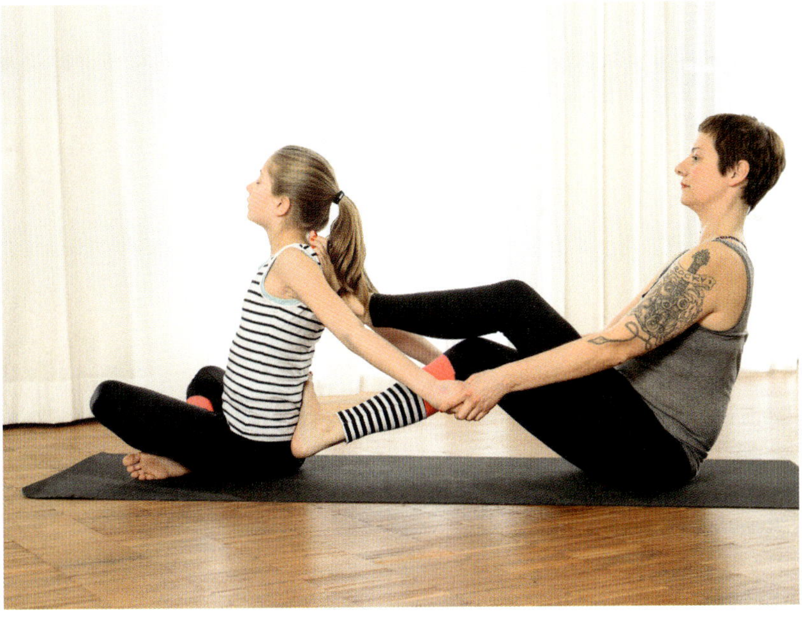

4 Stell einen Fuß zwischen die Schulterblätter deines Kindes, den anderen quer auf den unteren Rücken. So kann sich dein Kind im Herzraum wohltuend öffnen und ist im unteren Rücken stabil. Schau, ob du dich selbst mit geradem Rücken ein wenig nach hinten lehnen kannst, damit die Öffnung für dein Kind intensiver wird.

Zum Auflösen nimm den unteren Fuß vom Rücken. Führe die Arme deines Kindes zurück. Spürt für einige Atemzüge nach. Dann wechselt ihr.

DIE BUBBLE-BALL-MEDITATION

Sicher kennst du Bubble Balls: große transparente Bälle, in die man ganz hineinklettern kann und im Stehen über Wasser oder eine Wiese kullert. Solch einen Bubble Ball benutzen wir als Ort dieser Fantasiereise.

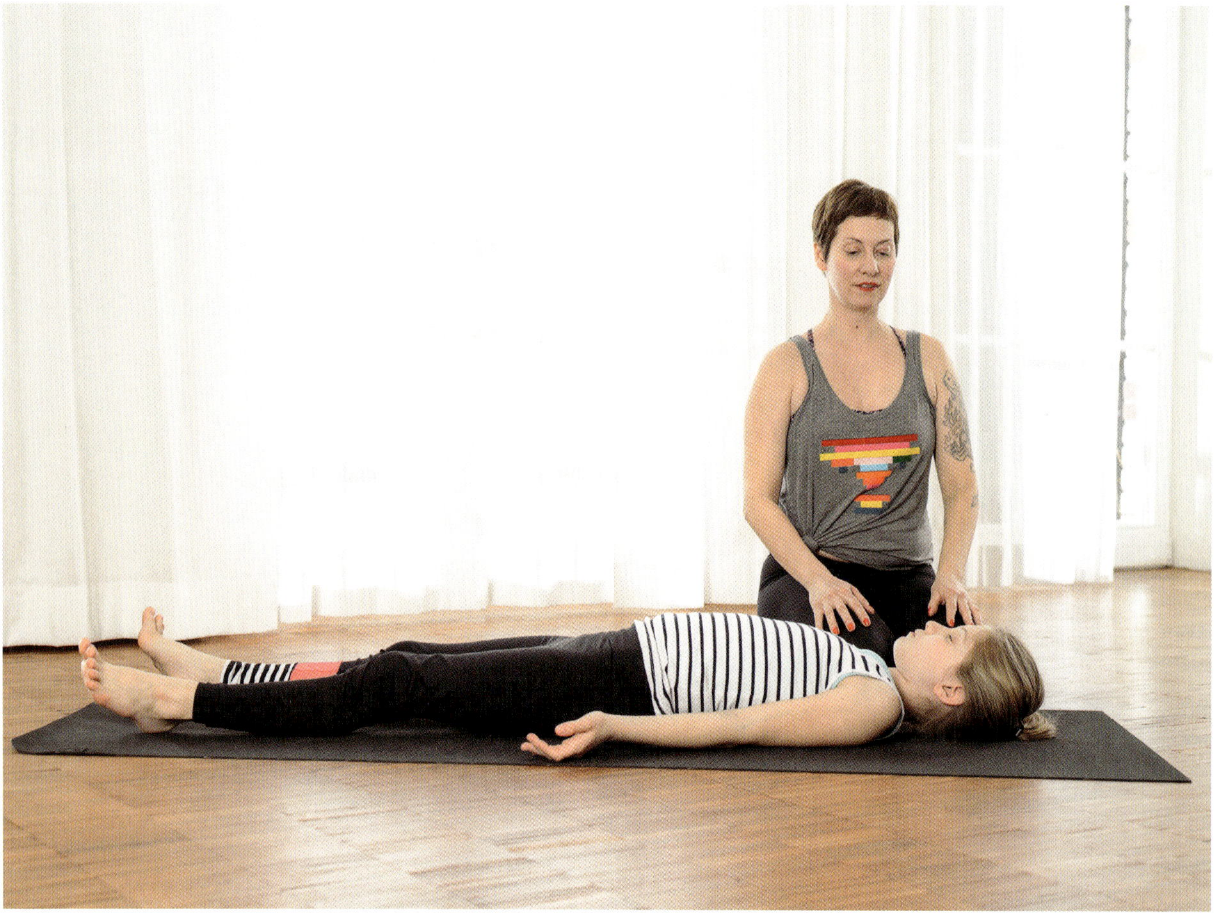

1 Dein Kind liegt entspannt auf dem Rücken. Es kann seine Augen schließen und spüren, ob es noch irgendwo Spannungen im Körper fühlt. Falls ja, darf es jetzt alles loslassen. Die Füße kippen locker nach außen, die Hände kann es neben dem Körper ablegen.

2 Lies deinem Kind die folgende Fantasiereise vor.

Fantasiereise

Diese Fantasiereise zum Vorlesen ist für alle Altersklassen geeignet. Wenn du denkst, dass dein Kind die Details noch nicht versteht, dann lass einige Dinge, wie zum Beispiel die Option von neuen Räumen, weg. Wichtig ist, dass du beim Vorlesen dieser Reisebeschreibung unbedingt das Hineinschlüpfen und das Hinausschlüpfen beschreibst. So hilfst du deinem Kind, in jedem Fall wieder im Hier und Jetzt anzukommen. Kläre dein Kind auch auf, dass, sollte irgendetwas Unschönes während der »Reise« geschehen, es einfach die Augen öffnen kann, um auszusteigen.
Die Wirkung der Fantasiereise ist ideal, wenn du den »Reisebericht« langsam, mit ruhiger Stimme und vielen Pausen zwischen den einzelnen Sätzen vorträgst. Dann hat dein Kind viel Zeit, sich »umzuschauen« und Gefühle auszuloten. Ermuntere dein Kind, das »Erlebte« nach der Reise aufzumalen oder aufzuschreiben.

»Stelle dir einen Bubble Ball vor. Er liegt an einem schönen Ort, den du vielleicht kennst: Das kann ein Garten sein, ein Strand oder auch dein Zimmer. Der Bubble Ball scheint auf dich zu warten! Fühle seine Oberfläche: Er fühlt sich weich an. Vielleicht ist er auch von der Sonne erwärmt. Wenn du den Ball an einer Stelle mit den Fingern berührst und eindrückst, gibt er nach.

An einer Seite entdeckst du eine Öffnung. In deiner Fantasie schlüpfst du nun in diesen Bubble Ball hinein. Verschließe die Öffnung von innen. Nun bist du im Inneren dieser weichen Hülle. Hier drin ist es wunderbar und genau so, wie du es am liebsten hast: ein idealer Kuschelort!

Schau dich um. Wie sieht es hier drinnen aus? Hat der Bubble Ball noch die Form einer Kugel oder gibt es hier plötzlich neue Räume oder Ecken? Gibt es vielleicht Möbel oder Gegenstände, mit denen du dich gern umgibst? Wie ist der Blick nach draußen? Und wie fühlst du dich an diesem Ort?

Fühlst du dich sicher und geborgen, dann darfst du in deinem Bubble Ball noch für einige Minuten bleiben.

Finde wieder die Öffnung nach draußen – und schlüpfe hindurch. Nimm einen tiefen Atemzug und spüre deinen Körper und deine echte Umgebung um dich herum. Streck dich, gähne, mach das, was dir jetzt guttut. Dann öffne die Augen – du bist wieder zurück!«

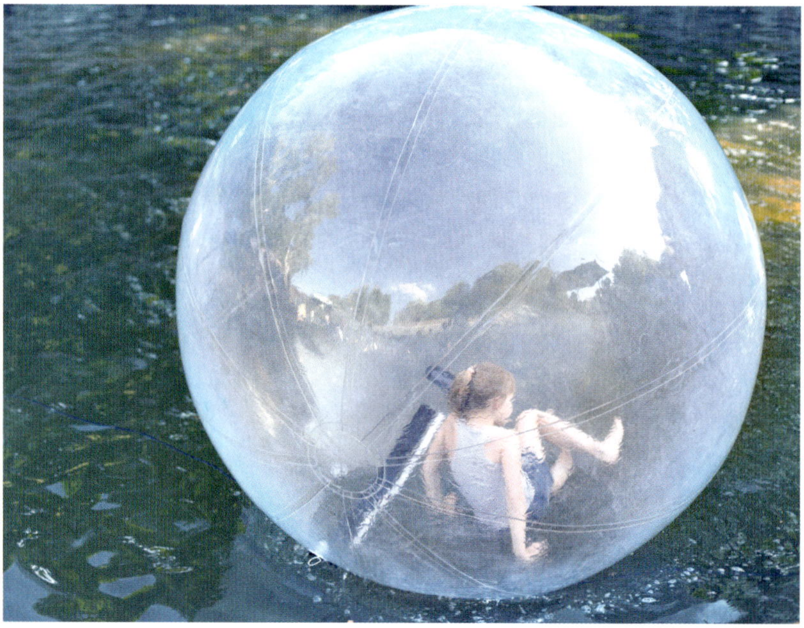

Der spaßbringende Bubble-Ball dient in unserer Fantasiereise als kuscheliger Rückzugsort.

YOGISCHES CHILLEN

Einfach mal nichts tun – das ist für viele gar nicht so einfach! Ständig sind wir mit irgendetwas beschäftigt und gönnen uns nur ungern eine kleine Pause. Dabei ist Savasana (so nennen die Yogis das kurze Verweilen in Rückenlage nach der Yogapraxis) der schönste Part – und sollte nie, wirklich nie geschwänzt werden! Denn eingeübte Bewegungen manifestieren sich erst in Ruhe und unsere Kreativität wird erst beim scheinbaren Nichtstun gefördert.

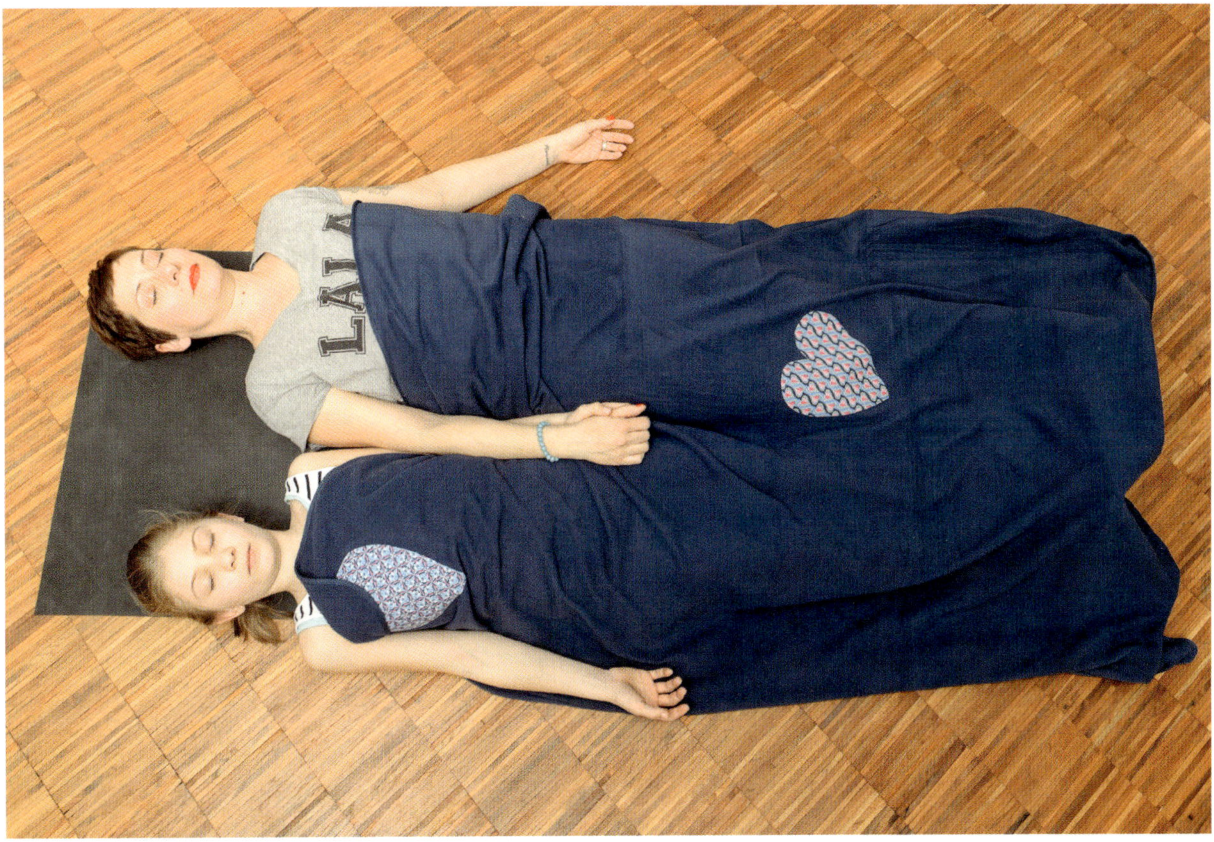

1 Legt euch entspannt auf dem Boden in Rückenlage ab. Gern könnt ihr euch in eine Decke kuscheln. Die Füße fallen locker nach außen, die Arme sind neben dem Körper abgelegt, Handflächen zeigen nach oben. Gern dürft ihr euch berühren.

2 Schließe deine Augen und prüfe, ob du noch irgendwo im Körper Spannungen verspürst. Falls ja, lass jetzt alles los. Versuche nun, den Körper für einige Atemzüge nicht mehr zu bewegen. Wenn Gedanken kommen, lass sie einfach weiterziehen. Fällt das schwer und drehen sich deine Gedanken wie ein »Monkey Mind« (siehe Seite 29), kann es hilfreich sein, das Ein- und Ausatmen zu beobachten. Oder beim Einatmen »ein« und beim Ausatmen »aus« zu denken. Alternativ kannst du die Atemzüge zählen.

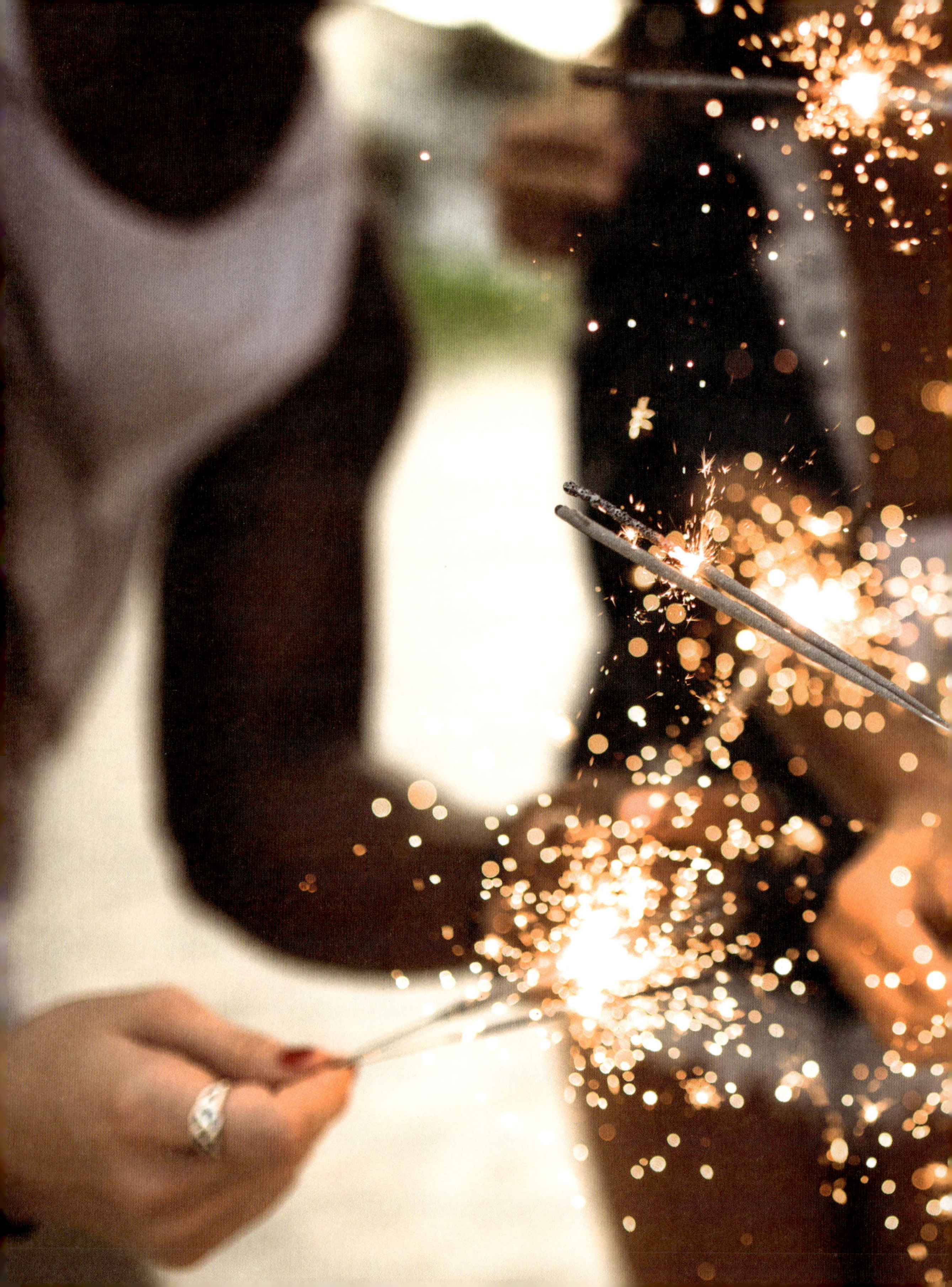

Notizen

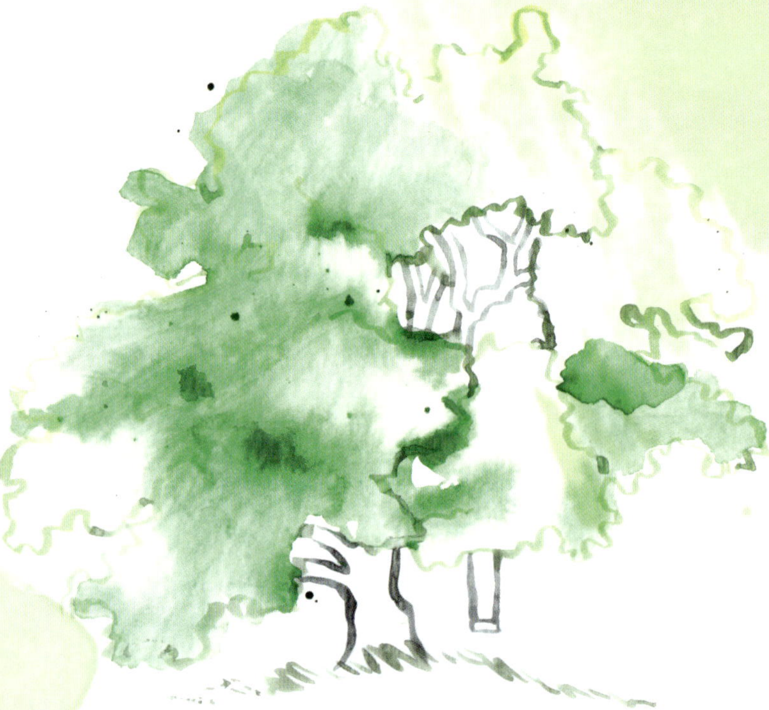

STÄRKEN

An manchen Tagen werden wir ganz schön gefordert – sei es körperlich oder geistig. Da braucht es eine Portion Mut, Ausdauer und Beharrlichkeit, um durchzuhalten. Oft hilft es, mit den Füßen fest auf dem Boden zu stehen, auch wenn es um uns herum turbulent zugeht. Auch unserem Kind müssen wir den Rücken stärken, wenn es schwierige Zeiten durchmacht. Die folgenden Übungen sorgen für mehr Standfestigkeit, auch im übertragenen Sinne. Wichtig ist, dass ihr euch vorher gut aufwärmt (siehe Seite 43 und 84) und zwischendrin immer wieder lockert.

ROOOOOAAAAARRRRR

Löwen sind mutig und haben in der warmen Savanne sicher nie unter einem Kratzen im Hals zu leiden. Nebenbei gelten sie als die Könige des Tierreichs und natürliche Feinde haben sie auch keine. Genug Gründe also, um uns bei Bedarf von dieser Mischung aus großkatzenhafter Eleganz, Unerschrockenheit und Stärke etwas abzugucken. Zum Beispiel, wenn wir vor unserem Vorgesetzten, egal ob Chef oder Lehrer, kleinlaut werden und vielleicht sogar unsere Stimme versagt. Dann ist es höchste Zeit, uns in Löwen zu verwandeln!

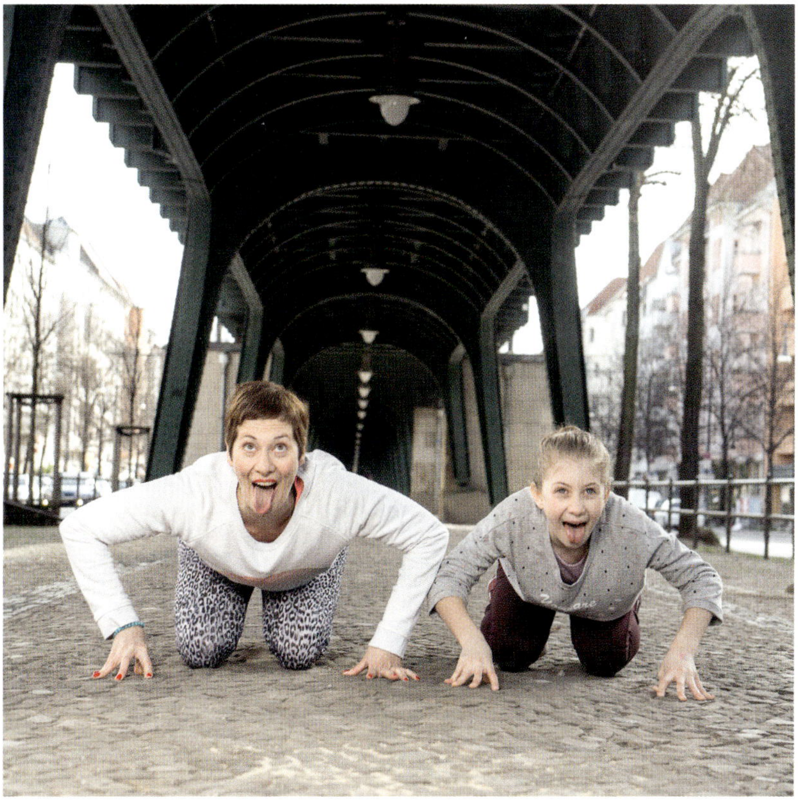

Kommt in den Fersensitz. Stellt die Fingerkuppen rechts und links vor euch auf dem Boden auf, sodass die Arme mehr als schulterweit voneinander entfernt sind und die Ellenbogen nach außen zeigen. Das ist die Löwenhaltung, die signalisiert: »Ich bin sehr stark und mutig!« Dann verstärkt ihr die Kraft noch: Atmet tief ein. Beim Ausatmen faucht ihr laut und stimmlos mit weit aufgerissenen Augen und weit herausgestreckter Zunge. Der Blick wandert zum »dritten Auge«, dem Punkt zwischen den Augenbrauen. Versucht dabei, das Kinn nah an der Brust zu halten.

Sehr wirkungsvoll

Der Löwe wirkt wie eine spezielle Übung für Kinder – tatsächlich ist das eine häufig praktizierte Haltung im Erwachsenenyoga. Sie wirkt auf vielerlei Ebenen: Die Gesichtsmuskulatur wird gekräftigt, ebenso unser Nervensystem und die Stimme. Sogar gegen Falten soll der fauchende Löwe helfen! Die Nackenmuskulatur entspannt sich spürbar. Angestaute Energien können sich lösen, und wir fühlen uns nach dem Fauchen im Kopf freier. Eine tolle Übung übrigens, um erkältungsbedingtes Kratzen im Hals vorzubeugen.

DAS MUT-MUDRA

Affirmationen, also positiv formulierte, autosuggestive Mutmachsprüche, können wunderbar in den Alltag integriert werden. Mudras sind Fingerhaltungen (»Yoga für die Finger«), die Kraft und Ruhe verleihen können, wenn es mal wieder drunter und drüber geht. Dieses Mut-Mudra lieben die meisten Yogakinder und sie wiederholen es gern einige Male. Vielleicht findet ihr auch einen anderen positiven Spruch, der noch besser zu euch passt.

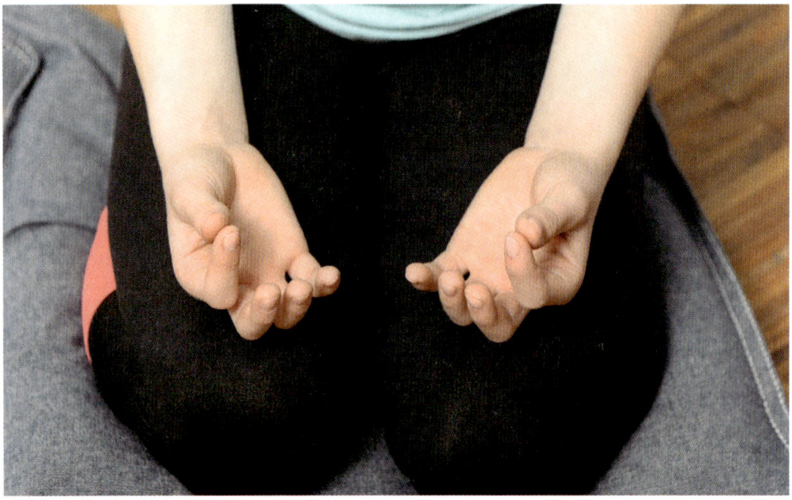

1 Legt jeweils Zeigefinger und Daumen zusammen. Die übrigen Finger sind locker gespreizt. Sprecht laut: »Ich.«

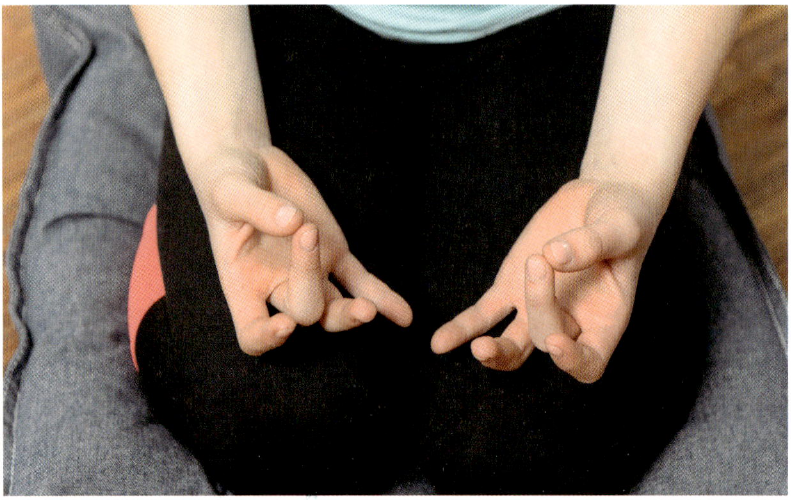

2 Jetzt berühren sich Mittelfinger und Daumen. Sprecht laut: »Bin.«

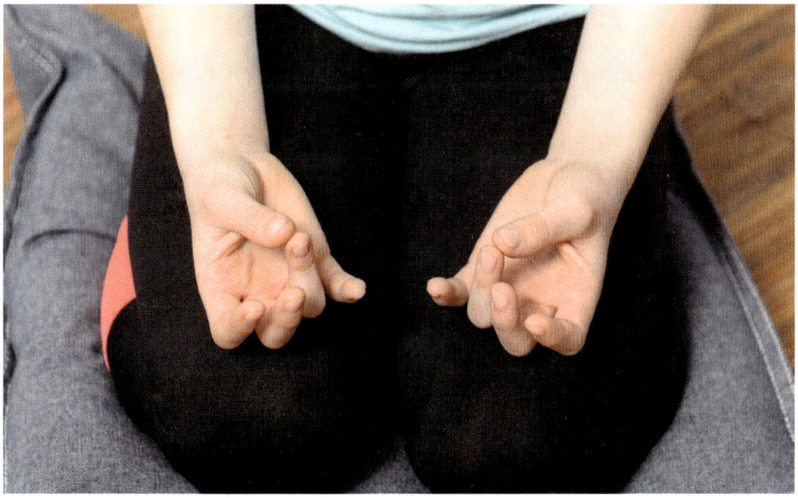

3 Nun legt ihr die Ringfinger auf die Daumen. Sprecht laut: »Ganz.«

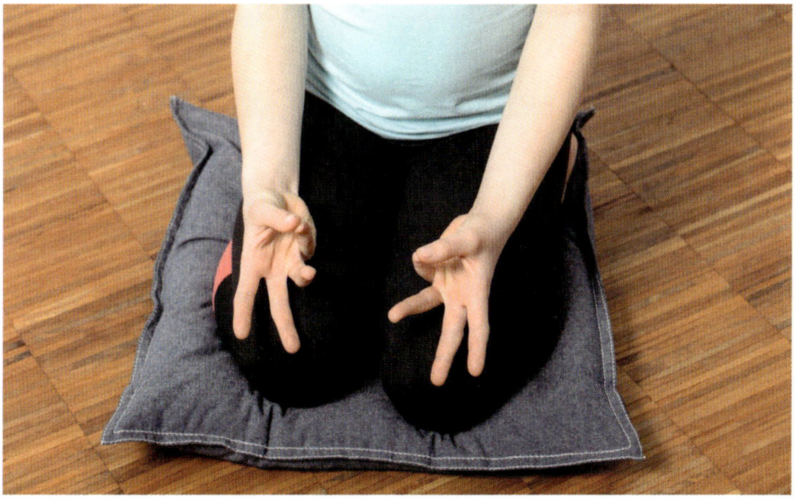

4 Als Letztes verbindet ihr die kleinen Finger mit den Daumen. Sprecht laut: »Mutig.«

Tipp

Wiederholt diese Übung mehrmals laut, dann geflüstert und als Letztes denkt ihr die Worte nur noch, während der Daumen Kontakt mit allen Fingern aufnimmt.

DER BAUM

Egal, ob kleiner oder großer Yogafan, dies ist für viele eine Lieblingsübung. Schaffen es die Kindergartenkinder in meinen Kursen zum allerersten Mal, ruhig für einige Sekunden in dieser Balancehaltung zu verharren, ist der Stolz riesig! Der Baum gibt uns Kraft, die wir aus einem festen Stand schöpfen und bis hoch in die »Baumwipfel«, also den gesamten Körper bis zum Kopf, verteilen. Er stärkt unsere Mitte und lässt uns aufrecht mit festem Stamm (dem Bein) stehen, auch wenn es oben in der Blätterkrone (wie in unserem Alltag) einmal stürmisch wird.

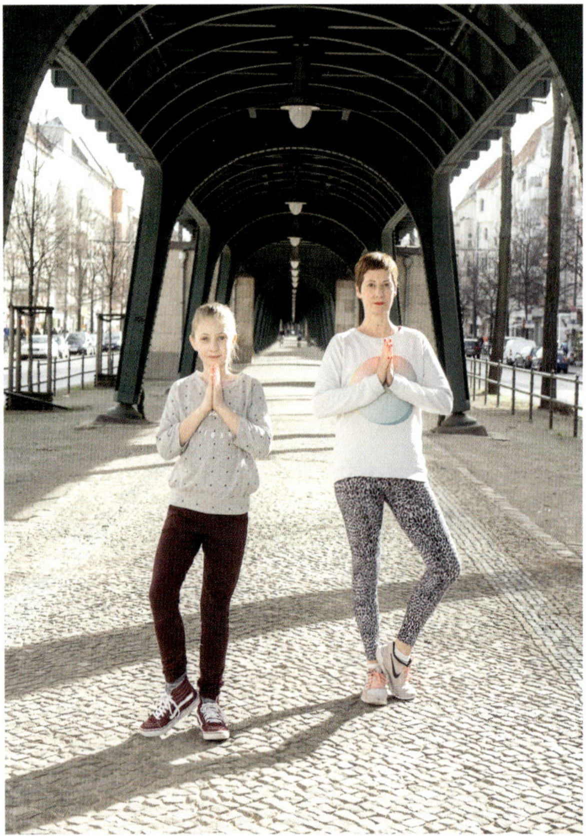

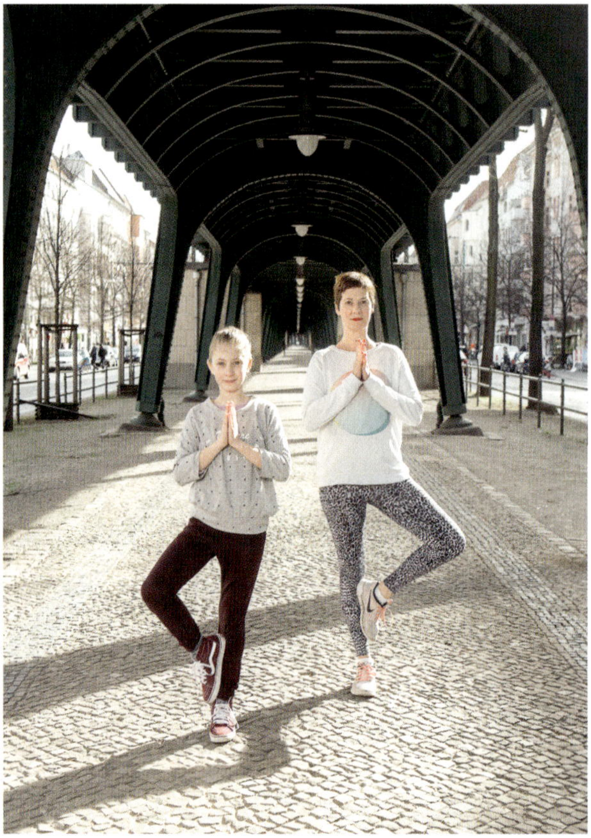

1 Steht aufrecht mit hüftweit geöffneten Beinen. Verlagert das Gewicht auf den rechten Fuß. Beugt das linke Bein leicht und öffnet eure linke Hüfte. Stellt den linken Fuß so neben dem rechten ab, dass der linke Fußballen den Boden berührt und die linke Ferse gegen den rechten Knöchel lehnt. Gebt die Handflächen vor der Brust zusammen. Das ist die einfachste Baumvariation, perfekt für kleinere Kinder, die das Gleichgewicht auf einem Bein nicht gut halten können.

2 Begebt euch wieder in die Ausgangsposition. Verlagert das Gewicht auf den rechten Fuß. Beugt das linke Bein, öffnet die linke Hüfte und stellt den linken Fuß mit nach unten zeigenden Zehen am inneren Unterschenkel ab. Gebt die Handflächen vor der Brust zusammen.

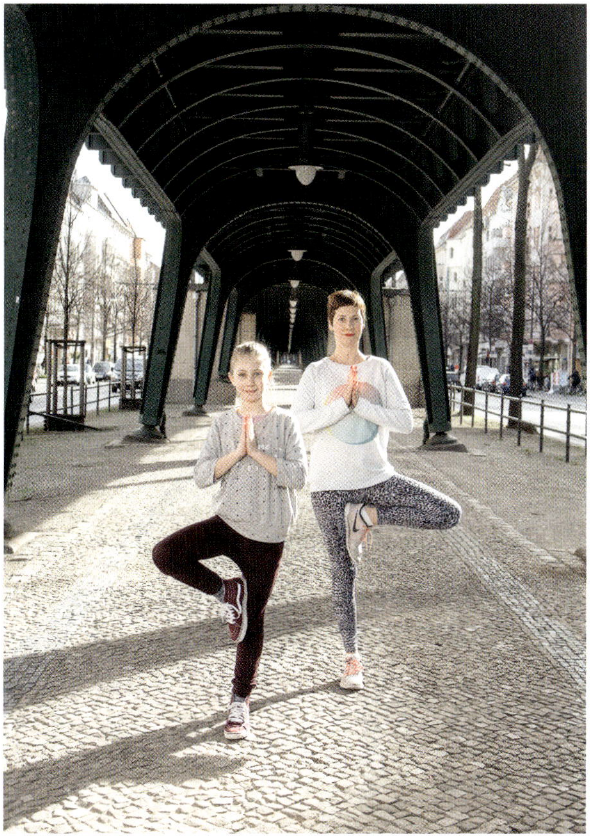

Tipp

Meine Standardansage im Kinderyoga beim Baum lautet: »Schau auf einen Punkt vor dir, der sich nicht bewegt.« Wenn ihr mit dem Blick einen festen Punkt vor euch auf dem Boden oder auch an der gegenüberliegenden Wand in Augenhöhe fixiert, haltet ihr euch so in dieser stehenden Balancehaltung. Achtet außerdem darauf, dass ihr die Schultern sinken lasst, auch wenn die Arme gehoben sind.

3 Könnt ihr so sicher stehen, versucht den klassischen Baum. Verlagert hierfür das Gewicht auf den rechten Fuß. Beugt das linke Knie, öffnet die linke Hüfte und stellt den linken Fuß mit nach unten zeigenden Zehen auf dem inneren Oberschenkel ab. Eventuell müsst ihr mit der Hand kurz nachhelfen. Gebt Kraft in den Fuß und presst gegen den Kontakt. Dadurch werden die Bauchmuskeln aktiviert, ihr könnt euch insgesamt besser aufrichten und die Balance halten. Gebt die Handflächen vor der Brust zusammen. Kippt der Baum, lächelt und versucht es erneut.

DIE DARTH-VADER-ATMUNG

Hast du dich schon einmal gefragt, warum Darth Vader aus »Star Wars« so rasselnd atmet und was das mit Yoga zu tun hat? Nun, der hörbare Atem des schwarz maskierten Bösewichts ist dem Yogaatem »Ujjayi« (gesprochen: U'dschai) sehr ähnlich. Übersetzt aus dem Sanskrit heißt »Ujjayi« so viel wie »siegreicher Atem« und er ist, anders als Darth Vader, ein echter Gewinner: Die gehauchte Ausatmung beruhigt schwache Nerven, etwa an der Supermarktkasse oder im übervollen Wartezimmer. Auf der Yogamatte hilft uns die Ujjayi-Atmung, auch bei herausfordernden Übungen standhaft und dabeizubleiben. Das Beste: Sie funktioniert mit und ohne Laserschwert!

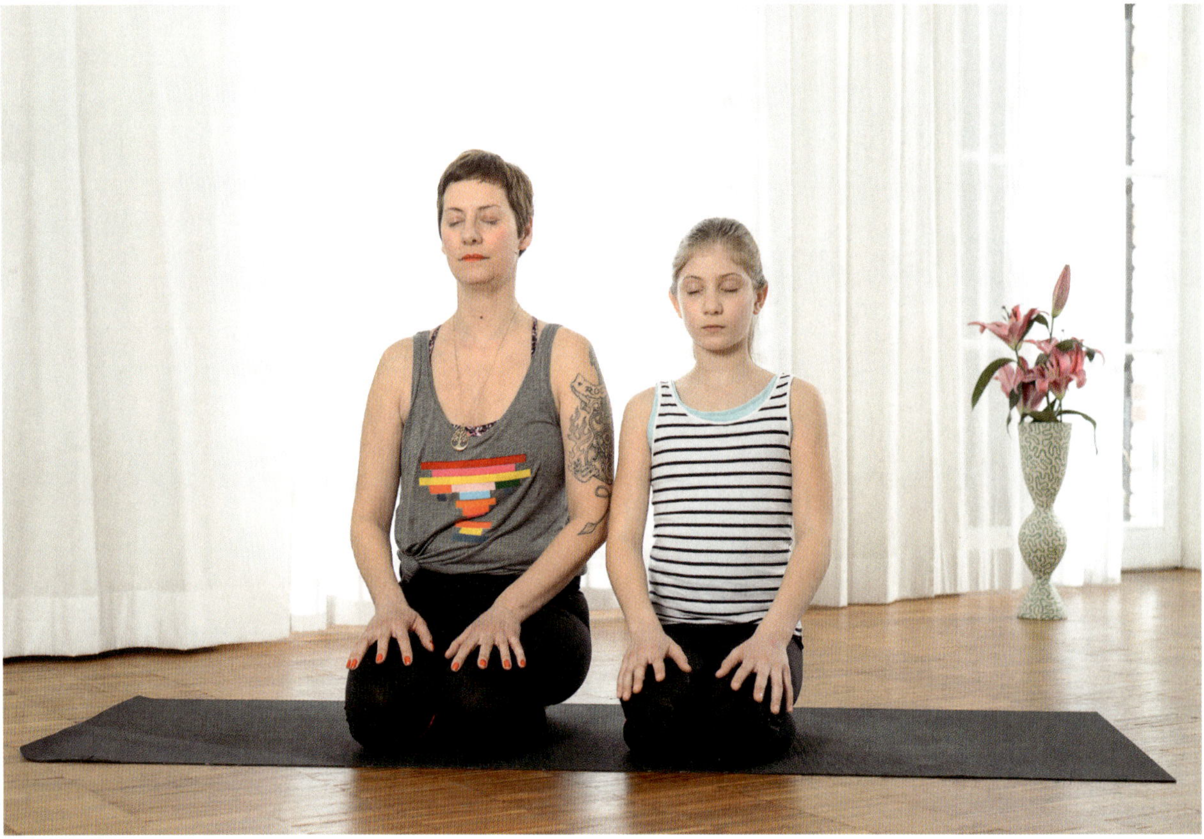

1 Begebt euch in einen aufrechten, geraden Fersen- oder Schneidersitz. Schließt die Augen. Stellt euch vor, euer Gesicht befindet sich unmittelbar vor einer Fensterscheibe. Öffnet den Mund und haucht nun gegen die nicht vorhandene Scheibe. Der entstehende Hauch- oder Rauschlaut wird durch die Verengung der Stimmritze in der Kehle bewirkt.

2 Nun schließt den Mund und wiederholt diesen leichten Verschluss in der Kehle, sodass ihr mit jeder Ein- und Ausatmung euren Atem hörbar macht. Mit ein bisschen Übung stellt sich ein beruhigendes Gefühl ein, das auch erzeugt wird, weil sich der Atemrhythmus automatisch verlängert.

DOPPELTER KRIEGER

Power Ranger, Ninja Turtles oder Jedi-Ritter – in jedem Abenteuer gibt es Krieger und Helden. Und nahezu alle Kämpfer für die gute Sache wissen: Gemeinsam kommt man besser und schneller ans Ziel. Die Fähigkeit, im Team zu arbeiten, gehört längst zu den sogenannten Soft Skills, die jeder auf dem Arbeitsmarkt mitbringen sollte. Das wollen wir üben: Ziel fixieren und diese Übung gemeinsam ausführen. Der doppelte Krieger sorgt für eine starke Beinmuskulatur.

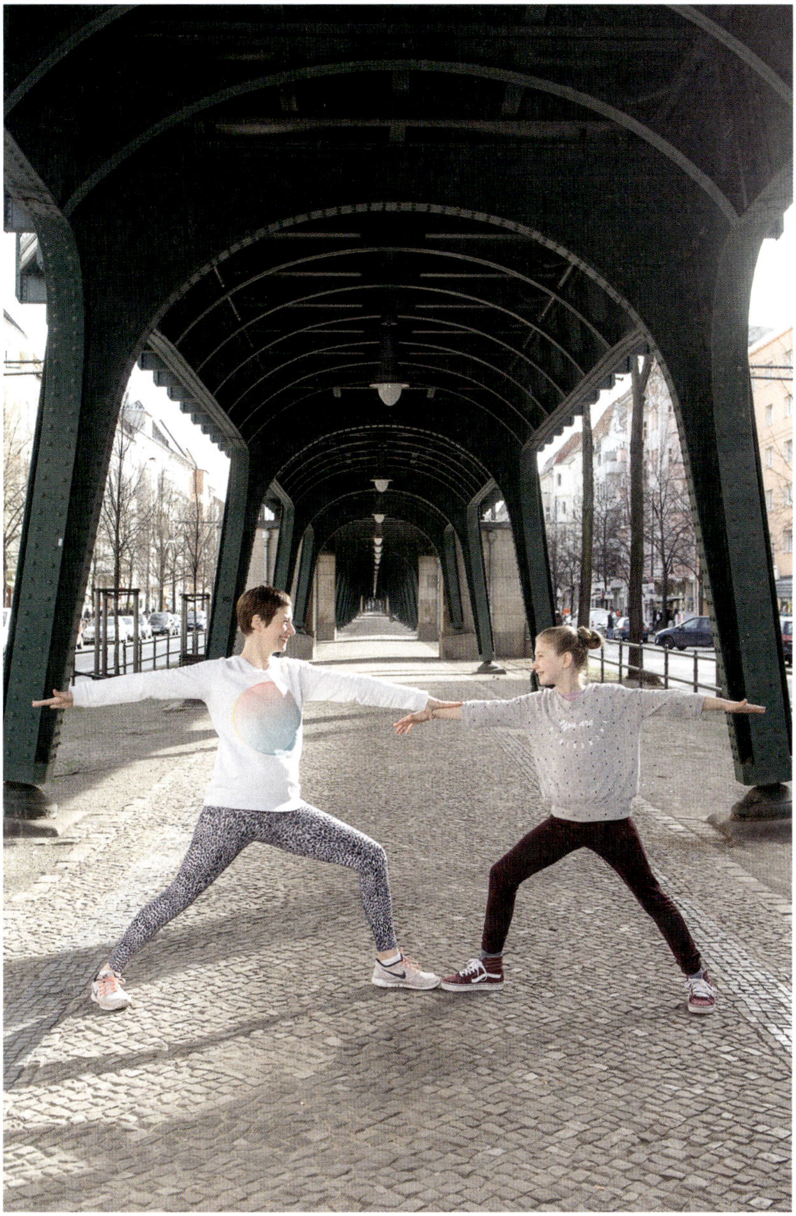

1 Steht nebeneinander, die Beine weit gegrätscht. Der gesamte Körper zeigt nach vorn. Dreht den äußeren Fuß ein wenig ein, sodass die Zehen schräg zur Seite zeigen. Das innere Bein dreht ihr auf, sodass die Zehen des inneren Fußes zueinander zeigen. Die Bewegung erfolgt durch die Hüfte - Oberkörper und Becken zeigen jedoch immer noch nach vorn. Die zueinander zeigenden Knie beugt ihr, sodass sie im rechten Winkel zum Knöchel stehen. Achtet darauf, dass das Knie, das sich über dem Fußgelenk befindet, nicht nach innen fällt.

2 Breitet die Arme auf Schulterhöhe aus, sodass sich die Finger der inneren Hände berühren können. Die Handflächen zeigen zum Boden. Der Oberkörper bleibt weiterhin zur Seite ausgerichtet. Haltet in dieser kraftvollen Position den Rücken gerade, das Kinn leicht gehoben. Der Blick folgt dem vorderen Mittelfinger. Stellt euch vor, ihr seid mutige Krieger, die sich durch nichts von ihrem Ziel ablenken lassen. Und vergesst das Atmen nicht!

3 Löst die Position auf, wechselt die Seiten und wiederholt die Übung.

DER STARKE BERG

Dies ist eine tolle Übung, um sich seines festen Stands bewusst zu werden, und dieser kann gar nicht oft genug geübt werden. Wer sicher und unverrückbar auf der Erde steht wie ein Millionen Jahre alter Berg, wird hoffentlich auch auf dem Schulhof nicht so schnell Opfer von Rempeleien oder gar Mobbing. Daher verwandeln sich die Kinder beim Eltern-Kind-Yoga regelmäßig in »starke Berge«. Sie stehen fest am Boden, während ihre Eltern sanft an ihnen rütteln und so ihre Standfestigkeit testen. Wenn sie ihrem Kind dann noch einen Bergnamen geben (»Wow, du stehst so fest wie der Mount Everest!«), kann jedes Kind ganz spielerisch aus dieser scheinbar unspektakulären Übung ein wenig in seinen Alltag mitnehmen.

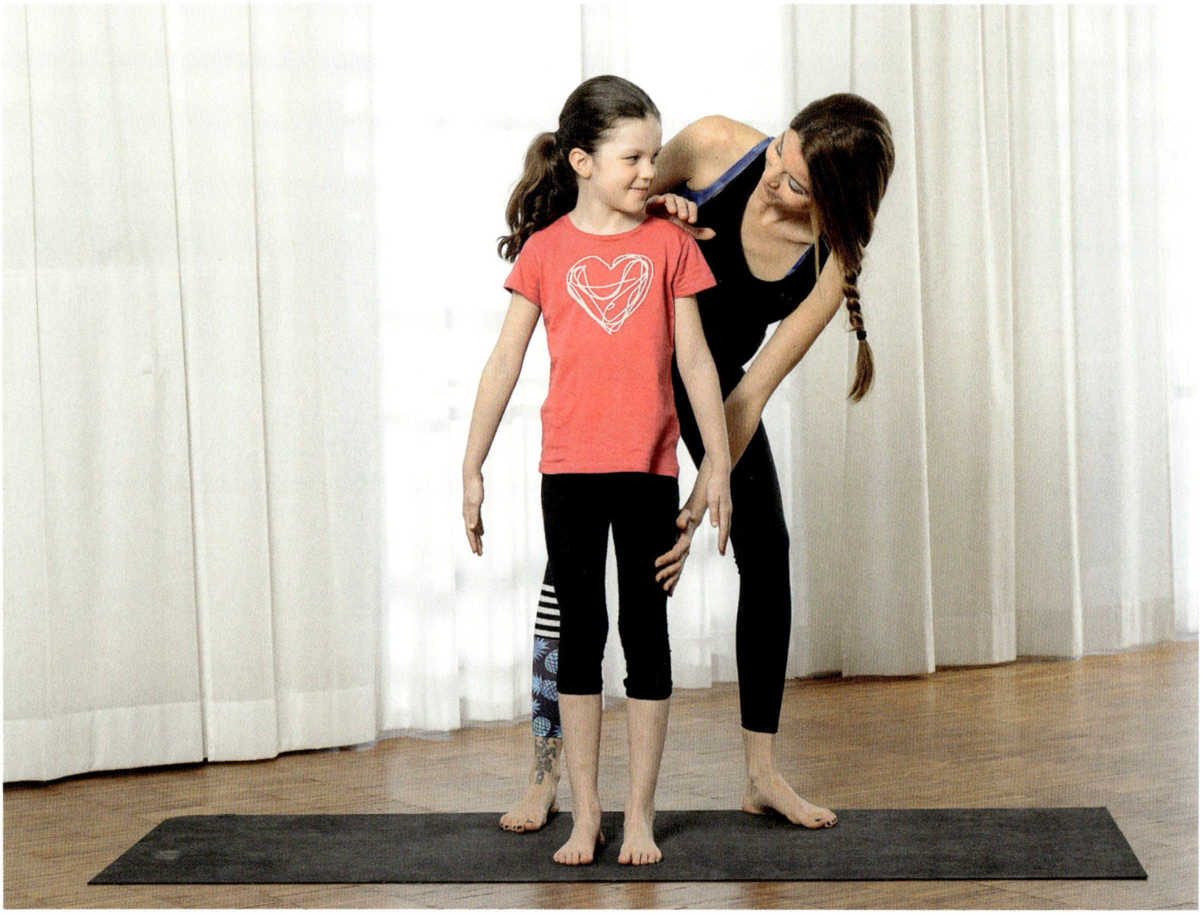

Lass dein Kind in einen aufrechten Stand kommen: Die Füße sind hüftweit auseinander und haben festen Kontakt mit dem Boden, ideal ist eine gleichmäßige Gewichtsverteilung auf Ballen und Fersen. Die Knie sind minimal gebeugt, um ein Durchdrücken zu vermeiden. Die Wirbelsäule ist aufgerichtet, das Becken gerade; ein Hohlkreuz sollte vermieden werden. Der Nacken ist gestreckt. Nun rüttle ganz sanft an deinem Kind. Achte darauf, dass es die Schultern nicht hochzieht. Der Stand sollte stabil, aber durchlässig sein (siehe Seite 17). Welcher Bergname passt am besten zu deinem Kind?

DER MUT-FLOW

Sechs Positionen sind hier zu einer kleinen Übungssequenz aneinandergereiht. Übt in eurem Tempo und verweilt in den jeweiligen Haltungen, solange es euch angenehm ist. Diese Sequenz ist ein gutes Beispiel dafür, wie flexibel ihr die Übungen aus diesem Buch miteinander verbinden könnt. Noch mehr Ideen für Übungsreihen findet ihr ab Seite 134.

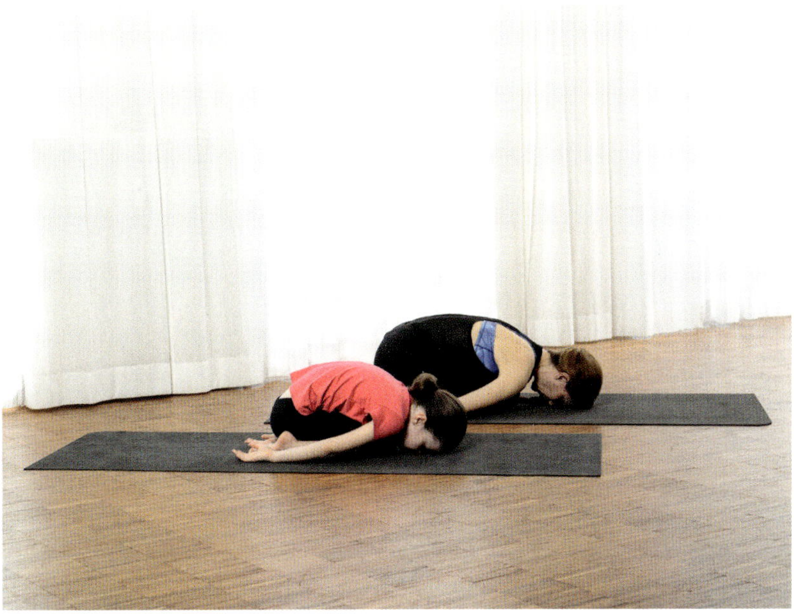

1 Kommt in die Stellung des Kindes. Aus dem Fersensitz heraus legt den Oberkörper auf den Oberschenkeln ab. Eure Stirn berührt den Boden. Die Arme liegen locker an den Körperseiten, die Handflächen sind nach oben gerichtet.

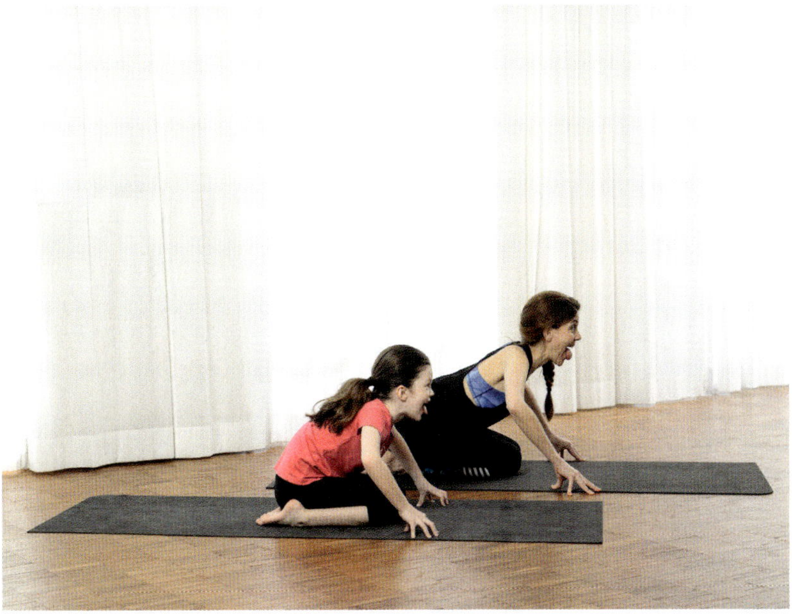

2 Drückt euch hoch in den Löwen. Stellt dazu die Fingerkuppen mehr als schulterbreit rechts und links vor euch auf dem Boden auf, die Ellenbogen zeigen nach außen. Atmet ein. Faucht beim Ausatmen laut, aber stimmlos, mit weit aufgerissenen Augen und weit herausgestreckter Zunge. Der Blick geht zum dritten Auge, dem Punkt zwischen den Augenbrauen. Versucht dabei, das Kinn nah an der Brust zu halten. Spürt, wie stark ihr seid!

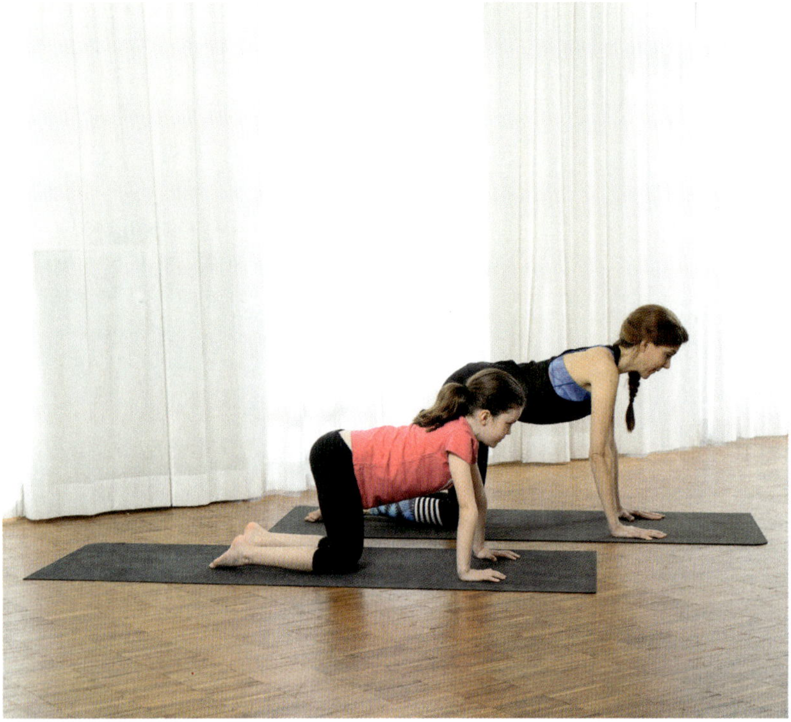

3 Verwandelt euch in eine Katze mit geradem Rücken (neutraler Vierfüßlerstand). Streckt dann einatmend die Vorderseite eurer Körper lang. Die Bewegung beginnt vom Steißbein aus. Als Letztes nehmt ihr den Kopf mit in diese Bewegung und schaut nach oben. Ausatmend wird der Rücken rund zu einem Katzenbuckel. Auch hier beginnt das Steißbein mit der Bewegung. Zum Schluss senkt ihr den Kopf und schaut zu eurem Bauchnabel. Wenn ihr Lust habt, fließt einige Male durch diese weiche Wirbelsäulengymnastik. Miau!

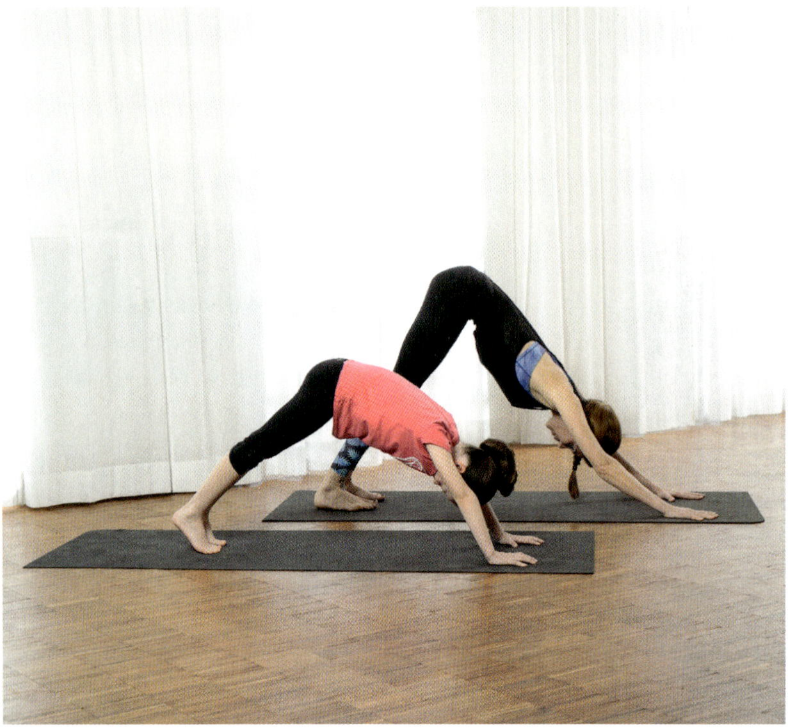

4 Hebt die Knie vom Boden, streckt die Beine und schiebt den Po hoch in die Luft. Bleibt ganz fest auf euren vier »Pfoten« stehen. Der Kopf hängt locker herab, die Knie können leicht gebeugt sein. Versucht, die Wirbelsäule ganz gerade zu halten, das Brustbein strebt Richtung Boden. Schiebt die Schultern weg von den Ohren und achtet darauf, die Arme nicht zu überstrecken. Jetzt seid ihr ein nach unten schauender Hund. Atmet hier einige Male tief ein und aus.

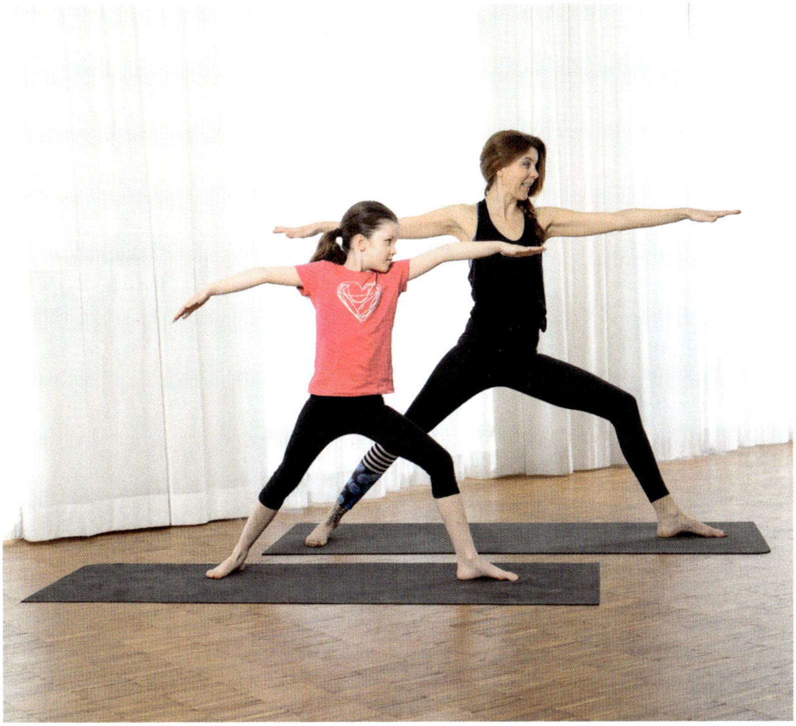

5 Bringt einen Fuß mit Schwung zwischen eure Hände, drückt euch nach oben und kommt mit gespreizten Beinen zum Stehen. Das vorgeschwungene Bein ist gebeugt - das Knie steht (wenn möglich) genau über dem Fußgelenk. Der hintere Fuß wird ein wenig nach innen gedreht, sodass ihr die Außenkante des Fußes kraftvoll in die Matte drücken könnt. Mit geradem Rücken streckt ihr mutig beide Arme auf Schulterhöhe aus. Der Kopf ist gerade, das Kinn ist leicht gehoben und der Blick folgt der Verlängerung der vorderen Hand. Jetzt habt ihr euch in einen mutigen Krieger verwandelt.

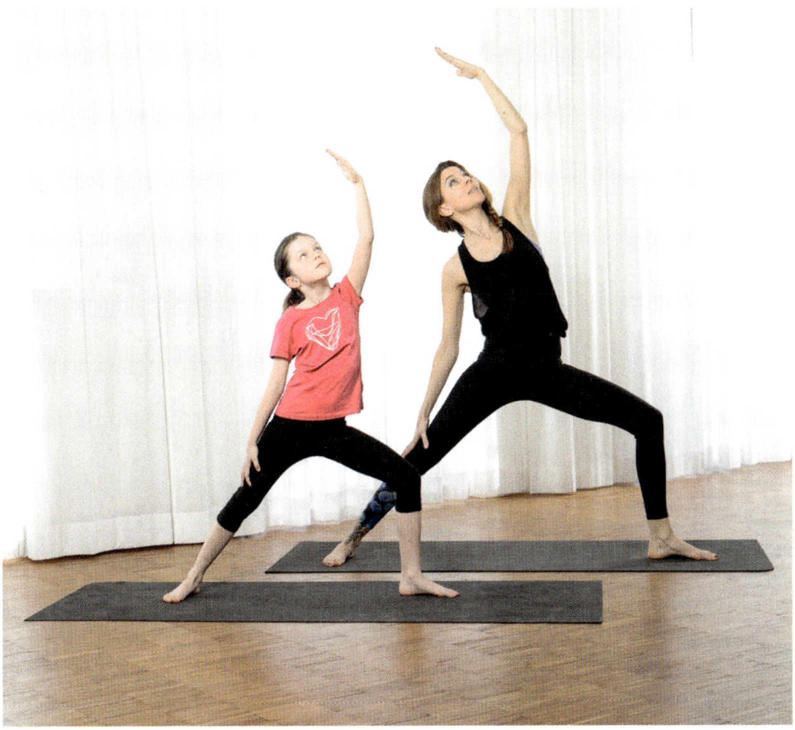

6 Dreht nun die Handfläche der vorderen Hand nach oben Richtung Decke und führt den Arm in einem Bogen über den Kopf. Kommt dabei in eine leichte Seitbeuge. Der Blick ist in die obere Hand gerichtet. Die hintere Hand liegt auf dem hinteren Oberschenkel. Die Beine bleiben fest und unverändert – hier wird auch die Balance herausgefordert. Das ist der Tanzende Krieger: stark und anmutig zugleich.

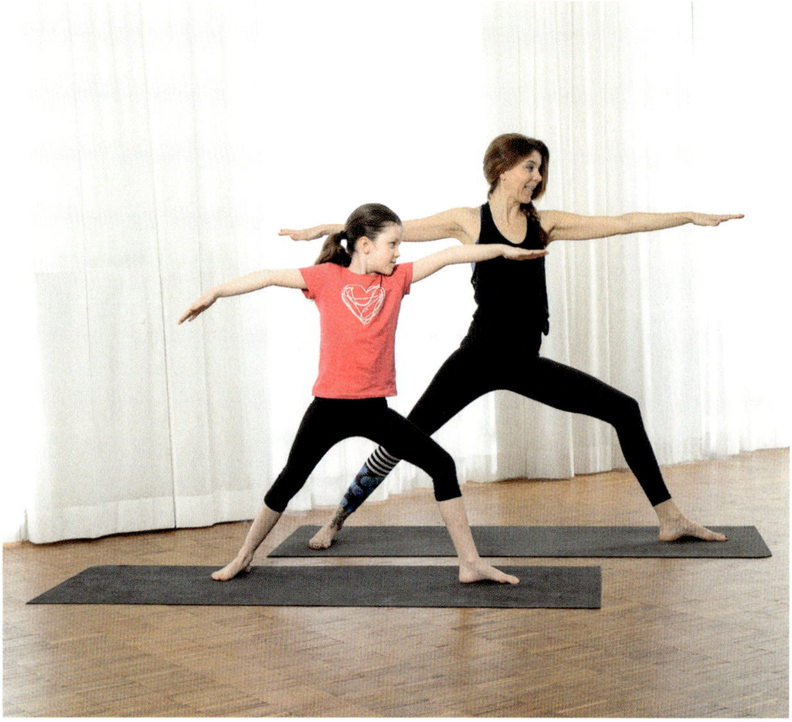

7 Löst die Seitbeuge auf und kommt zurück in die Kriegerposition mit waagerechten Armen.

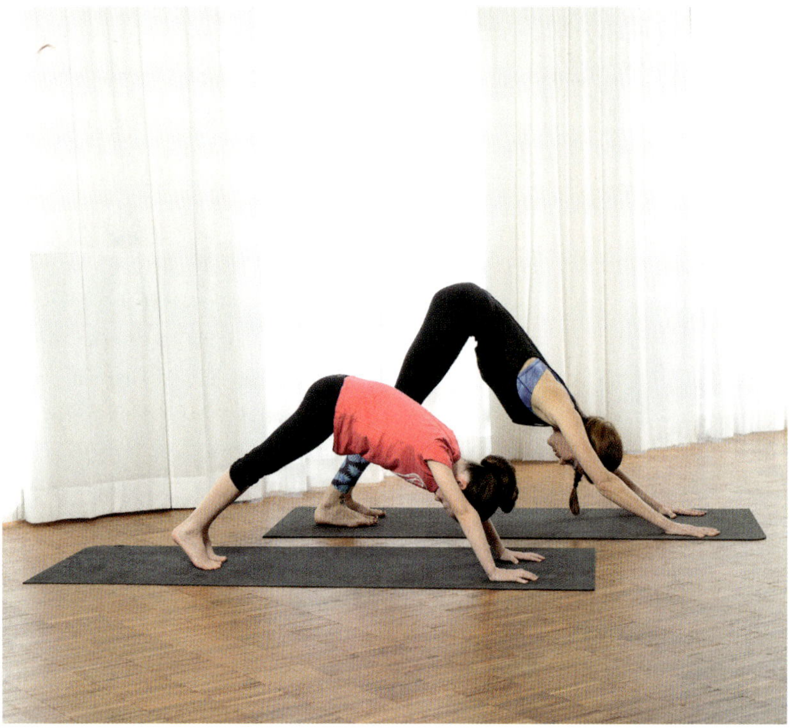

8 Setzt die Hände wieder rechts und links neben den vorderen Fuß am Boden ab und schwingt das vordere Bein zurück in den nach unten schauenden Hund. Ändert hierfür auch wieder eure Fußposition.

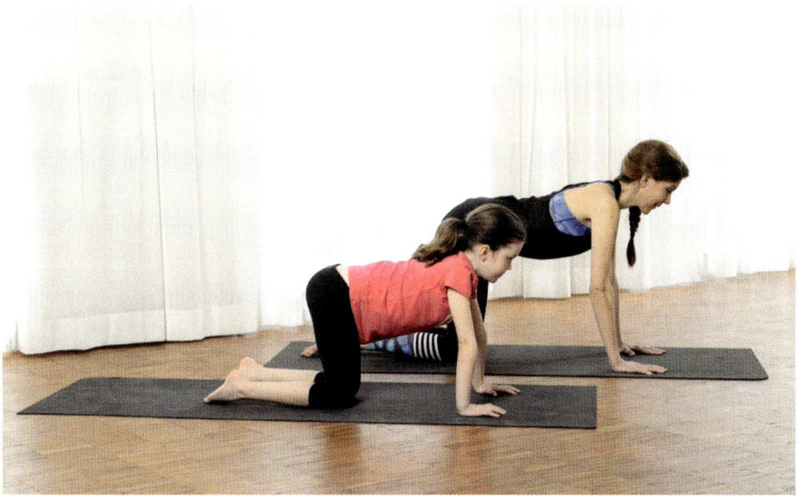

9 Setzt die Knie auf dem Boden ab und verwandelt euch in eine Katze mit geradem Rücken. Wechselt einige Mal zwischen gestreckter Vorderseite und Katzenbuckel, möglichst beim Strecken einatmen, beim Katzenbuckel ausatmen.

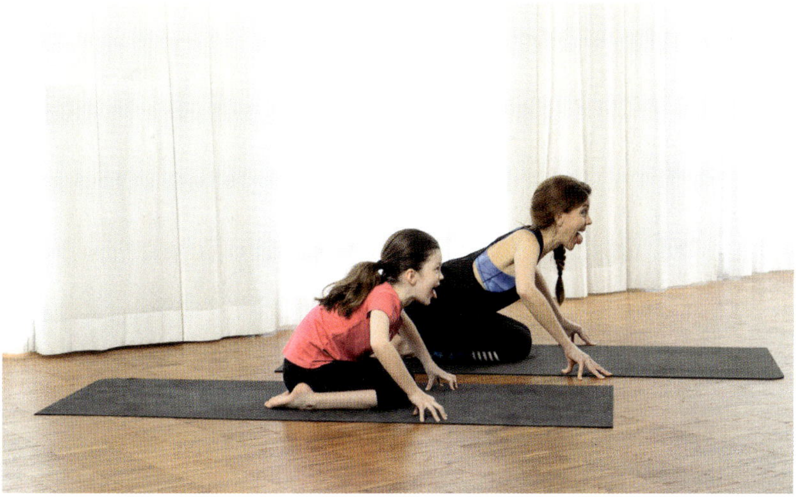

10 Kommt mit vor euch aufgesetzten Fingern und breiten Schultern in den Fersensitz. Nun seid ihr wieder ein starker Löwe. Faucht stimmlos mit offenem Mund und nach oben gerichtetem Blick. Spürt eure Löwenkraft!

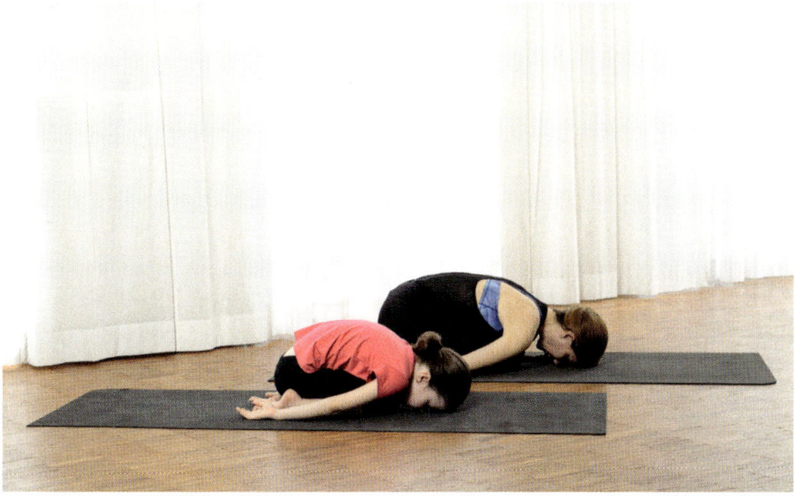

11 Schiebt das Gesäß weit nach hinten auf die Fersen und legt den Oberkörper nach vorn auf den Oberschenkeln ab. Die Stirn berührt den Boden, die Arme liegen seitlich neben dem Körper. Nun seid ihr wieder in der Ausgangsposition, der Stellung des Kindes, angelangt. Spürt euren Verwandlungen für einige Atemzüge nach. Wiederholt diesen Ablauf, sooft ihr wollt. Wechselt beim Vorsetzen eines Beins nach dem Hund zwischen rechter und linker Seite.

DEN WALD AUFRÄUMEN

Kräftige Füße sind wesentlich für einen guten, festen Stand. Dass man so oft wie möglich barfuß laufen sollte, ist bekannt. Zusätzlich sollte regelmäßig diese Übung eingebaut werden. Sie macht nicht nur Spaß, sondern mobilisiert und trainiert die gesamte Fußmuskulatur. Noch mehr Wohltuendes für die Füße gibt es ab Seite 139.

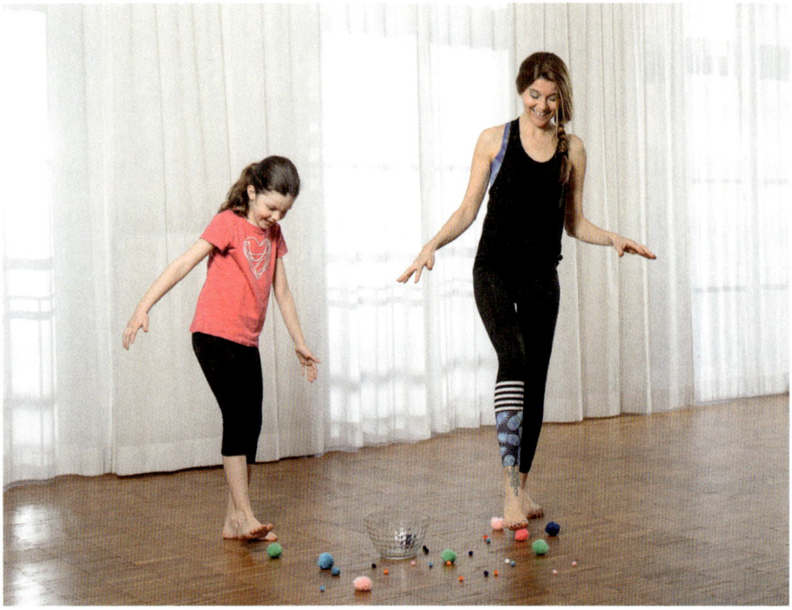

1 Stellt im Raum eine größere Schüssel bereit. Auf dem Boden verteilt ihr »Müll«. Das können Wollpompons, zerknüllte Papiertaschentücher oder Servietten, Stifte, Murmeln, kleine Plastiktütchen oder Wattepads sein – einfach alles, was klein ist und keine scharfen Ecken und Kanten hat.

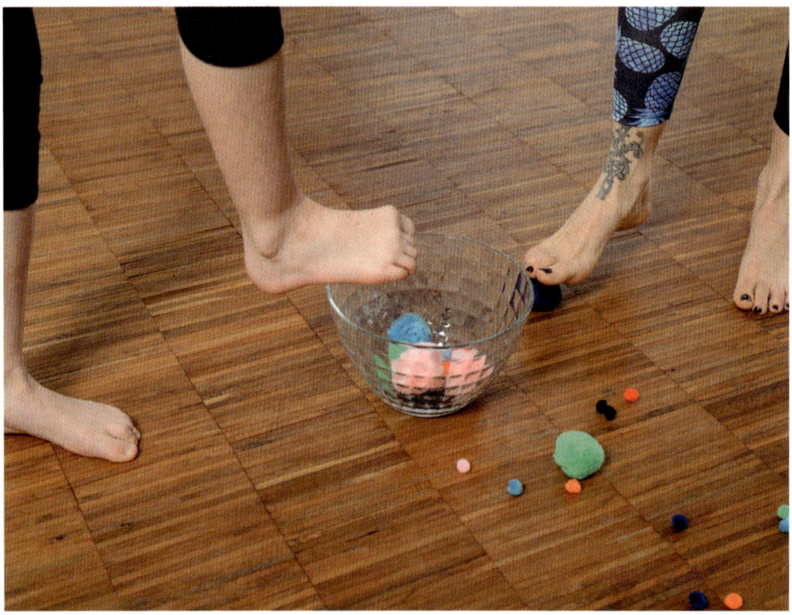

2 Nehmt eine lockere Position ein, mit nackten Füßen. Stellt euch vor, ihr befindet euch in einem wunderschönen Wald, dessen weicher Boden leider mit Müll übersät ist. Beginnt damit, »den Wald aufzuräumen«: Mit den Füßen greift ihr ein »Müllstück« nach dem anderen und werft es in den »Mülleimer«. Verfahrt so, bis der Waldboden ganz von Müll befreit ist und sich alles im Mülleimer befindet.

DIE ZWEI BÄUME

Im Wald berühren sich manche Bäume hoch oben in den Wipfeln. Das tun sie aber nur, wenn sie sich wirklich nahestehen, so wie du und dein Kind! Probiert diese Partnerübungen aus, wenn ihr allein in der Haltung Baum (siehe Seite 108) stabil stehen könnt. Spürt, wie ihr euch gegenseitig stützt, aber spürt auch die Kraft des anderen.

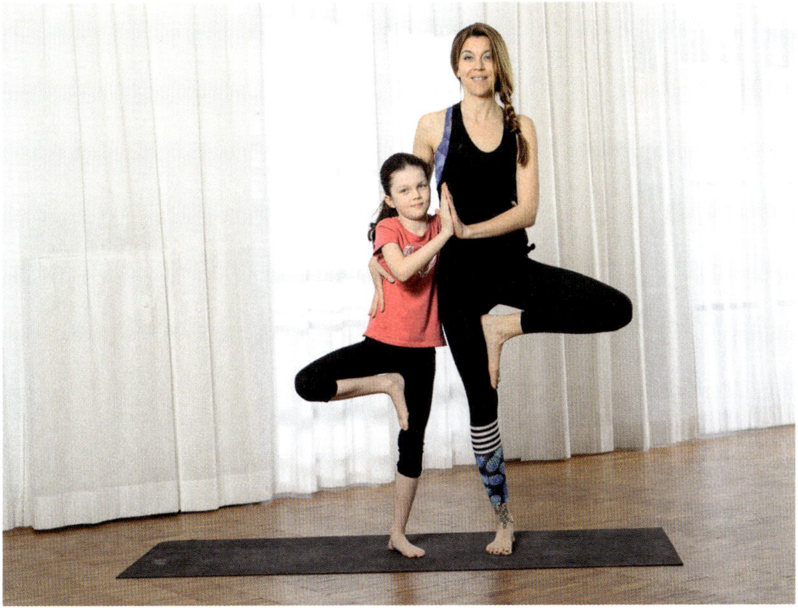

1 Stellt euch nah nebeneinander, die Hüften können sich berühren. Verlagert das Gewicht auf den innenstehenden Fuß. Dann beugt ihr das äußere Bein, öffnet die Hüfte und kommt in eine Baumvariante eurer Wahl. Hebt den innenliegenden Arm nach oben und haltet euch aneinander fest. Ist der Größenunterschied zu stark, könnt ihr alternativ auch die Arme um den Körper des anderen legen, aber nicht klammern. Die Handflächen der äußeren Hand legt ihr vor euch zusammen. Einige Atemzüge halten, dann mit dem anderen Bein als Standbein wiederholen.

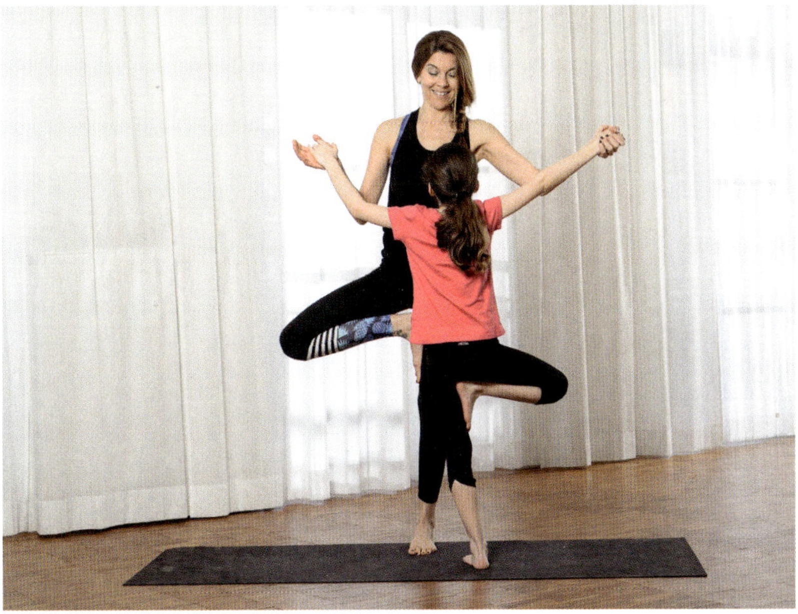

2 Für noch mehr Kontakt und ausgebreitete Äste könnt ihr die Übung auch zueinander gewandt ausführen. Hier steht dein Kind ein klein wenig versetzt vor deinem Körper, denn ihr kippt gleich ein wenig Richtung Standbein. Verlagert das Gewicht auf euren linken Fuß. Dann beugt ihr beide das rechte Bein, öffnet die Hüfte und kommt in eine Baumvariante eurer Wahl. Fasst euch an den Händen und hebt für eine weit ausladende Krone gemeinsam die Arme zu beiden Seiten. Da ihr ein wenig versetzt steht, könnt ihr euch so gegenseitig optimal stützen!

DER HUND AM BAUM

Hunde lieben es, in der Natur spazieren zu gehen.
Und sie lieben Bäume, an denen sie ihr Bein heben können.
Dieses witzige Bild stellen wir nun yogisch nach!

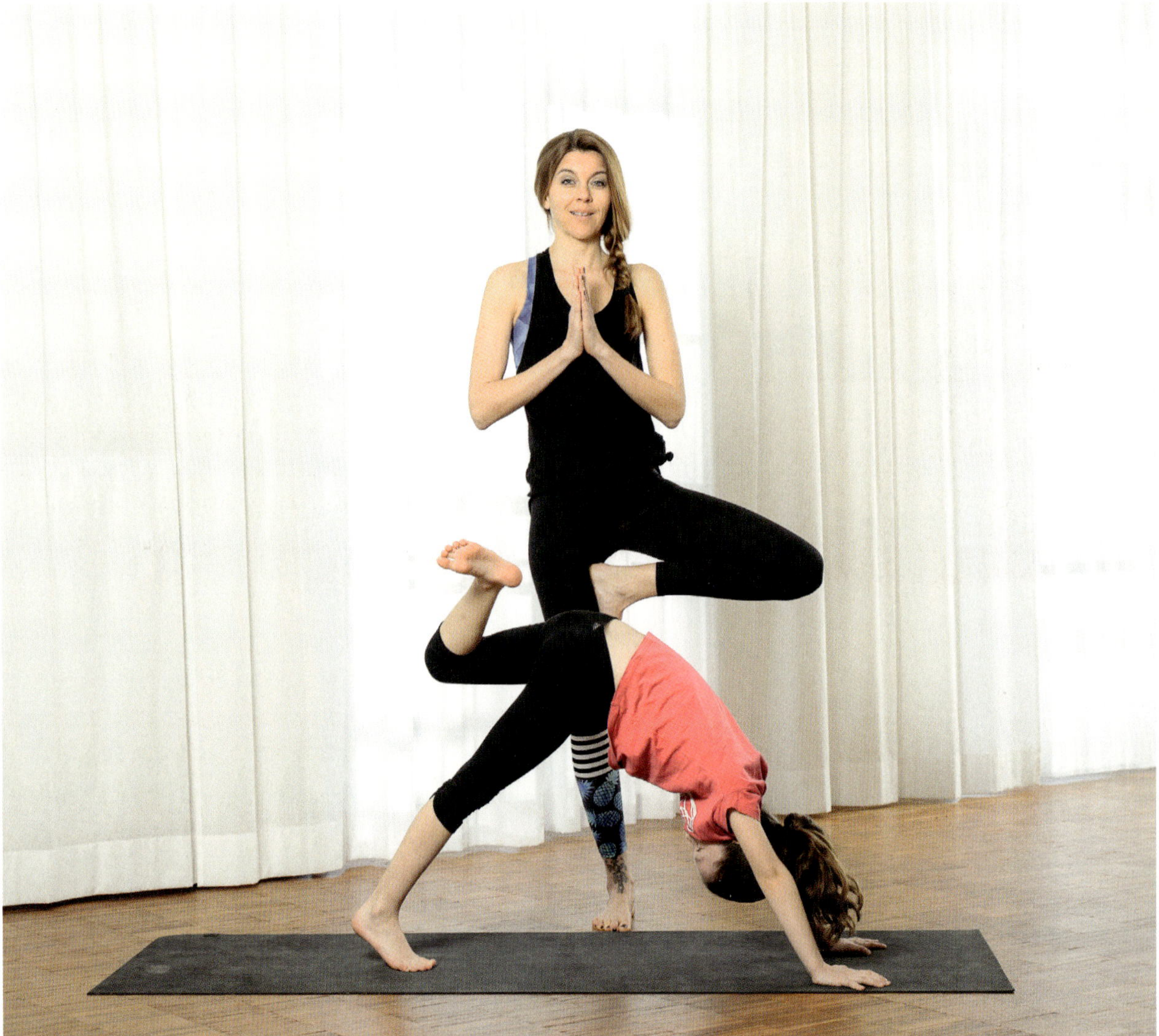

Komme in eine Baumvariante deiner Wahl (siehe Seite 108). Stehst du sicher, darf dein Kind ganz nah vor dir in die Position des nach unten schauenden Hunds (siehe Seite 85) kommen. Jetzt hebt es das dir zugewandte Bein, als würde es dort sein Revier markieren. Es wiederholt die Bewegung mit dem anderen Bein, dann wechselt ihr die Rollen .

DAS HOLZ TRANSPORTIEREN

Diese Übung macht einfach nur Spaß! Und sie zeigt deinem Kind ganz nebenbei, wie viel Kraft es besitzt. Es verwandelt sich hier in einen massiven Baumstamm, der abtransportiert wird. Aufgrund der unfairen Gewichtsverteilung könnt ihr euch hier leider nicht abwechseln.

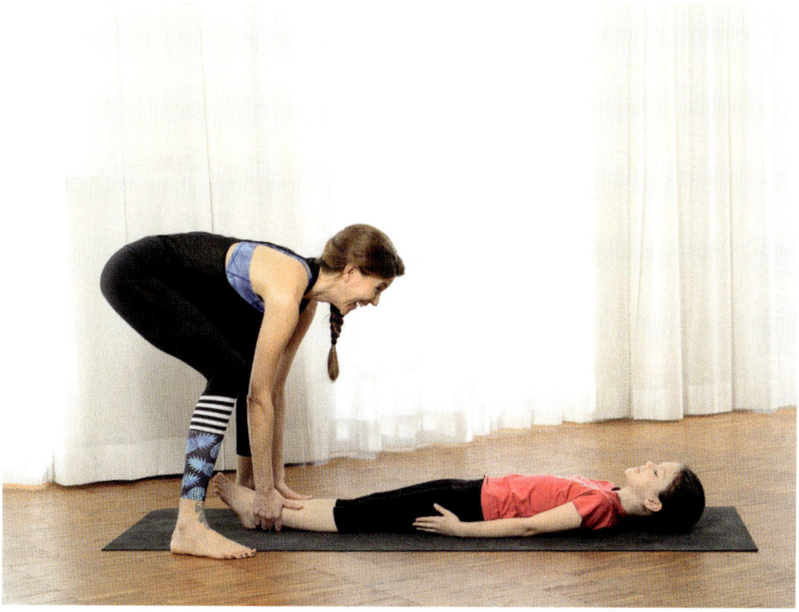

1 Dein Kind legt sich gerade auf den Rücken, Füße geschlossen, Arme nah am Körper, die Hände liegen seitlich am Oberschenkel. Du stehst an den Füßen deines Kindes mit Blick zu ihm und umfasst seine Beine knapp oberhalb der Knöchel.

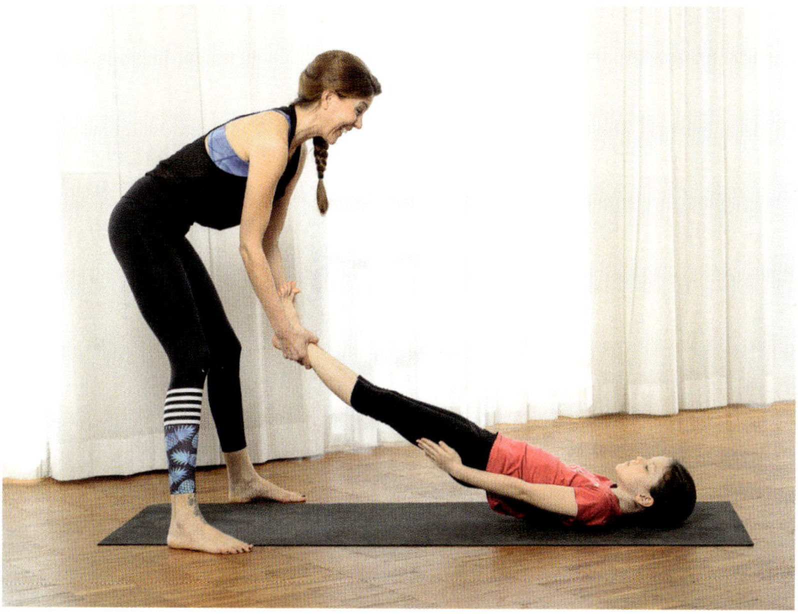

2 Bitte dein Kind, alle seine Muskeln anzuspannen und sich ganz steif zu machen. Mit so viel Körperspannung verwandelt es sich nun in einen kompakten Baumstamm. Hebe dein Kind so weit an, bis nur noch Kopf und Schultern auf dem Boden liegen. Ist dies okay für dein Kind, kannst du nach Absprache auch so weit anheben, dass sich die Schultern lösen und nur noch Nacken und Kopf aufliegen. Halte den Körper deines Kindes für einige Atemzüge, dann lege ihn sanft ab.

DAS HOLZ STAPELN

Dies ist eine Übung aus dem akrobatischen Yoga, die viel Spaß macht – und uns ganz nebenbei unsere Stärke demonstriert! Wir stapeln uns wie Holzstämme übereinander. Nicht ohne Grund ist der Liegestütz, der die Basis ist, eine der liebsten Übungen vieler Yogalehrer und Fitnesstrainer, denn er sorgt für starke Schultern, Arme und Beine, er stabilisiert die Körpermitte, trainiert die Bauchmuskeln und den unteren Rücken. Wenn du den Beckenboden anspannst und den Bauchnabel in Richtung Wirbelsäule ziehst, mobilisierst du so deine innere Kraft und unterstützt den Lendenwirbelbereich.

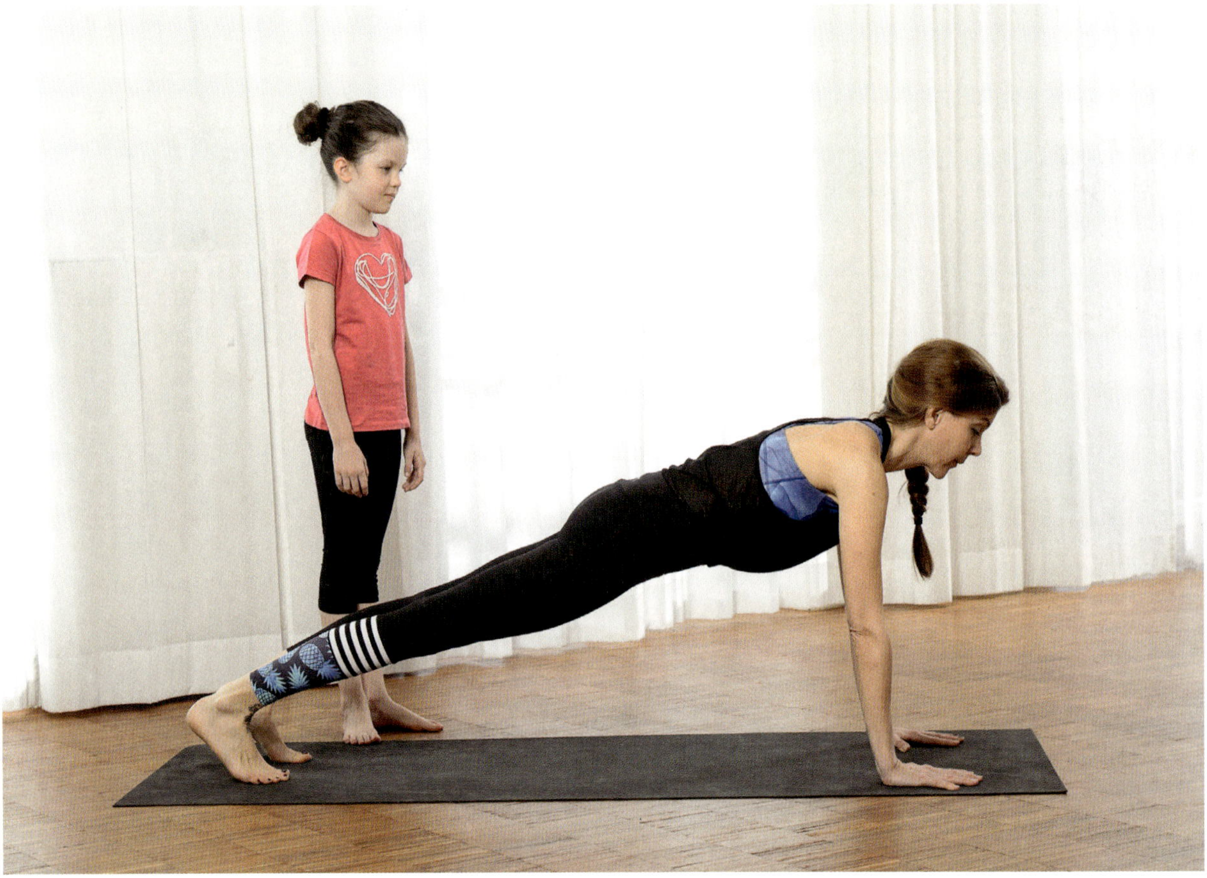

1 Komme auf deine Art in den Liegestütz – am besten aus dem Vierfüßlerstand heraus. Gib dafür gleichermaßen Kraft in die Hände und in die Füße. Die Schultern befinden sich über den Handflächen und streben weg von den Ohren. Dadurch hebst du den Bereich zwischen den Schulterblättern und erzeugst hier eine »Kuppel«. So wird der obere Rücken stabilisiert. Das ist bei dieser Übung sehr wichtig, da der Rücken zusätzliches Gewicht tragen muss. Die Füße stehen hüftweit auseinander. Versuche, deine Fersen nach hinten rauszuschieben, das gibt zusätzliche Stabilität. Spanne den Beckenboden an und ziehe den Bauchnabel in Richtung Wirbelsäule. Achte darauf, dass dein gesamter Körper aktiviert ist und eine Linie bildet, bis in den entspannten Nacken hinein. Jetzt bist du ein starker Holzstamm.

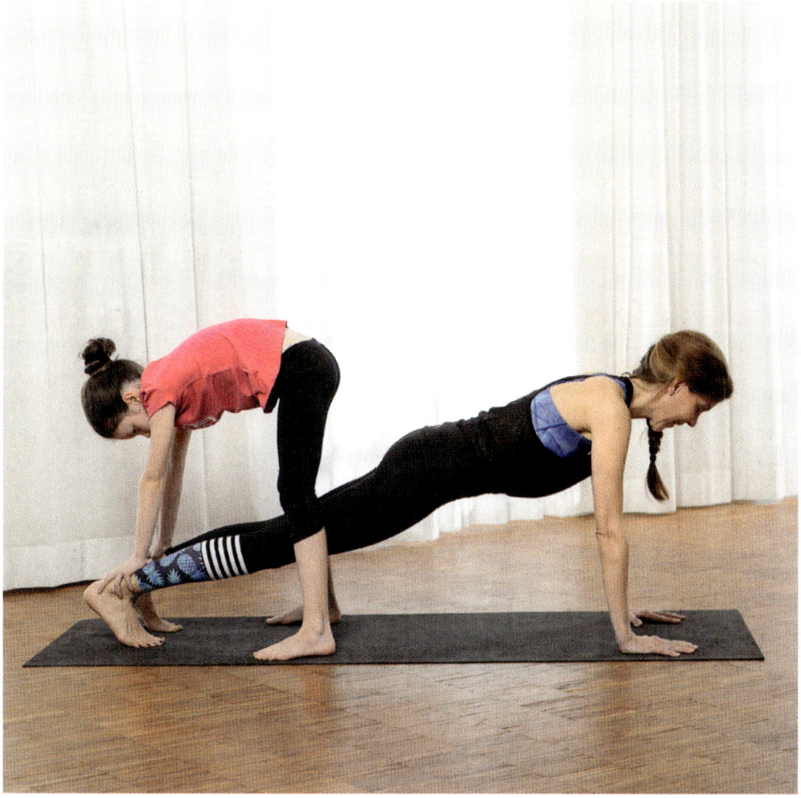

2 Lass dein Kind nun auf dir in den Liegestütz kommen. Dazu stellt es sich breitbeinig über deine Unterschenkel, Blick zu den Füßen. Jetzt fasst dein Kind mit den Händen deine Beine, knapp oberhalb der Knöchel.

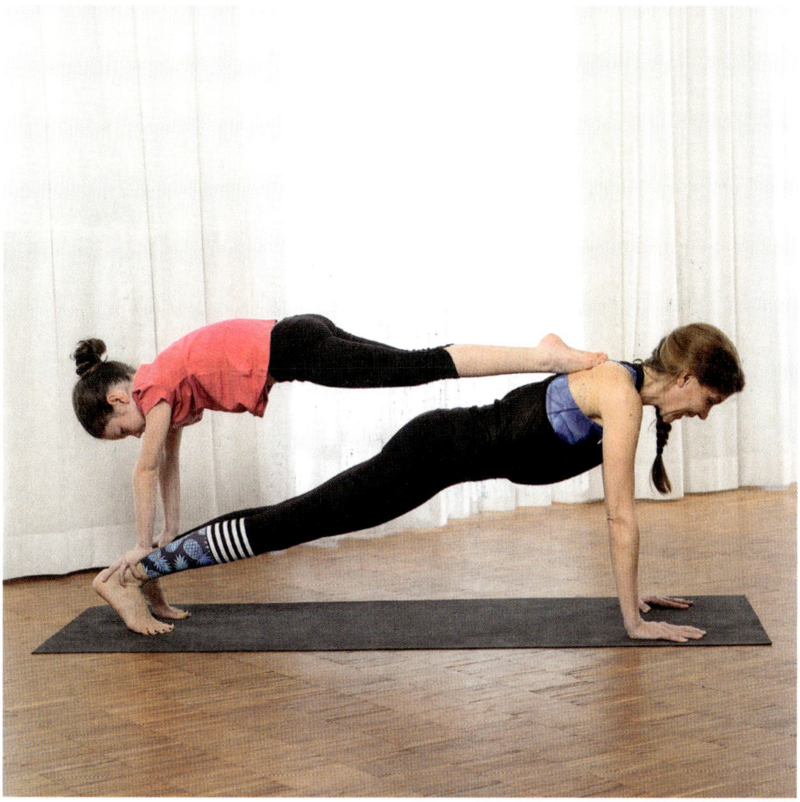

3 Dann hebt es erst ein Bein, dann das andere vom Boden und legt die Fußrücken vorsichtig auf deinen Schulterblättern ab. Die Arme deines Kindes sind hierbei – ebenso wie deine – kraftvoll gestreckt. Achtet beide darauf, die Arme nicht zu überstrecken und den Po nicht zu hoch zu halten. Haltet die Position für einige Atemzüge, dann löst ihr die Übung auf, indem dein Kind ein Bein nach dem anderen zum Boden bringt.

FLUGZEUG ODER FLUGDRACHEN?

Wenn dein Kind auf einer magischen Insel gebraucht wird, um dort ein großes Abenteuer zu bestehen, für welches »Fahrzeug« würde es sich entscheiden? Nimmt es ein wackeliges Flugzeug, bei dem man als Passagier gut die Balance halten muss? Oder lieber den gemütlichen Flugdrachen? Probiert doch einfach beides aus!

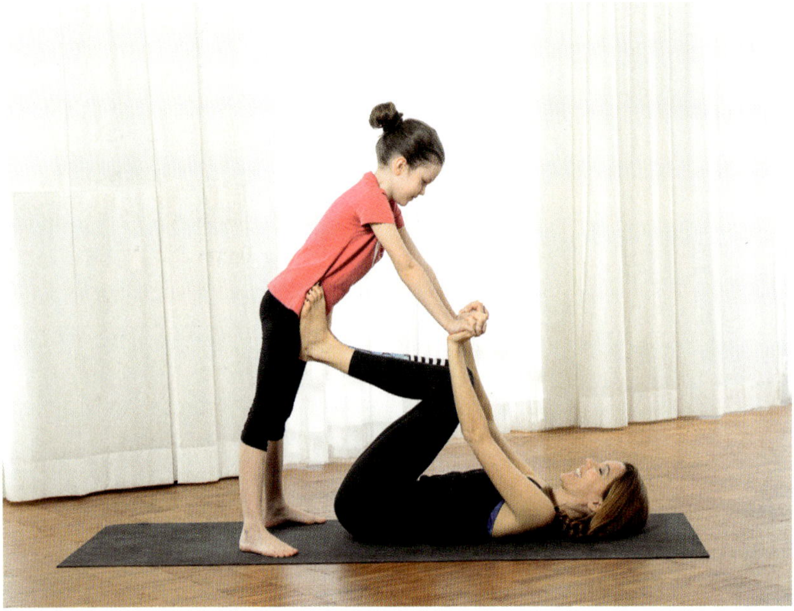

1 Für das Flugzeug kommst du in die Rückenlage. Dein Kind steht zu deinen Füßen. Beuge deine Knie, sodass deine Fußsohlen zum Kind zeigen. Lege deine Fußsohlen nun so über seine Hüftknochen, dass eine möglichst große Auflagefläche entsteht. Die Füße sollen nicht in den Bauch drücken. Bis die richtige Position gefunden ist, dauert es eine Weile. Lass dein Kind die Füße verschieben, es spürt am besten, wo es richtig ist. Dann greift eure Hände, Finger ineinander verschränkt.

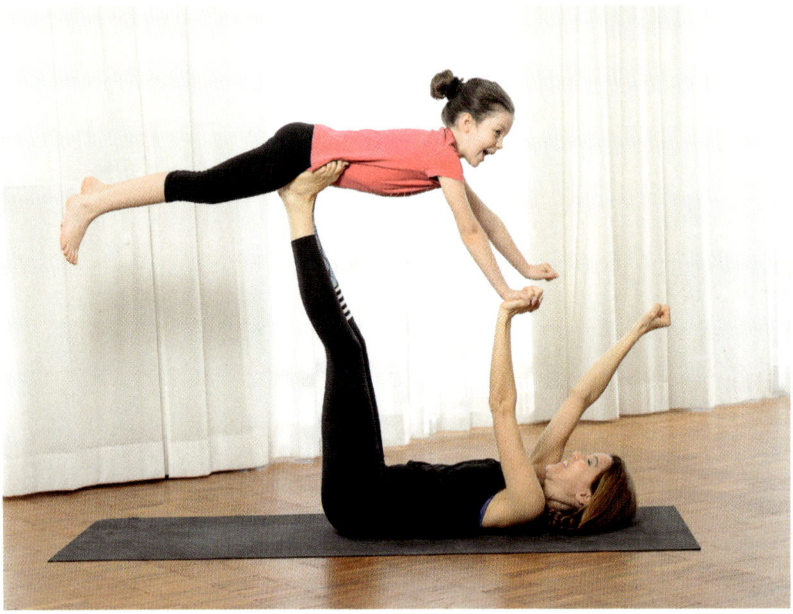

2 Nun baut dein Kind im ganzen Körper Spannung auf: Rücken, Po und Beine bilden eine gerade Linie. Das Kind lässt sich so angespannt ein bisschen nach vorn kippen und baut Druck auf deinen Füßen auf. Deine Knie geben noch etwas nach, dann drück die Knie durch und bring dein Kind kraftvoll, aber nicht ruckartig nach oben. Deine Beine müssen nicht unbedingt gestreckt sein. Lass es seine Arme und Beine kraftvoll strecken. Wenn ihr eine stabile Position gefunden habt, kann das Kind eine Hand oder eventuell beide Hände lösen.

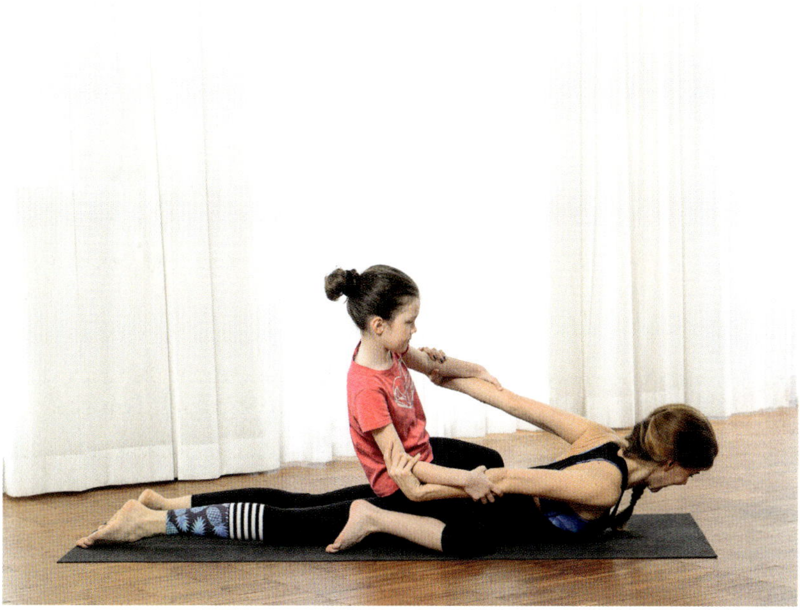

3 Für den Flugdrachen komme in die Bauchlage. Die Hände sind an den Körperseiten abgelegt. Die Stirn liegt locker am Boden auf. Dein Kind nimmt auf deinem Po Platz, greift deine Hände oder Unterarme und hebt sie behutsam an. Unterstütze diese Bewegung, indem du den Kopf hebst und in eine leichte Rückbeuge kommst. Die Arme werden etwas nach außen gezogen: Das sind die Lenker. Jetzt fliegt der Drachen! Dein Kind gibt die Flugrichtung an, indem es sanft mal den einen, mal den anderen Arm hebt und seinen Oberkörper in die gewünschte Richtung neigt.

Tipp

Wenn ihr Übungen aus dem akrobatischen Yoga übt, ist es wichtig, eine dritte Person für Hilfestellungen hinzuzuziehen, die Sicherheit gibt und im Ernstfall eingreifen kann. Achte auch bei der einfacheren Übung »Flugdrachen« auf deinen Körper. Der untere Rücken ist lang, Beckenboden und Körpermitte sind aktiv. Der Kopf bleibt in Verlängerung der Wirbelsäule.

TISCH UND STUHL

Utkatasana, der Stuhl, ist eine meiner Lieblingsübungen. Auch wenn die Haltung aufgrund fehlender Sitzfläche die Beine ganz schön beansprucht und Durchhaltevermögen erfordert: Probiere den Stuhl und beobachte neugierig, welche Gedanken sich einstellen. Das Atmen nicht vergessen! Dann wechsle die Perspektive und verwandle dich in den vierbeinigen Tisch. Welche Haltung mag dein Kind lieber, Stuhl oder Tisch?

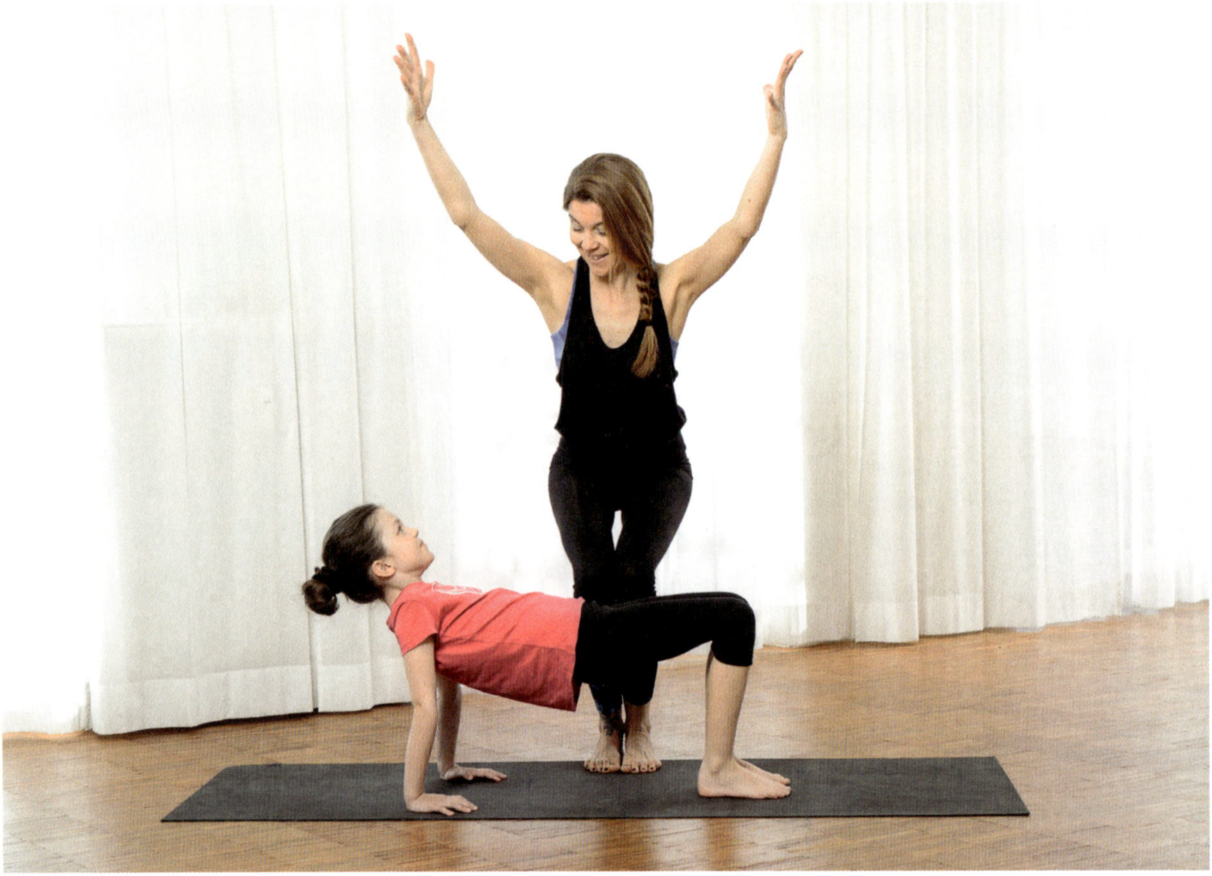

1 Dein Kind sitzt mit angewinkelten Beinen auf dem Boden, die Hände sind hinter seinem Po aufgestellt. Die Finger zeigen Richtung Füße. Aus dieser Position schiebt es den Po hoch, sodass Oberkörper und Oberschenkel eine Linie bilden. Arme und Unterschenkel befinden sich senkrecht über den Händen bzw. Füßen, der Kopf ist in Verlängerung der Wirbelsäule. Das ist der Tisch.

2 Jetzt rückt der Stuhl heran: Du stehst aufrecht mit geschlossenen Füßen. Dann hebe die Arme einatmend rechts und links neben die Ohren und »setze« dich ausatmend in die Stuhlhaltung: Beuge deine Knie und kippe das Becken leicht nach hinten. Der Rücken ist lang. Du solltest beim Hinunterschauen deine Zehen noch sehen können. Versuche, trotz dieser kraftvollen Haltung gleichmäßig zu atmen.

DER HIRSCH

Der Hirsch wird auch König des Waldes genannt. Verständlich, denn sein prächtiges Geweih ist anmutig und imposant. Wir verwandeln uns bei dieser kraftvollen Partnerübung gemeinsam in einen stolzen, starken Hirsch!

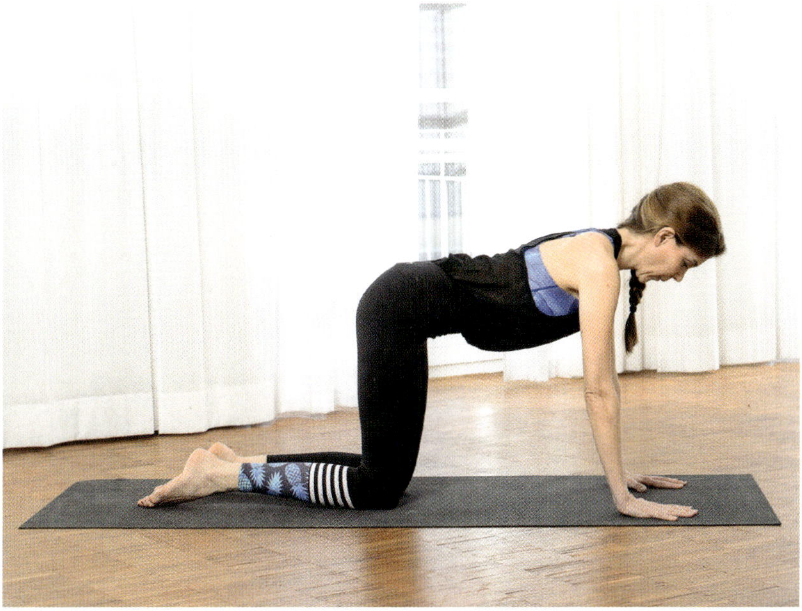

1 Du kommst in den neutralen Vierfüßlerstand. Die Hände sind unter den Schultern aufgestellt, die Finger gespreizt. Du bist der untere Teil des Hirschkörpers.

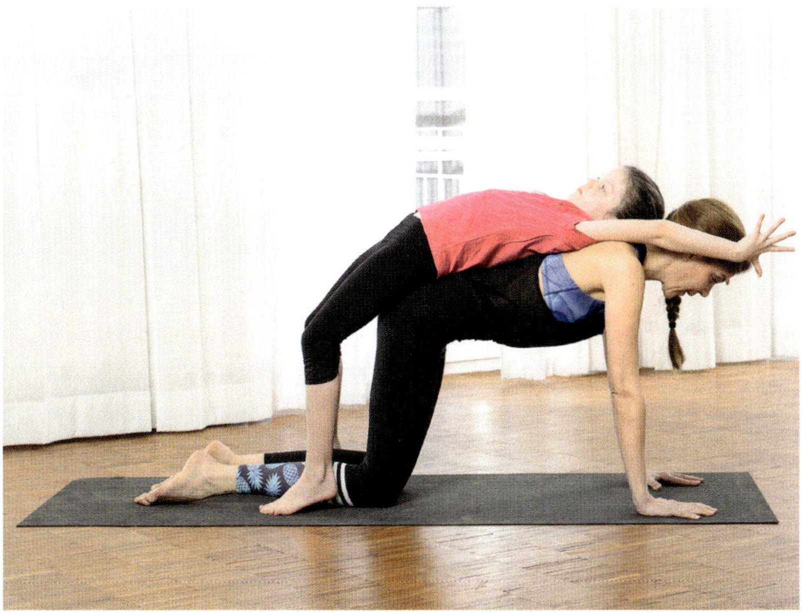

2 Dein Kind legt sich rücklings auf dich: Po an Po, Rücken an Rücken, sein Blick geht zur Decke. Die Füße kann es je nach Körpergröße am Boden oder auf deinen Waden abstellen. Habt ihr euch ausbalanciert, streckt dein Kind die Arme an euren beiden Köpfen vorbei nach vorn. Das ist das Geweih.

FÜR IMMER

Die Liebe zwischen Eltern und Kind ist unendlich. Auch wenn es herausfordernde Phasen mit Wutanfällen auf der Straße, unfassbar wenig Schlaf oder präpubertierenden Viertklässlern gibt – die Liebe zu deinem Kind hält all das aus. Versprochen! Den Abschluss unserer Übungen zum Thema »Stärken« bildet eine herausfordernde Haltung, die nur für geübte Yogis und Yoginis zu empfehlen ist. Probiert, wie weit ihr euch gemeinsam in das Unendlichkeitszeichen, die liegende 8, verwandeln könnt.

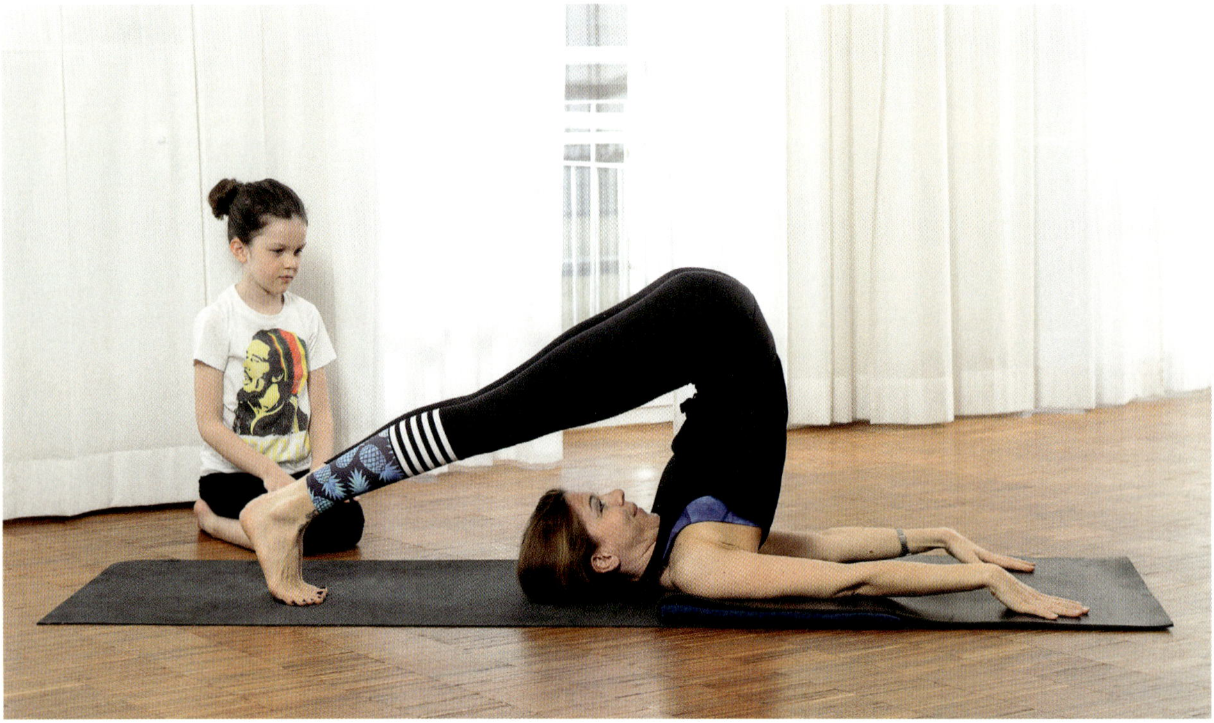

1 Zuerst kommst du in die Position Pflug. Zum Schutz von Schultern und Nacken kannst du ein Mattenpodest (siehe rechts) verwenden. Beginne in der Rückenlage, der Kopf liegt hinter der Decke, die Schultern darauf. Die Arme liegen am Boden neben deinem Körper. Jetzt beuge die Knie und gib die Beine hoch über deinen Kopf. Führe die gestreckten Beine hinter den Kopf und versuche, die Zehen am Boden abzustellen. Jetzt bist du im Pflug. Wenn du diese Haltung für einige Atemzüge stabil, aber mühelos halten kannst, kommt dein Kind hinzu. Hierfür lege nun die Fußrücken am Boden ab.

Mattenpodest

Falte eine Decke und schlage sie in die Yogamatte ein. Auf diesem Podest kommen nun deine Schultern zu liegen: Platziere es so, dass es mit deinen Schultern abschließt. Das schützt den empfindlichen Nacken. Der Kopf liegt auf dem Boden.

Tipp

Der Pflug ist eine herausfordernde Umkehrhaltung. Bitte übt diese Position nur, wenn ihr keine Probleme mit dem Rücken oder der Schilddrüse, keinen hohen Blutdruck, keine Herzprobleme oder keine Augenkrankheiten habt. Außerdem müsst ihr unbedingt gut aufgewärmt sein. Diese Übung setzt eine gute Dehnung der hinteren Beinmuskulatur voraus. Ist die Position Pflug mit den abgelegten Fußrücken am Boden für dich zu herausfordernd, kannst du in eine sanftere Variante kommen: Lege die Füße stattdessen auf einem Sitzkissen oder Hocker ab. Bitte dann dein Kind, sich auf das Sitzkissen bzw. den Hocker zu setzen und von hier seine Position einzunehmen. Und ganz wichtig: Im Pflug nicht den Kopf zur Seite drehen!

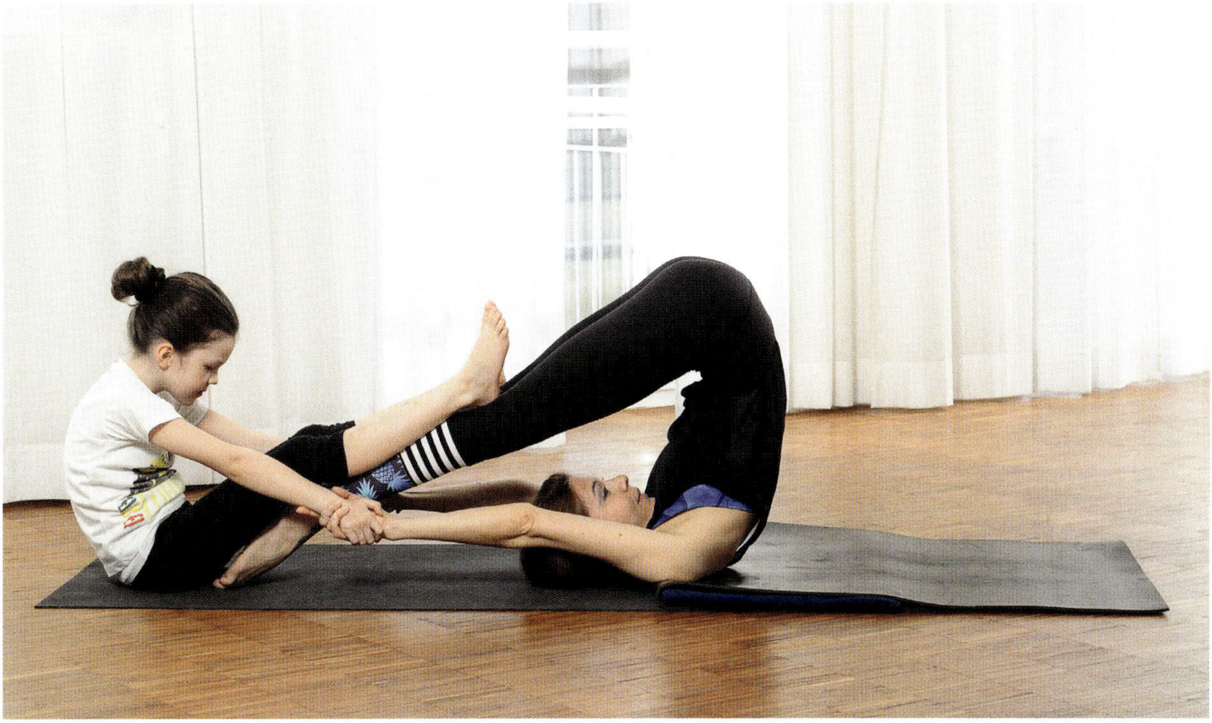

2 Dein Kind setzt sich mit seinem Po ganz nah an deine Füße heran und legt seine Beine auf deinen Beinrückseiten ab. Es beugt den Oberkörper jetzt so weit nach vorn, wie es angenehm ist. Greift euch an den Händen oder den Unterarmen – da, wo ihr euch in dieser herausfordernden Haltung zu fassen bekommt, eventuell verhaken sich nur die Finger ineinander. Und vergesst nicht, ein Foto von euch machen zu lassen, denn eure Körper sind jetzt zu einem Unendlichkeitszeichen vereint.

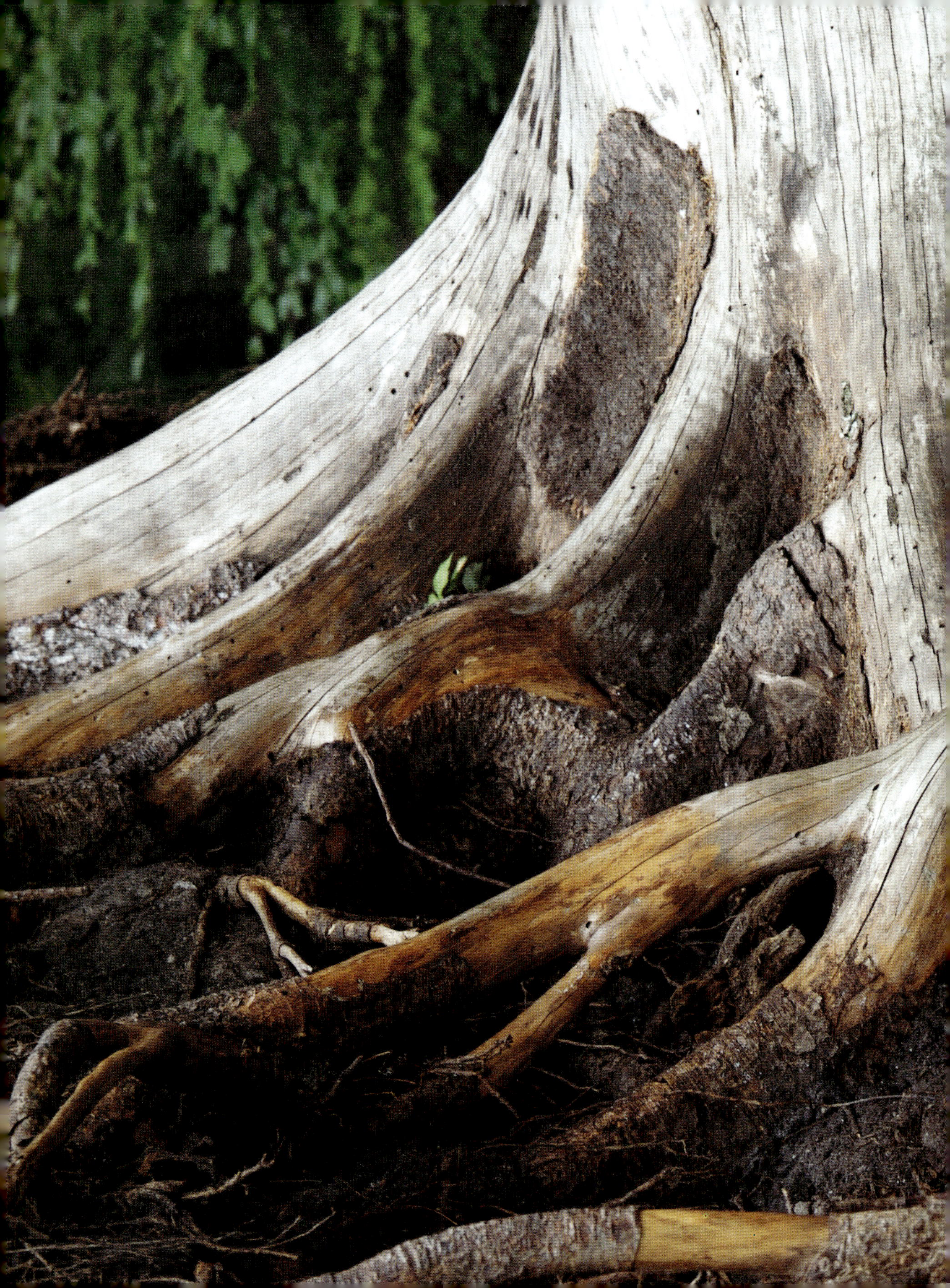

Notizen

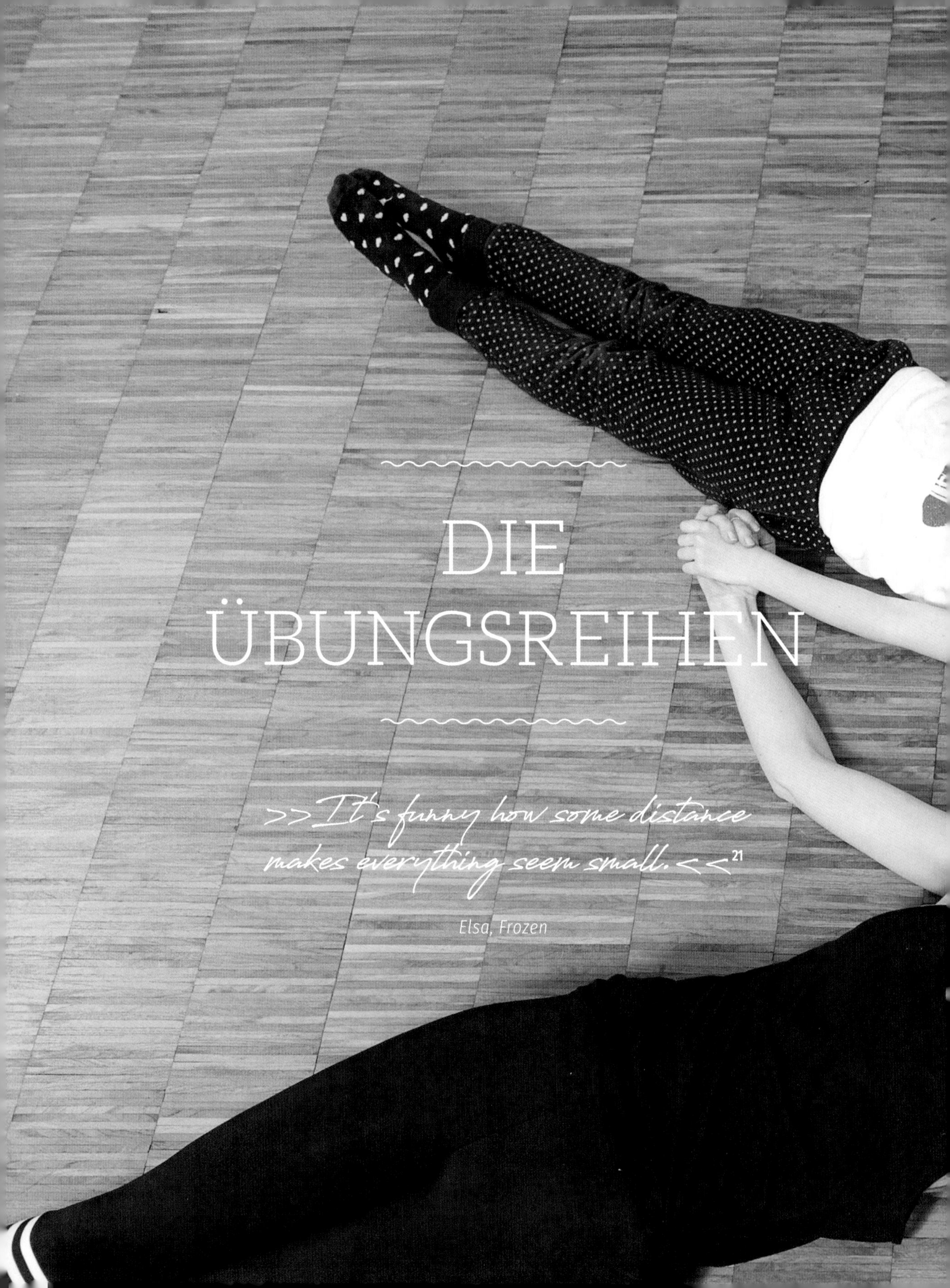

DIE ÜBUNGSREIHEN

>>It's funny how some distance makes everything seem small.<<[21]

Elsa, Frozen

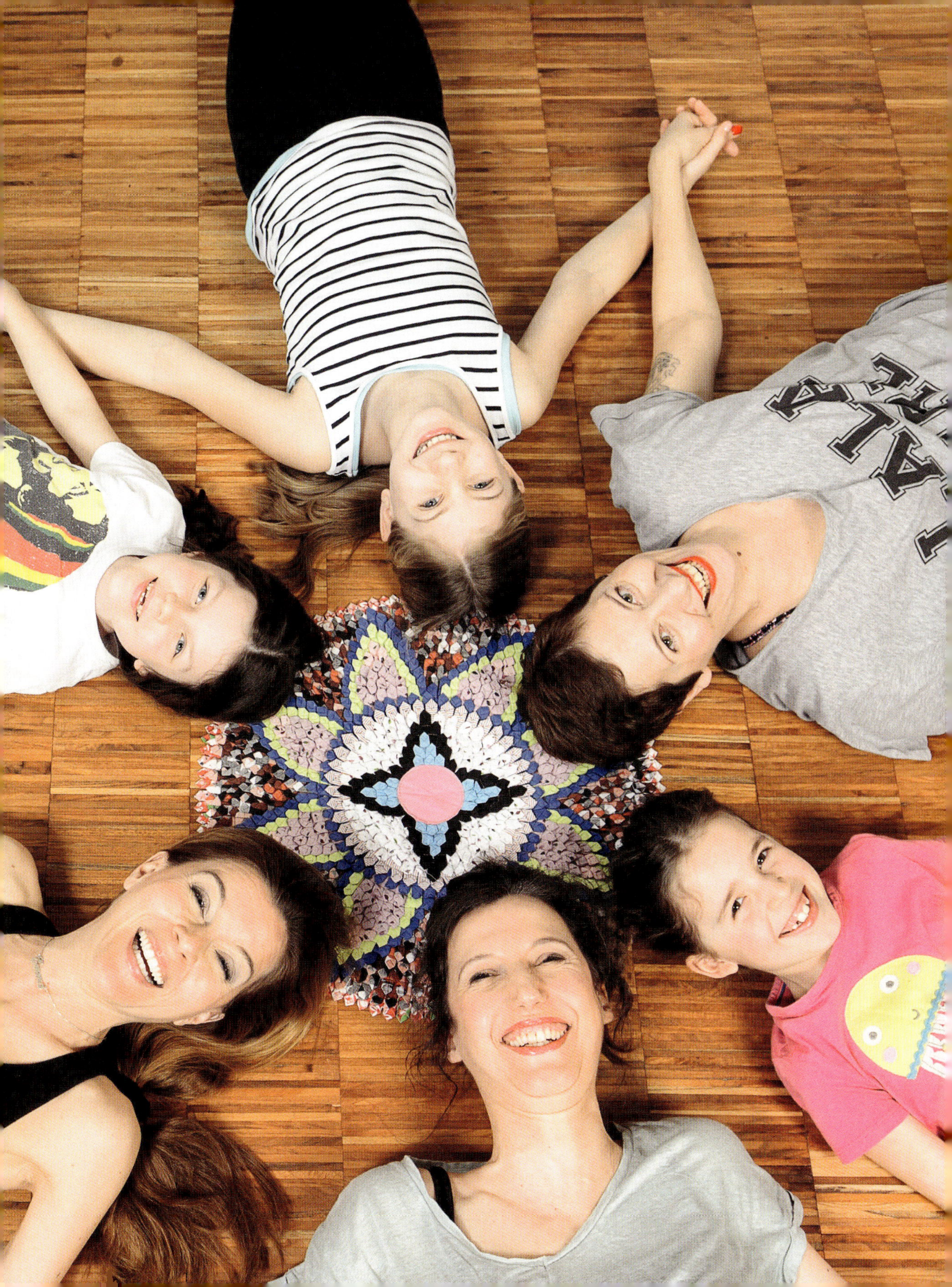

EIGENE SEQUENZEN ZUSAMMENSTELLEN

Die Übungen aus den Kategorien Loslassen, Verbinden und Stärken lassen sich ganz flexibel zu Sequenzen kombinieren. Für rund 20 Minuten freie Zeit eignen sich – je nach gewünschter Wirksamkeit – die Übungsreihen für einen vitalisierenden Frischekick oder eine sanfte, beruhigende Bettschwere. Aber natürlich könnt ihr auch andere Übungen individuell zu einem Flow verbinden. Wie wäre es zum Beispiel mit einer reinen Spaß-Yoga-Reihe? Entscheidet spontan, worauf bei eurer aktuellen Übungspraxis der Fokus liegen soll.

Stellt die Übungen nach euren Bedürfnissen zusammen und seht, wie viel Spaß das macht!

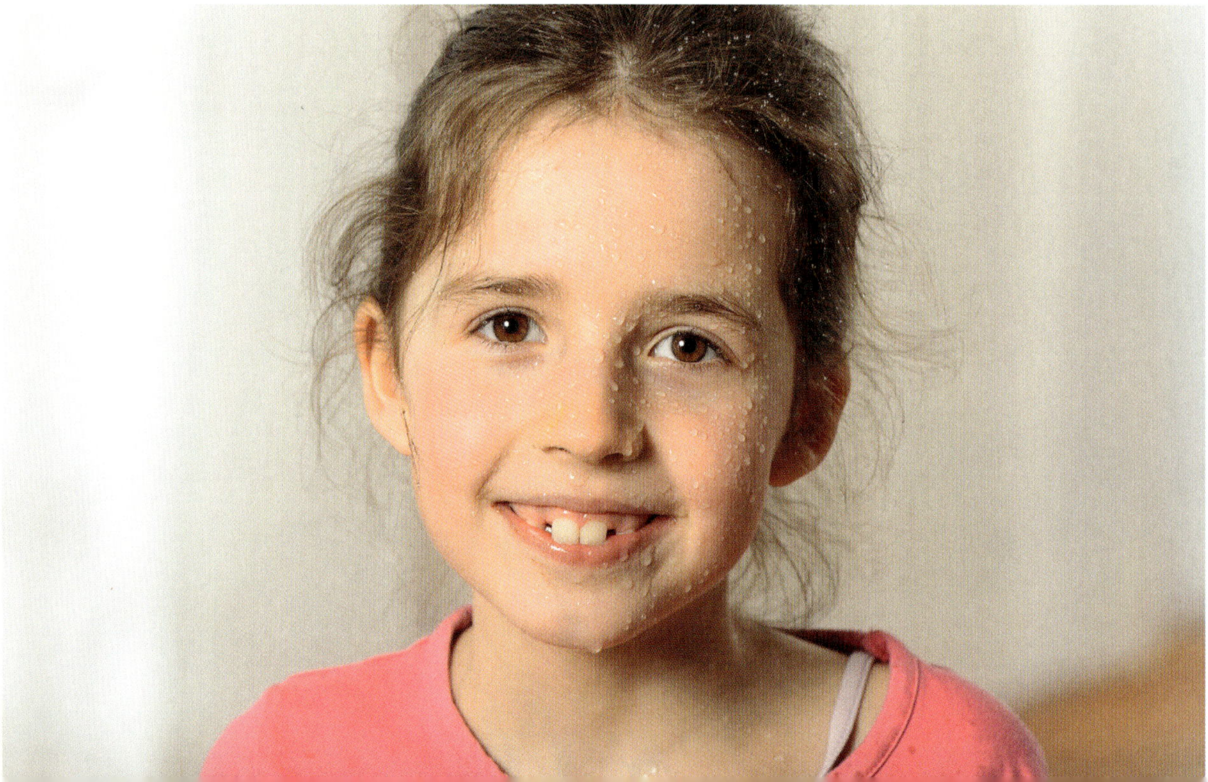

WECK DEINEN KÖRPER AUF!

(20 Minuten)

1. Hundeschütteln (siehe Seite 43)
2. Alle Seiten grüßen (siehe Seite 80)
3. Tower Bridge (siehe Seite 64)
4. Sonnengruß (siehe Seite 84)
5. Roooooaaaaarrrrr (siehe Seite 105)
6. Das Holz transportieren (siehe Seite 121)
7. Yogisches Chillen (siehe Seite 101)

ZUR RUHE KOMMEN

(20 Minuten)

1. Luftmatratzenatmung (siehe Seite 46)
2. Verwandle dich in eine Katze (siehe Seite 50)
3. Die Berliner Stulle (siehe Seite 62)
4. Die Muschel (siehe Seite 66)
5. Die verliebten Krokodile (siehe Seite 79)
6. Das Mut-Mudra mit Textvariation »Ich bin ganz ruhig« (siehe Seite 106)
7. Hot-Stone-Massage (siehe Seite 69)

ÜBUNGSREIHEN FÜR 90 MINUTEN ZEIT

Schön, wenn man einmal richtig viel Zeit füreinander hat! Hier eignen sich die nun folgenden exemplarischen Sequenzen, die Übungen aus den drei Kategorien Loslassen, Verbinden und Stärken miteinander verschmelzen. Probiert doch einmal unsere Baumübungsreihe mit einer Rahmengeschichte (siehe unten) aus. Für Teens eignet sich die Sequenz »Die wunderbare Welt der Gefühle« (siehe Seite 148). Exklusive, für diese beiden XXL-Yogareihen entwickelte Massagen schaffen ein Mehr an Verbindung. Zusätzliche Freizeitideen für noch mehr gemeinsame Zeit runden das Kapitel ab.

EIN BAUM ERZÄHLT SEINE GESCHICHTE

1. Die Hauptstadtmama (siehe Seite 95)
2. Aufrichten (siehe Seite 168)
3. Der Sonnengruß (siehe Seite 84)
4. Gemeinsam Blumen wachsen lassen (siehe Seite 90)
5. Die achtsamen Eulen (siehe Seite 76)
6. Der Hirsch (siehe Seite 127)
7. Den Baum fällen (siehe Seite 55)
8. Das Holz sägen (siehe Seite 54)
9. Das Holz transportieren (siehe Seite 121)
10. Das Holz stapeln (siehe Seite 122)
11. Den Wald aufräumen (siehe Seite 118)
12. Der Baum (siehe Seite 108)
13. Die zwei Bäume (siehe Seite 119)
14. Der Hund am Baum (siehe Seite 120)
15. Yogisches Chillen (siehe Seite 101)

Zu der Übungsabfolge kann die folgende Geschichte erzählt werden:

Es war einmal ein kleiner Samen. Ein Eichhörnchen hatte ihn vergraben und dann vergessen und so schlummerte er tief unter der Erde, verborgen im schützenden Mutterboden (1 Die Hauptstadtmama). Doch dann regte sich Leben im Samen und so keimte er und wuchs langsam, aber stetig zu einem jungen Baum heran (2 Aufrichten). Neben Regen war es hauptsächlich die Sonne, deren Kraft für ein gutes Wachstum des jungen Bäumchens sorgte (3 Der Sonnengruß).

Um den Baum herum gab es eine Menge Leben. Blumen streckten im Frühling ihren Kopf aus der Erde und wuchsen nach oben (4 Gemeinsam Blumen wachsen lassen). Eulen ließen sich nieder und beobachteten mit scharfem Blick und ihrer Fähigkeit, den Kopf weit nach hinten zu drehen, das Leben im Wald (5 Die achtsamen Eulen). Der stolze Hirsch mit seinem ausladenden Geweih schritt durch den Wald und fraß so manches Mal Rinde von älteren, schwächeren Bäumen ab (6 Der Hirsch). Manchmal erlebte unser junger Baum, wie Waldarbeiter einen morschen Baum fällten (7 Den Baum fällen). Dann sägten sie mit Getöse das Holz in kleinere Stücke (8 Das Holz sägen). Anschließend transportierten sie das Holz ab (9 Das Holz transportieren). An einer Stelle im Wald stapelten sie geschickt die Holzstämme aufeinander (10 Das Holz stapeln). An die Stellen, wo die alten Bäume gestanden hatten, gelangte nun mehr Licht. Dafür waren alle verbliebenen Bäume sehr dankbar. Da unser Baum auf einer schönen Lichtung stand, kamen im Sommer häufig Menschen mit größeren Körben voller Speisen und Getränke und machten ein Picknick. Manche ließen ihren Müll danach achtlos liegen. Gut, dass regelmäßig eine Kindergruppe mit ihren Lehrern vorbeikam, um den Müll auf der Lichtung einzusammeln (11 Den Wald aufräumen).

Unser Baum war im Laufe von dreihundert Jahren zu einem starken, stattlichen Baum herangewachsen. Seine Wurzeln schmiegten sich ganz fest in die Erde und seine Baumkrone war ausladend und anmutig zugleich (12 Der Baum). Wenn Bäume sich ganz besonders nahestehen, berühren ihre Zweige sich. Wusstet ihr, dass sich benachbarte Bäume über das Wurzelgeflecht gegenseitig ernähren können (13 Die zwei Bäume)? Jahreszeiten wechselten und unser Baum stand fest und gesund auf der Waldlichtung. Auch wenn manchmal ein Spaziergänger mit seinem Hund vorbeikam und der Hund an unserem Baum sein Bein hob, machte das unserem Riesen nichts aus (14 Der Hund am Baum).

Ab und an legte sich ein Wanderer am Fuße des Baums zur Ruhe und machte ein Nickerchen (15 Yogisches Chillen). Dann spendete ihm das Blätterdach kühlenden Schatten. Dies waren Momente, in denen unser Baum besonders stolz auf sich war.

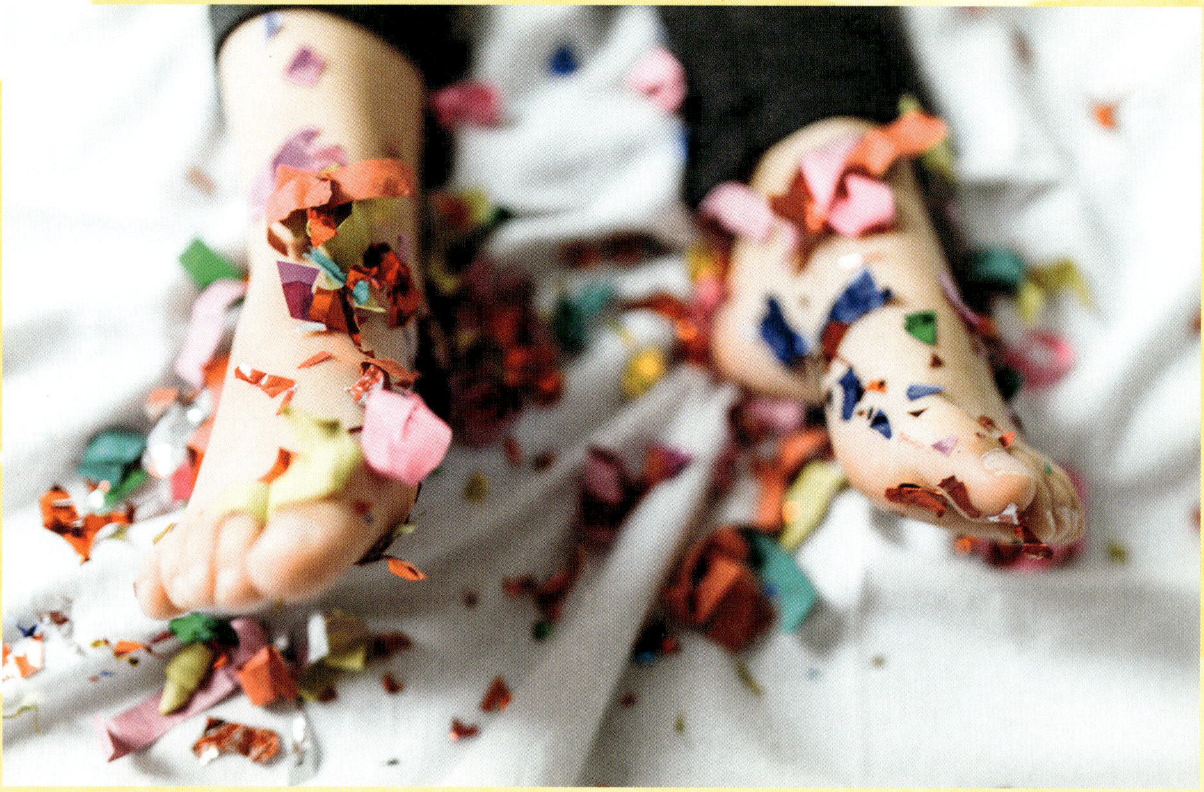

ENTSPANNUNG FÜR DIE FÜSSE

Nach einer Übungsreihe mit Standpositionen wirkt eine Fußmassage wunderbar ausgleichend. Sorgt währenddessen unbedingt für eine störungsfreie Zeit. Entscheidet, ob ihr ein Öl verwenden oder die Füße lieber »pur« bearbeiten wollt. In Eltern-Kind-Workshops benutzen wir oft Körpermilch mit Lavendelöl, was den tollen Nebeneffekt hat, dass im Anschluss der gesamte Raum duftet.

STARKE WURZELN FÜR JUNGE BÄUME

Schaut euch vorher die einzelnen Griffe an, damit ihr kontinuierlich und möglichst wortlos arbeiten könnt. Es hat sich bewährt, dass erst der Elternteil massiert, danach das Kind: So hat das Kind bereits am eigenen Körper die einzelnen Handgriffe und deren entspannende Wirkung erfahren. Für »Entspannung für die Füße« solltet ihr rund zweimal 15 Minuten Zeit einplanen.

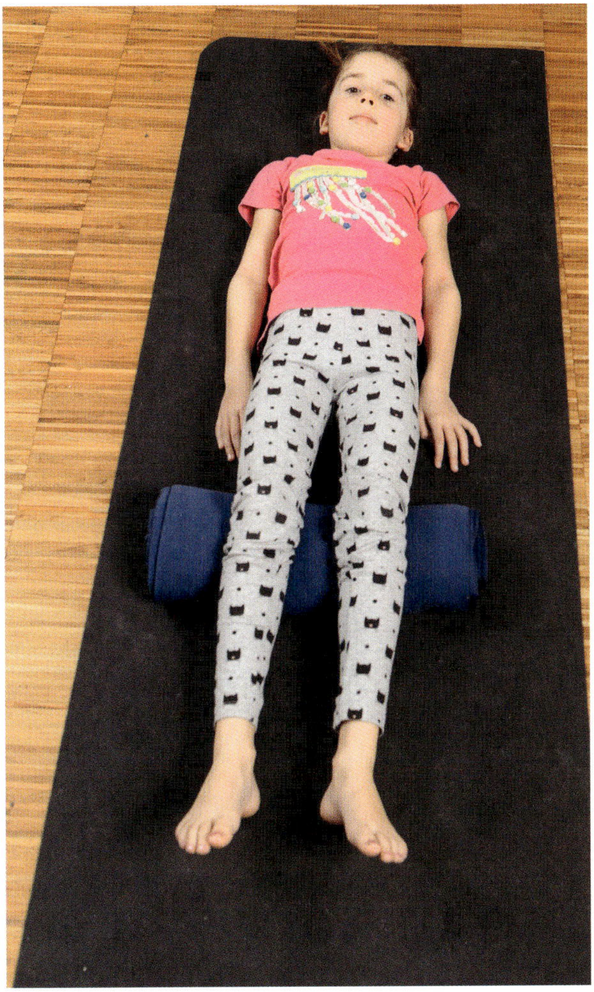

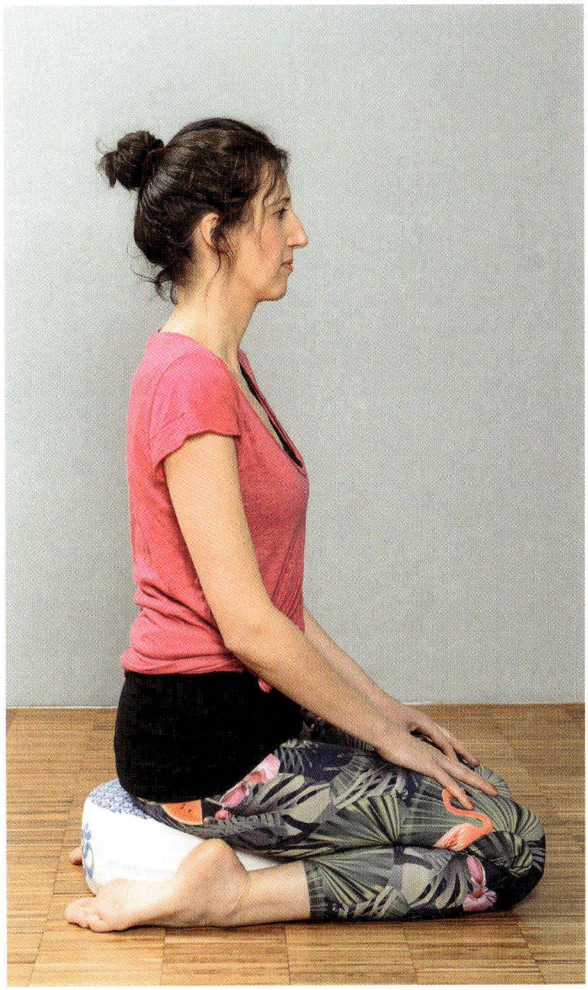

1 AUSGANGSPOSITION
Dein Kind kommt in die Rückenlage. Es kann gern ein Kissen unter den Kopf legen. Auch eine gerollte Decke unter den Kniekehlen wird oft als angenehmer empfunden als die ganz flache Rückenlage. Mit einer weiteren Decke kuschelt sich dein Kind bei Bedarf ein, die Füße bleiben jedoch frei.

2 Setz dich mit geradem Rücken an das Fußende, am besten in den Fersensitz.

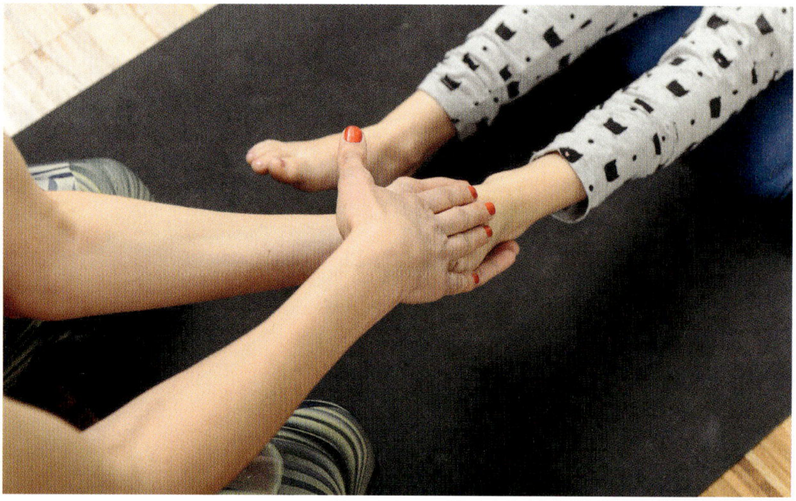

3 DIE SOCKEN AUSZIEHEN

Zu Beginn werden die Füße mobilisiert. Das ist besonders für kalte Füße wichtig und sehr angenehm. Mit beiden Händen wird der rechte Fuß vom Knöchel bis zu den Zehen ausgestrichen.

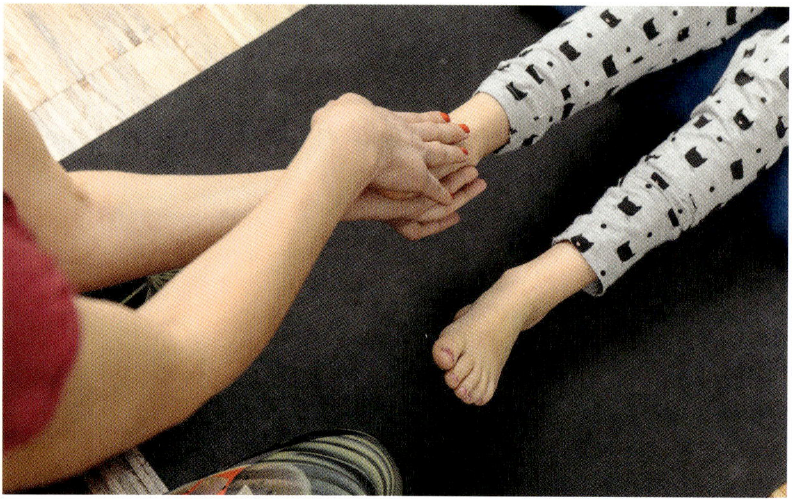

4 Dann den linken Fuß mit derselben Bewegung ausstreichen.

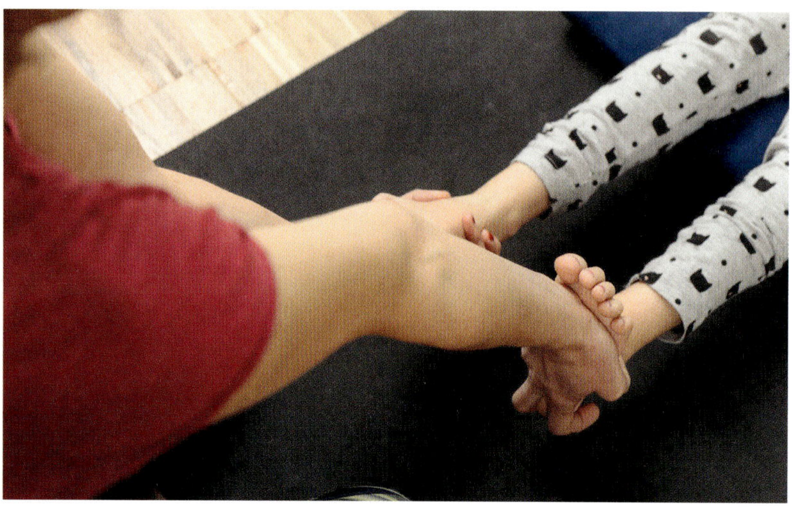

5 AUF DER STELLE TRETEN

Lege beide Handballen an die Fußballen, Finger Richtung Boden. Dann drücke beide Fußballen im Wechsel: Drücke rechts sanft nach vorn, während du links nachgibst.

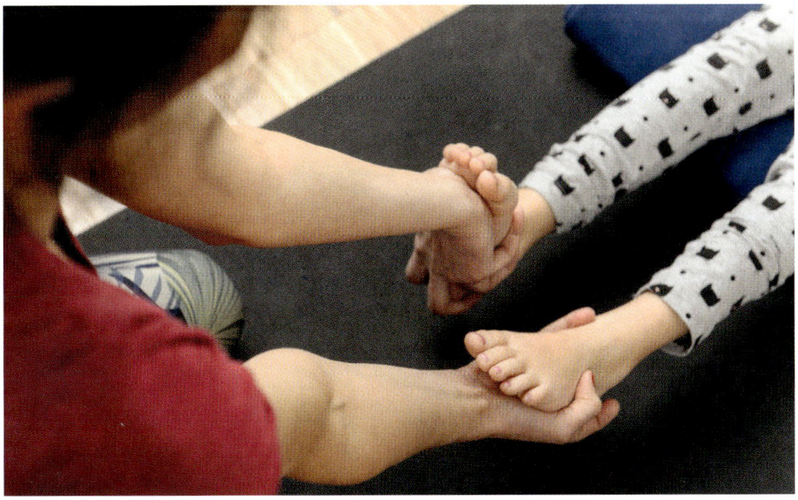

6 Drücke links sanft nach vorn, während du rechts nachgibst. So entsteht ein passives Treten auf der Stelle.

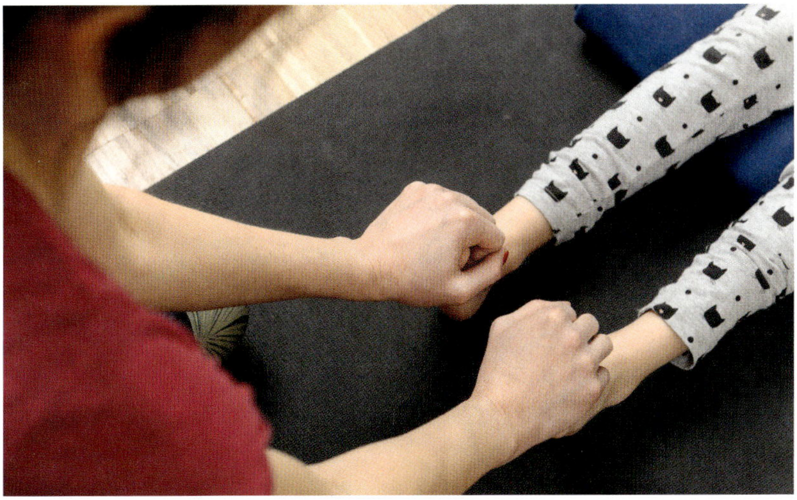

7 DIE ZEHEN LOCKERN

Rechte und linke Hand umgreifen von oben die Zehen beider Füße. Jetzt streckst du die Zehen gleichzeitig sanft in Richtung Kind.

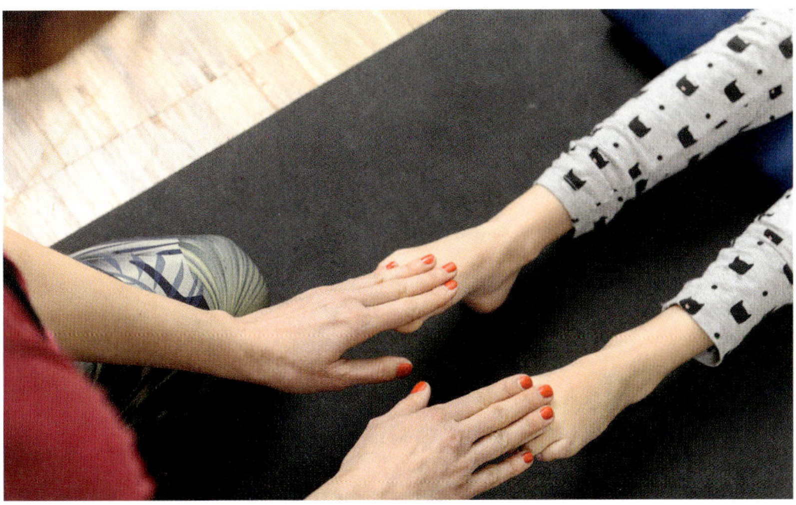

8 Dann beugst du die Zehen beider Füße vorsichtig mit der flachen Hand Richtung Boden. Wechsle zwischen beiden Bewegungen mehrmals hin und her.

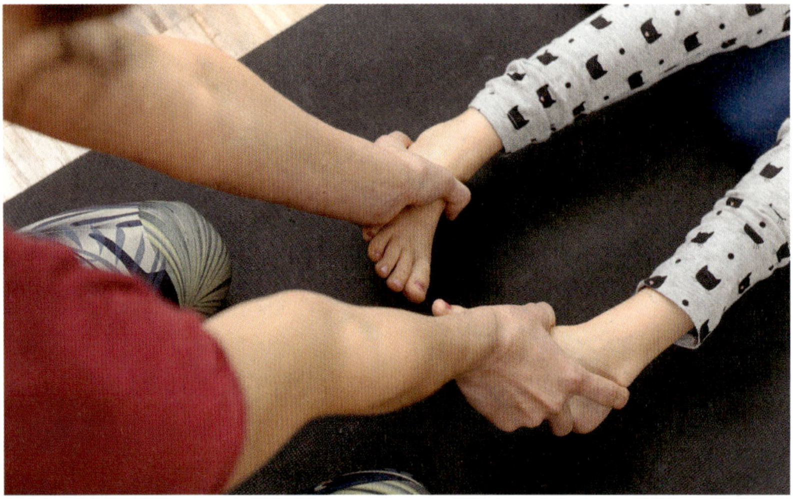

9 DIE FÜSSE TANZEN

Umfasse die Füße jeweils von außen, und zwar seitlich in der Fußmitte, der Zeigefinger liegt hinter der Ferse. Dieser Griff nennt sich Gabelgriff. Dann lässt du die Füße deines Kindes »tanzen«: Führe beide Füße gleichzeitig in Kreisen nach innen.

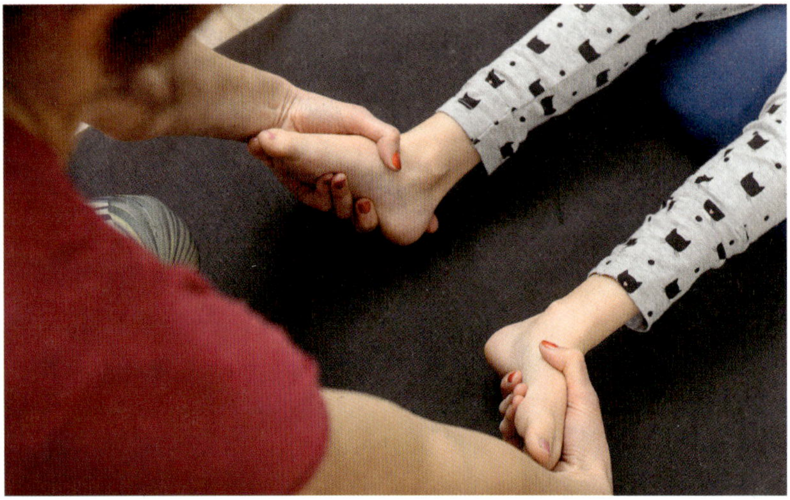

10 Jetzt kreise sie nach außen. Die Richtung mehrmals wechseln. Das macht die Gelenke schön locker!

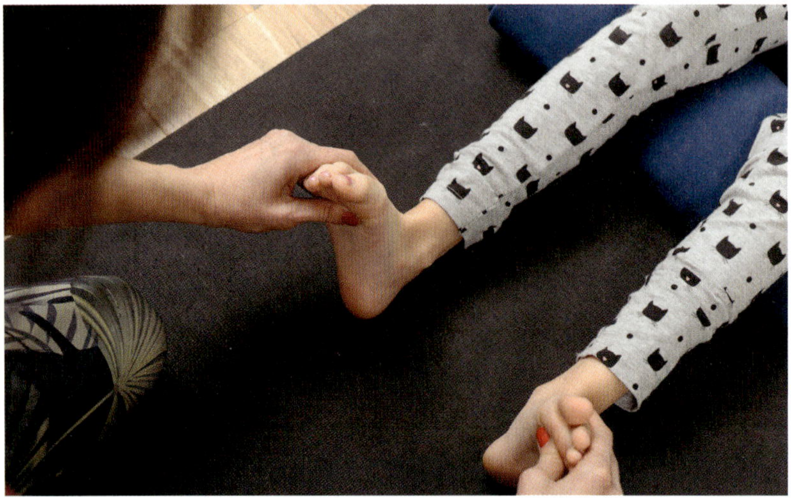

11 ENERGIEPUNKT

Jetzt halten wir einen Akupressurpunkt, der für Energie und Vitalität sorgt. Dieser liegt auf der Fußsohle und ist leicht zu lokalisieren: Er befindet sich etwa mittig in der Vertiefung knapp unterhalb der Fußballen. Drücke diesen Punkt an beiden Füßen mit den flachen Daumen. Halte den Druck für einige Atemzüge. Dann lass los und gib deinem Kind kurz Zeit zum Nachspüren.

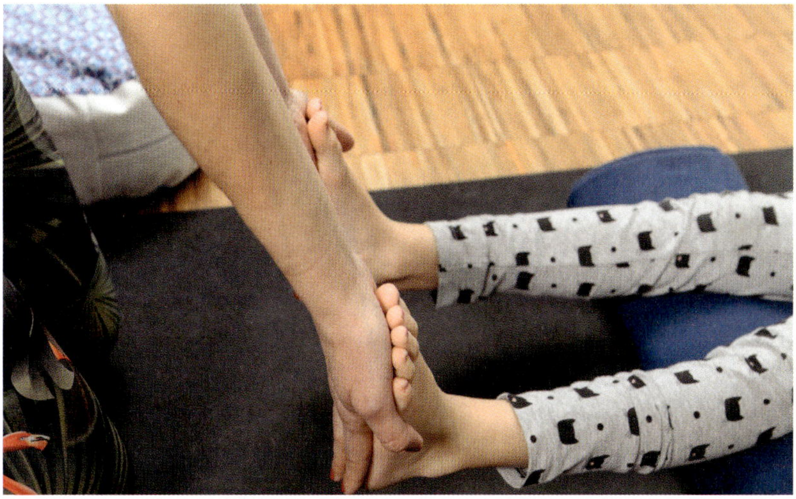

12 DIE FÜSSE HALTEN

Für diese Übung kommst du am besten in den Kniestand. Lege deine Hände flach gegen die Fußsohlen, deine Finger zeigen Richtung Ferse. Die Zehen deines Kindes sollten deine Handwurzel berühren. Gib jetzt leichten Druck in deine Hände und presse die Füße ganz sanft in Richtung deines Kindes. Halte für einige Atemzüge, ehe du den Druck sanft verringerst und die Füße schließlich loslässt. Mehrmals wiederholen.

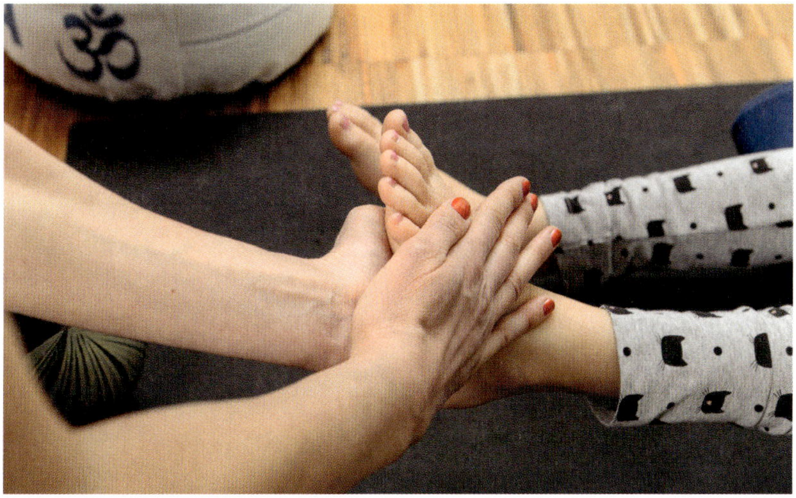

13 DAS FEUER DER FÜSSE ENTFACHEN

Zum Schluss sorgen wir noch einmal für Wärme! Von den Seiten greifend, nimmst du den rechten Fuß in beide Hände. Reibe ihn kräftig von den Fersen bis zu den Zehen und wieder zurück. Dann wechsle zum linken Fuß und wiederhole die Bewegung auch hier.

Geben und nehmen

»Hier ist es wichtig, dass auch der Massierende selbst Stress loslässt. Er sollte aufrecht mit geradem Rücken sitzen. Wenn der Gebende eine unbequeme Position einnimmt, überträgt sich Negatives auch auf den Nehmenden. Also immer schön locker bleiben!«

Anita Vollbrecht, Physiotherapeutin

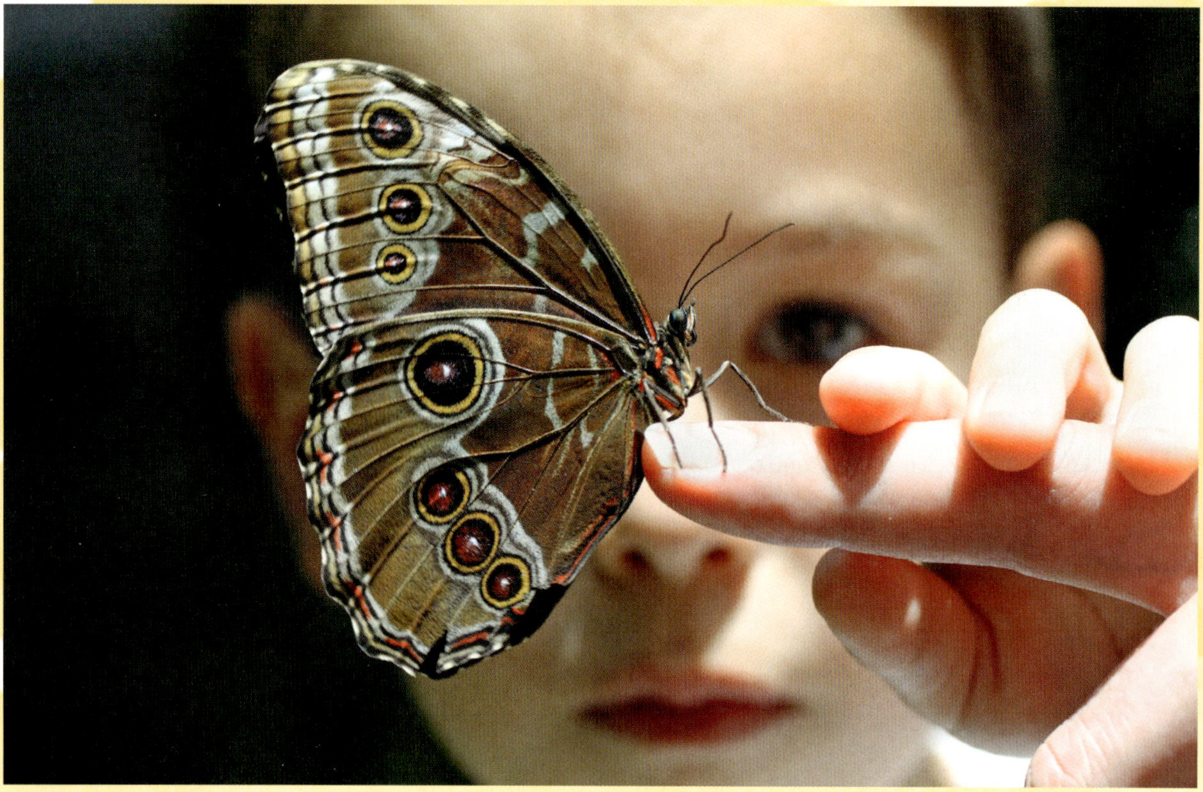

SLOW DOWN – RAUSGEHEN UND NATUR ERLEBEN

Workshops, »Morning Intensive«-Kurse, Detox-Retreats – wir tun viel dafür, unserem »Monkey Mind« den Garaus zu machen. Doch manchmal hilft nichts, um kurzfristig Ruhe in die Gedanken zu bringen. Dabei geht es viel einfacher: Schon ein kleiner Aufenthalt in der Natur bringt uns ohne großen geschmiedeten Plan dazu zu entspannen. Mit den folgenden Ideen lässt sich nicht nur Stress reduzieren, sondern auch auf ganz wunderbare Weise die Yogasequenz »Ein Baum erzählt seine Geschichte« (siehe Seite 136) ergänzen.

EIN SPAZIERGANG IM WALD

Sich in der Natur bewegen, frische Luft atmen, auf weichem Waldboden gehen – ein Waldspaziergang stellt die einfachste Möglichkeit dar, sich zu erden. Weitab vom lauten Straßenverkehr kommen hier alle Sinne zur Ruhe. Hier müssen wir nicht aufmerksam sein und schnell reagieren. Welch eine Wohltat für Augen und Ohren! Nach und nach zieht die Ruhe auch in unseren Geist ein. Zum Krafttanken ist ein Wald der ideale Ort, der uns bereits nach 30 Minuten innerlich erfrischt in den Alltag zurückkehren lässt.

EINEN BARFUSSPFAD ANLEGEN

Was gibt es Schöneres, als mit nackten Füßen in der Natur unterwegs zu sein? Sobald es das Wetter erlaubt, können wir Socken und Schuhe ausziehen und verschiedene taktile Erfahrungen machen: Wie fühlt sich Moos unter unseren Füßen an? Kitzeln Blätter an den Fußsohlen? Kannst du mit den Zehen kleine Zweige greifen? Und gleicht der Stand auf lockerem Boden nicht einer kleinen Fußmassage? Legt euch einen kleinen Barfußpfad an. Ermutige dein Kind, verschiedene Materialien in einer Reihe anzuordnen, sodass ihr wie auf einem Pfad darübergehen und den Wechsel unterschiedlicher Texturen erspüren könnt. Ein sinnliches Erlebnis für die ganze Familie!

EINEM BAUM NAHEKOMMEN

Weißt du, dass Bäume sich über ihr Wurzelwerk gegenseitig ernähren können? Es sind lebendige Organismen, oft Jahrhunderte alt, durch die – wenn auch sehr langsam – Wasser fließt.[22] Grund genug, einen Baum einmal genau zu studieren. Was im ersten Moment nach Esoterik klingt, ist für die meisten Kinder eine ganz natürliche Sache: Warum nicht einfach einmal einen Baum umarmen oder seine Rinde mit der Lupe studieren? Oder die oberirdischen Wurzeln mit den Fingern nachfahren. Wenn du dich mit dem Rücken an einen Baum lehnst, spürst du seine Stärke.

FÜSSE IN DIE ERDE

Einmal am Tag mit nackten Füßen die Erde oder den Rasen zu spüren – das ist eine schnelle Fußreflexzonenmassage für zwischendurch. Der unmittelbare Kontakt zum Boden lenkt unsere Aufmerksamkeit automatisch vom Kopf nach unten, verleiht Standfestigkeit und eine gute Erdung. Danach können die dicken Socken ja wieder angezogen werden![23]

BLUMEN PFLANZEN

Was für die Füße funktioniert, ist natürlich auch mit den Händen möglich: Mit allen Fingern ins Erdreich oder in Blumenerde greifen, etwas säen, eintopfen, einpflanzen. Egal, ob ihr euch für Kresse, Bohnen, Blumen oder Kräuter entscheidet – einer Pflanze beim Wachsen zuzusehen, ist nicht nur für Kinder immer wieder ein wunderbares Erlebnis.

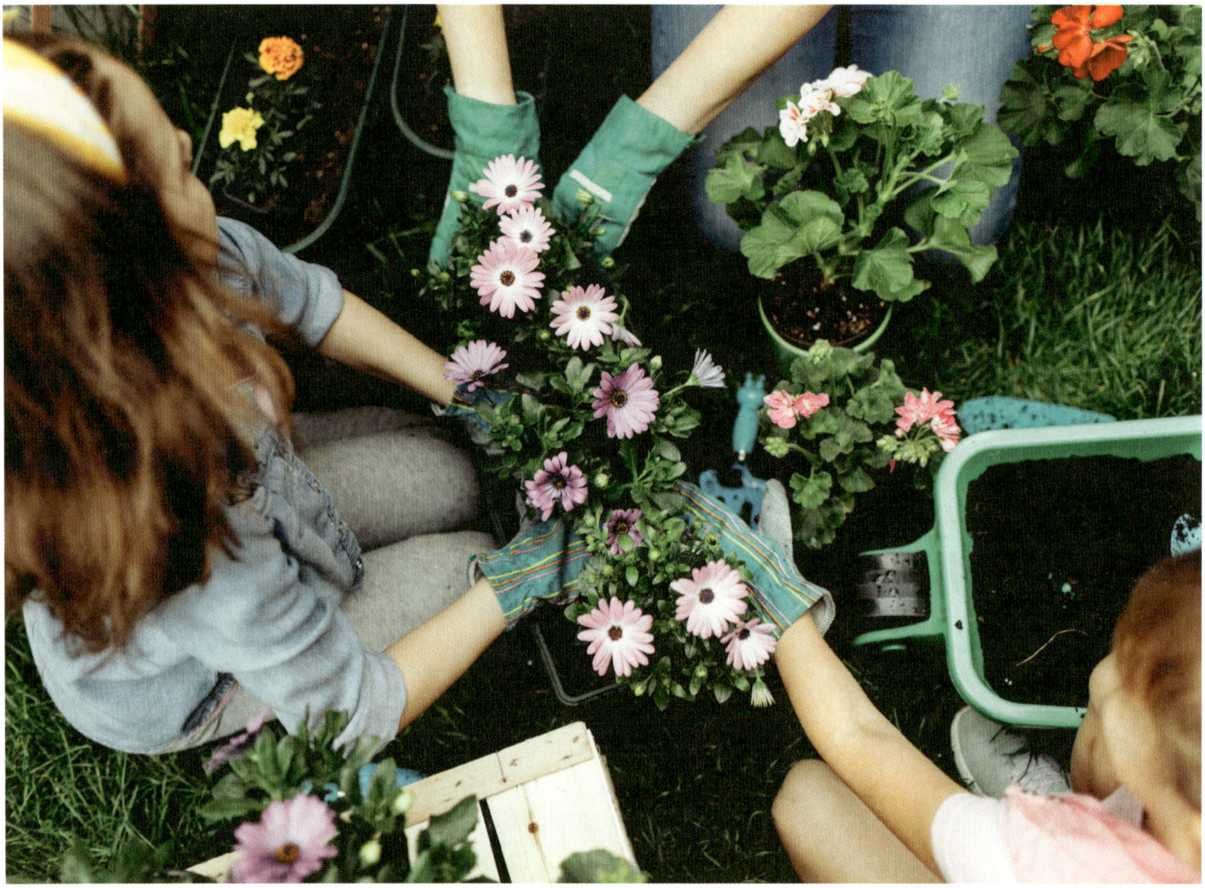

Etwas mit unseren Händen einzutopfen und so zu neuem Leben zu verhelfen, hat eine erdende Wirkung auf uns.

BLÄTTER SAMMELN UND KUNSTVOLL BEMALEN

Im Herbst, wenn die Blätter von den Bäumen fallen, könnt ihr diese kreative Beschäftigung ausprobieren: Sammelt große Blätter (am besten eignen sich Ahornblätter) und malt kleine Landschaften darauf. Dafür eignen sich am besten Fineliner, kräftige Buntstifte oder auch Acrylfarben. Wer noch Inspirationen für originelle Motive braucht, schaut sich einmal bei Instagram um.

EIN TIPI BAUEN

Lange Bambusstäbe und biegsame Weidenruten eignen sich ideal zum Bauen eines Tipis. Auch hierzu gibt es zahlreiche Bauanleitungen im Internet. Das Gefühl, das dabei entsteht, wenn wir – wenn auch nur für wenige Stunden – in den Wald »einziehen«, ist unbeschreiblich! Wem das Bauen eines Tipis zu aufwendig ist: In meiner Kindheit sind wir mit mehreren Kindern in eine hohle Hecke im Park »gezogen« und haben uns hier über Tage häuslich eingerichtet.

EIN LAGERFEUER ENTFACHEN

Feuer hat eine geradezu magische Wirkung auf uns. Somit ist ein Lagerfeuer eine wunderbare Möglichkeit, einen geselligen Abend stimmungsvoll ausklingen zu lassen. Das Knistern der brennenden Zweige, die Funken, die in den Nachthimmel aufsteigen, der unvergleichliche Geruch – viele Gründe, warum auch wir mit unserer kleinen Hausgemeinschaft im Garten oft ein Feuer entzünden. Am sichersten ist es, eine Feuerschale zu nutzen. Verständigt euch vorher über Sicherheitsvorkehrungen und Regeln, damit ein gemeinschaftlicher Abend mit Punsch und Stockbrot für alle ein ungetrübtes Vergnügen wird.

DRAUSSEN SCHLAFEN UND STERNE BESTAUNEN

In Brandenburg, inmitten von Seen und Feldern, haben wir seit Jahren ein kleines Ferienhaus. Fernab von den vielen bunten Lichtern der Großstadt ist der Sternenhimmel hier überwältigend. In Sommernächten übernachten daher mein Mann und unsere Tochter nicht im Ferienhaus, sondern im Zelt im Garten. Und sobald es richtig dunkel ist, bestaunen sie das Himmelszelt, von dem unsere Großstädteraugen gar nicht genug bekommen können.

MIT KINDERN ZUM KRAFTTIER REISEN

Schamanen und Medizinmänner aller großen Völker begeben sich seit Anbeginn der Welt auf Reisen im Geiste. Die Reise zum persönlichen Krafttier kann einen Zugang zur eigenen Energiequelle weisen, für die besonders Kinder offen sind. Krafttiere sind geistige Helfer, die uns mit ihren Stärken unterstützen können. Jedes Tier weist eine bestimmte Qualität auf, die (nicht nur) Kindern zu mehr

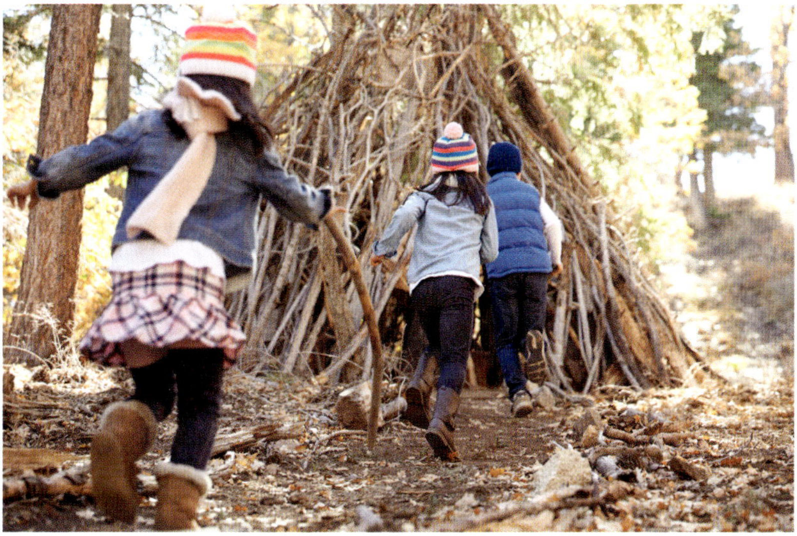

Ein eigenes Tipi im Wald – welch ein Abenteuer!

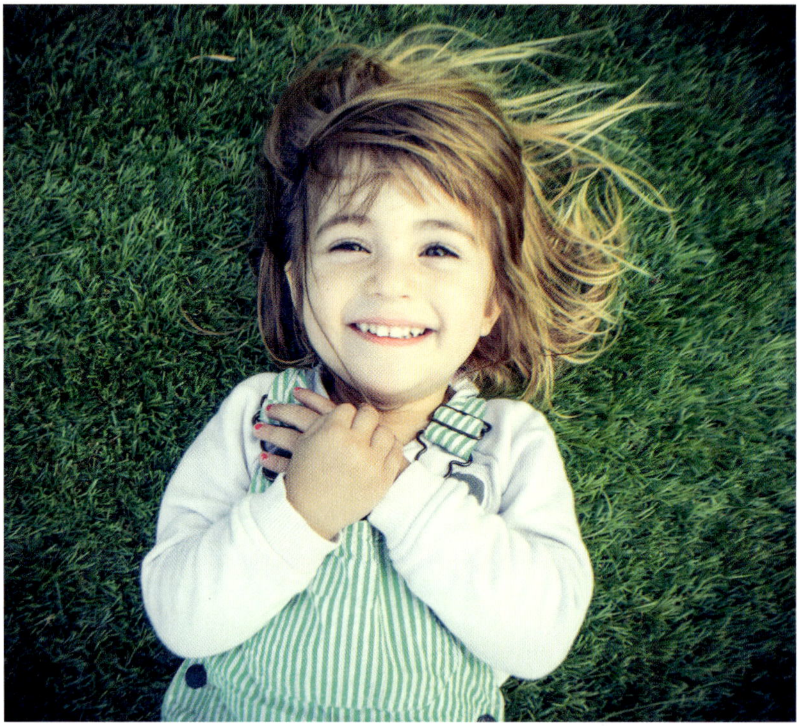

Dank ihrer reichen Fantasie fällt es Kindern oft leicht, »ihr« Krafttier zu finden.

Mut und Selbstvertrauen verhilft. Ich durfte selbst an einigen schamanischen Reisen teilnehmen und habe dadurch meine innere Welt auf besondere Art erleben dürfen.

Du kannst dein Kind durch eine einfache Fantasiereise begleiten und es prüfen lassen, ob es ein Tier »entdeckt«. Danach schaut ihr euch an, wofür dieses Tier steht und welches seine Lebensgewohnheiten und Eigenschaften sind. Eine detaillierte Beschreibung einer Krafttierreise würde den Rahmen dieses Buches sprengen. Wie eine Krafttierreise durchgeführt werden kann, die auch für Kinder möglich und sicher ist, kannst du selbst erfahren, erlernen oder nachlesen. Alternativ gibt es im Handel wunderbare Krafttierkarten für Kinder, die an das Thema heranführen. In meinen Kinderyogaklassen führe ich in unregelmäßigen Abständen solche Reisen mit den größeren Kindern (ab sieben Jahre) durch und habe bislang überwältigende Erfahrungen gemacht.

DIE WUNDERBARE WELT DER GEFÜHLE

Wir haben vielfältige Möglichkeiten, unsere Gefühle zum Ausdruck zu bringen. Allein im Gesicht befinden sich 26 Muskeln, von denen immerhin acht für unsere Mimik verantwortlich sind. Schon allein durch das Heben der Augenbrauen oder das Verziehen des Mundes können wir ganz gut artikulieren, was wir von einer

Sache halten. Aber es gibt auch andere Möglichkeiten, seine Gefühle zu zeigen: Wir ziehen die Schultern hoch, wenn wir ängstlich sind. Oder wir stellen uns breitbeinig hin und verschränken die Arme vor dem Körper, um Stärke und Angriffslust zu demonstrieren. Die Körpersprache klappt also im Allgemeinen recht gut. Trotzdem fällt es uns manchmal schwer, uns Gefühle bewusst zu machen und sprachlich auszudrücken. Und in bestimmten Situationen ist es sogar ratsam, die Gefühle zunächst für einen Moment zurückzuhalten, statt sich von ihnen zu einer unbedachten Äußerung hinreißen zu lassen.

Die folgende Übungssequenz steht ganz im Zeichen der Emotionen. Probiert sie aus. Vielleicht entwickelt sich im Anschluss daran ein gemeinsames Gespräch darüber, in welchen Situationen ihr euch mit dem Ausdruck von Gefühlen schwertut.

1. Let's Dance (siehe Seite 44)
2. Wutspruch (siehe Seite 58)
3. Das Licht im Bauch anknipsen (siehe Seite 48)
4. Die Herzöffnung (siehe Seite 74)
5. Der Emoji-Spiegel (siehe Seite 56)
6. Der Mut-Flow (siehe Seite 113)
7. Der starke Berg (siehe Seite 112)
8. Doppelter Krieger (siehe Seite 111)
9. Das Mut-Mudra (siehe Seite 106)
10. Die Schokomeditation (siehe Seite 94)
11. Rooooaaaaarrrrr (siehe Seite 105)
12. Komplimente-Pingpong (siehe Seite 93)
13. Himbeereis mit Topping (siehe Seite 68)
14. Der kühlende Atem (siehe Seite 78)
15. Die Bubble-Ball-Meditation (siehe Seite 98)

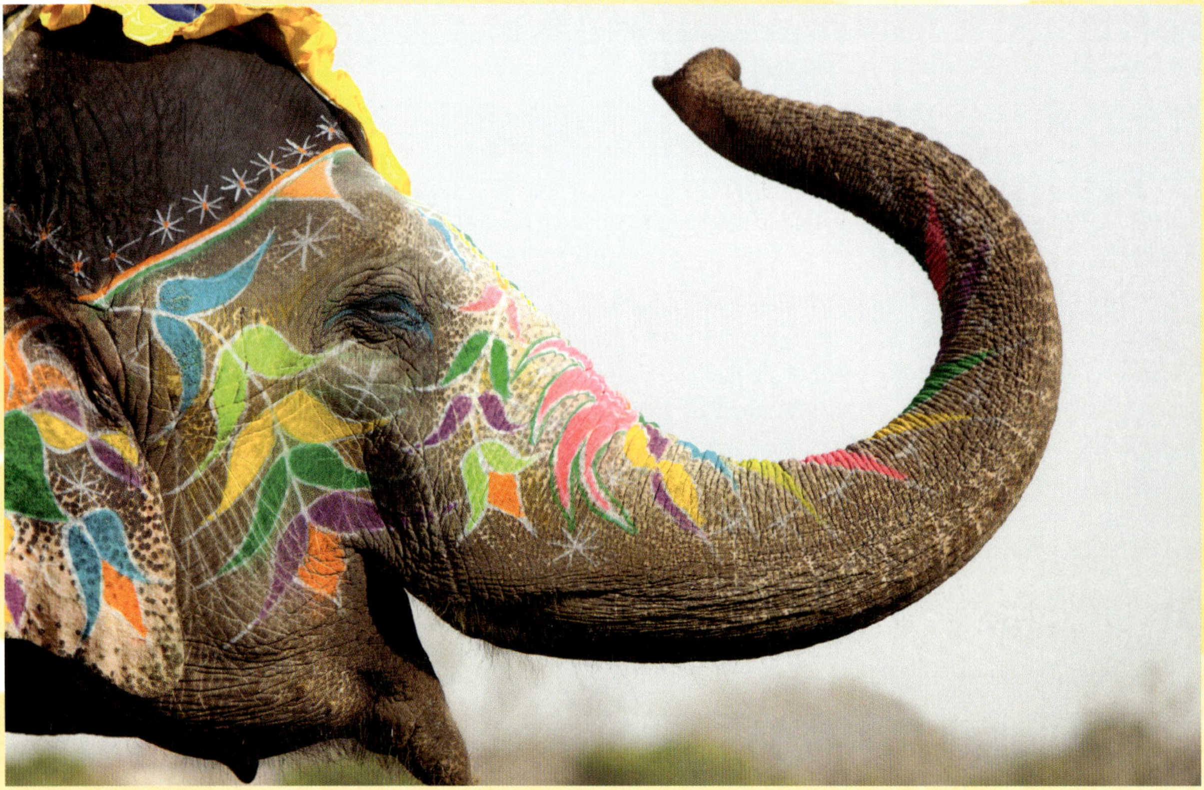

ENTSPANNUNG FÜR DEN KOPF

Kopf und Gesicht sind sehr empfindsam. Hier befinden sich die meisten unserer Sinnesorgane sowie enorm viele Nerven. Wie bereits erwähnt, sind von den 26 Muskeln im Gesicht wenigstens acht für unsere Mimik zuständig. Letztere haben es nicht immer leicht, denn Spannungen zeigen sich in einem zusammengekniffenen Gesicht und können sogar Kopfschmerzen verursachen. Jahrzehntelange schlechte Laune oder Sorgen schreiben sich buchstäblich in Form tiefer Falten auf der Stirn oder an den Mundwinkeln in unser Gesicht. Fröhliche Lachfältchen in einem offenen, wachen Gesicht lassen uns hingegen nicht alt aussehen!

GUTE LAUNE IM GESICHT

Zarte Berührungen im Gesicht und auf dem Kopf sind Balsam für die Seele. Zeit also für eine entspannende Partnermassage von Gesicht und Kopf! Logisch, dass ihr euch vor dem Massieren die Hände wascht. Entscheidet selbst, ob ihr Massageöle oder eine leichte Lotion nutzen wollt Für »Entspannung für den Kopf« solltet ihr rund zweimal 15 Minuten Zeit einplanen. Auch hier gilt wieder: Erst massierst du, anschließend dein Kind. So kennt es die Griffe und deren Wirkung schon aus eigenem Erleben.

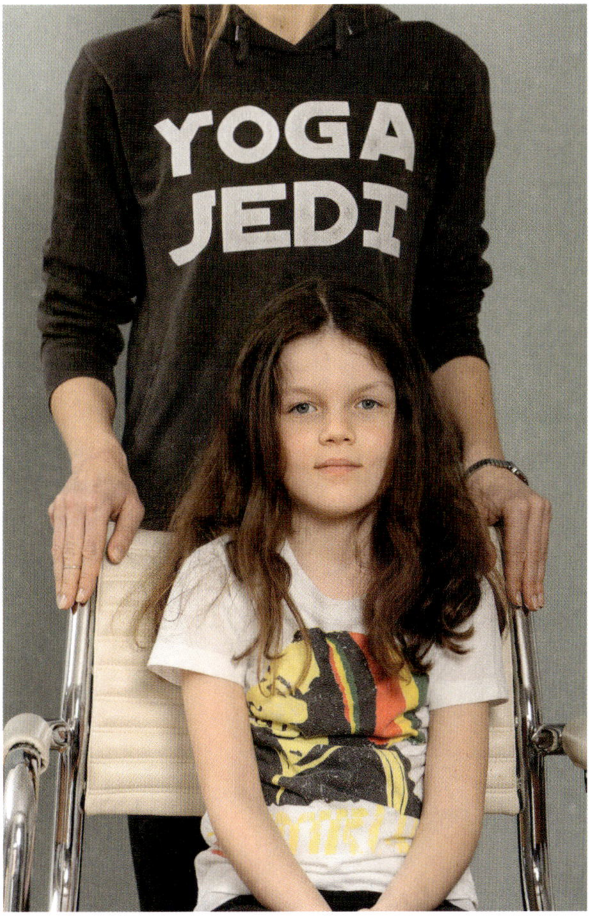

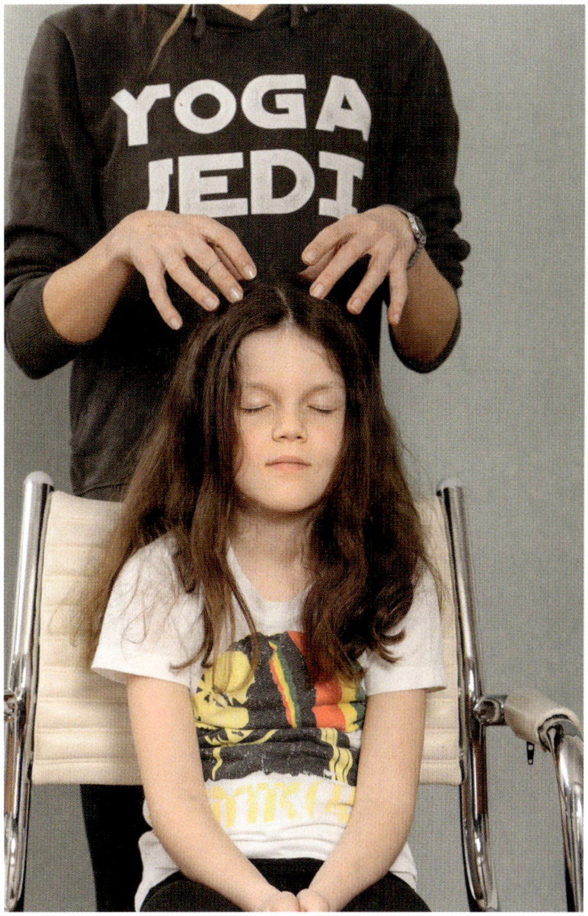

1 AUSGANGSPOSITION

Lass dein Kind auf einem Stuhl Platz nehmen, am besten mit Lehne. Es darf jetzt die Augen schließen und sich entspannen, Hände locker auf den Oberschenkeln abgelegt. Du stehst hinter deinem Kind.

2 REGENTROPFEN

Zu Beginn klopfst du mit den Fingerkuppen leicht auf die Kopfhaut. Du kannst den gesamten Kopf »beregnen«. Das leichte Klopfen regt die Durchblutung der Kopfhaut an und sensibilisiert.

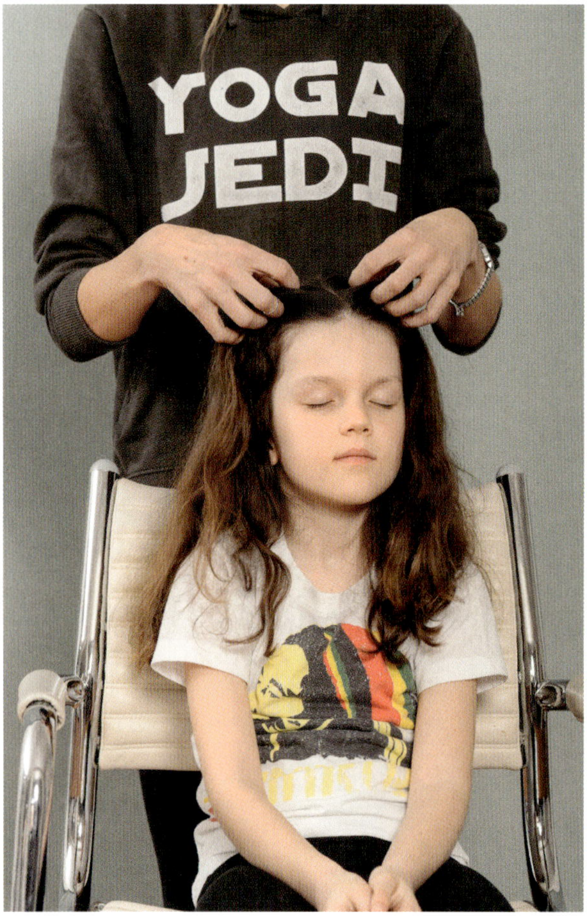

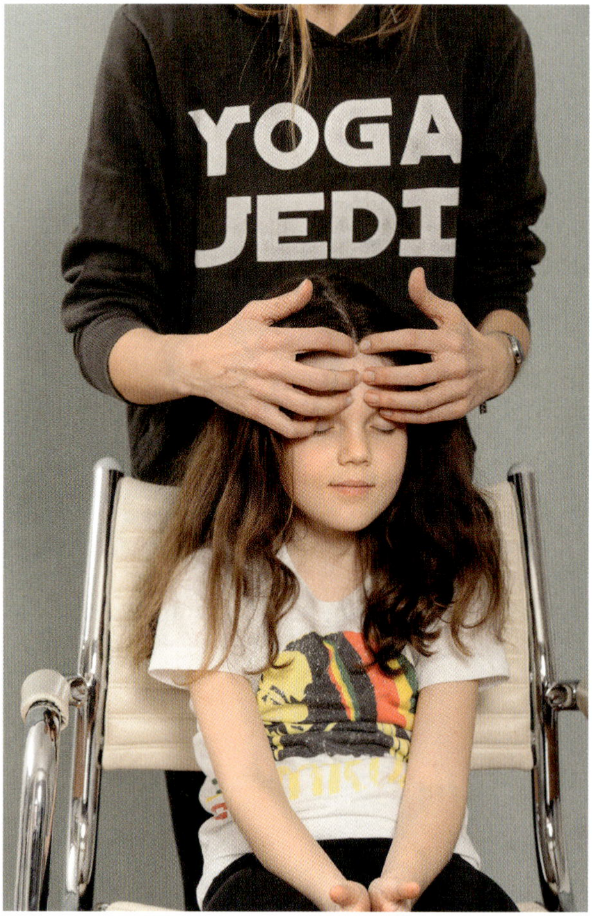

3 KÄMMEN

Stell dich hinter dein Kind. Fahre mit den gespreizten Fingern beider Hände so durch die Haare, als wären deine Hände zwei grobzinkige Kämme.

4 DIE STIRN HARKEN

Lege die Finger beider Hände - außer den Daumen - auf der Stirnmitte auf der Linie über der Nase deines Kindes ab, die Fingerspitzen berühren sich.

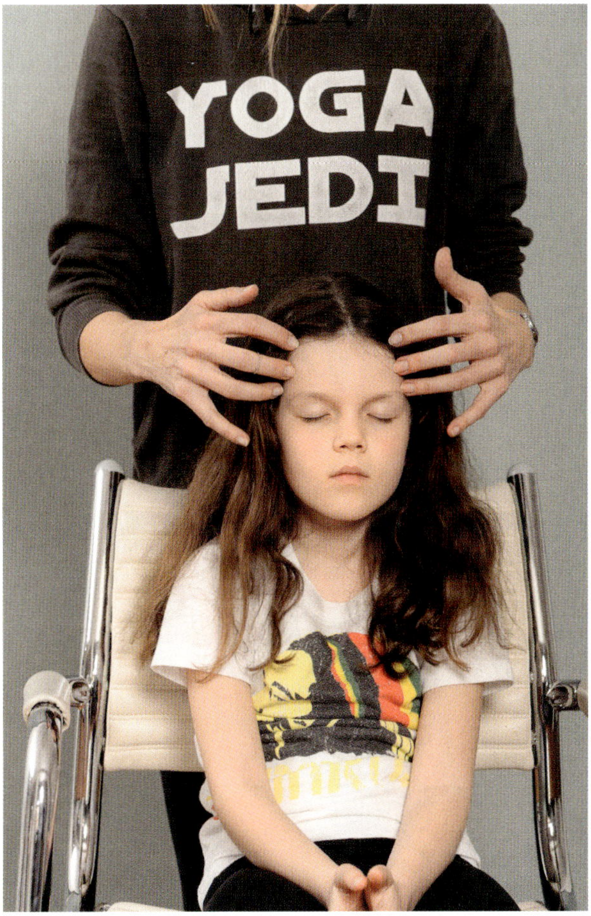

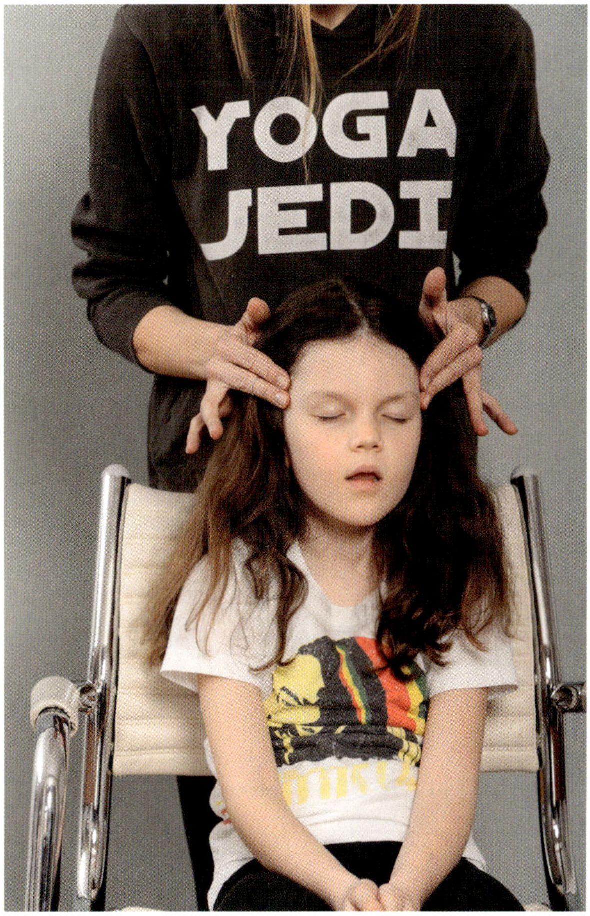

5 Streiche nun mit sanftem Druck der Finger die Stirn langsam aus, in einer Bewegung quer nach außen bis zum Haaransatz. Lege dann wieder die Finger auf der Stirnmitte zusammen und wiederhole die Bewegung.

6 KLEINE ZUGRÄDER

Diese Übung ist sehr hilfreich bei Spannungskopfschmerz. Hinter deinem Kind stehend, beschreibst du mit den Spitzen von Zeige- und Mittelfinger an den Schläfen kleine Kreise. Wechsle die Richtung nach einer Weile.

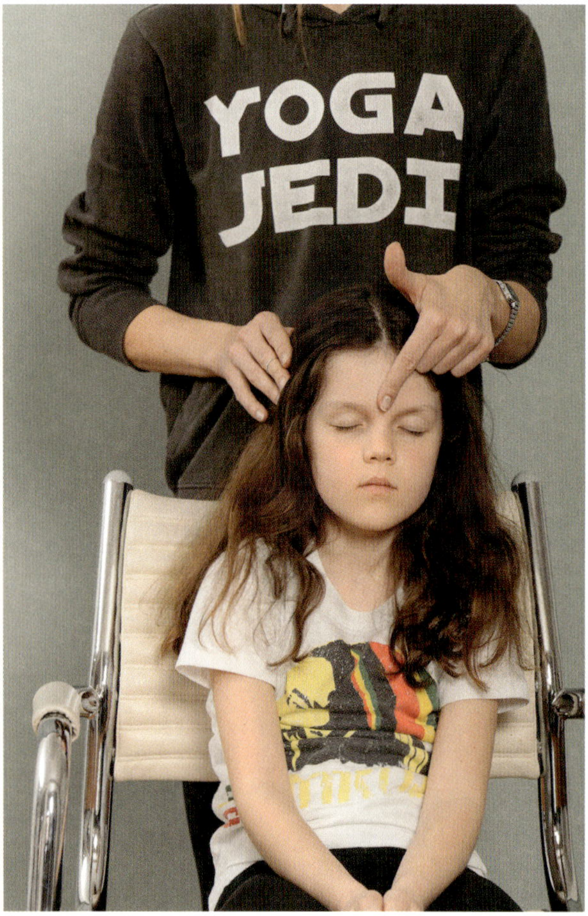

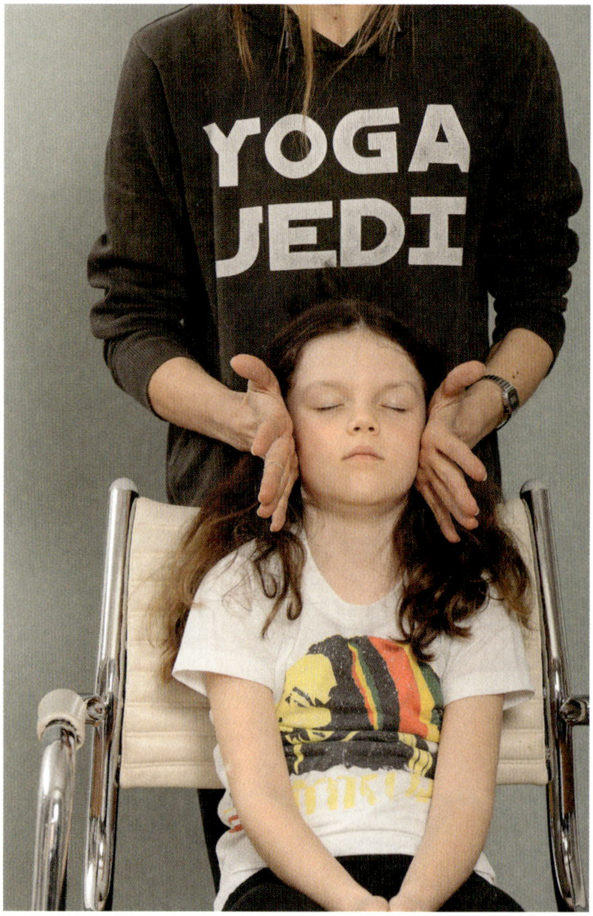

7 DRITTES AUGE

Das dritte Auge, Ajna- oder Stirnchakra – so nennen die Yogis den Punkt über der Nasenwurzel, in der Mitte der Augenbrauen. Hier, so sagen sie, ist der Sitz der Intuition. Es wird als sehr angenehm empfunden, sanft mit dem Zeigefinger für einige Atemzüge auf diesen Punkt zu drücken. Mit der anderen Hand den Kopf halten, damit er dem Druck nicht nachgibt.

8 GROSSE ZUGRÄDER

Jetzt beschreiben wir wieder Kreise, diesmal größere, und zwar an den Kieferknochen. Dazu nehmen wir die Handinnenflächen. Der Kiefer ist sehr anfällig für Spannungen und Verkrampfungen. Diese sanfte und gleichmäßige Bewegung sorgt dafür, dass dein Kind die Kiefer nicht zusammenpresst.

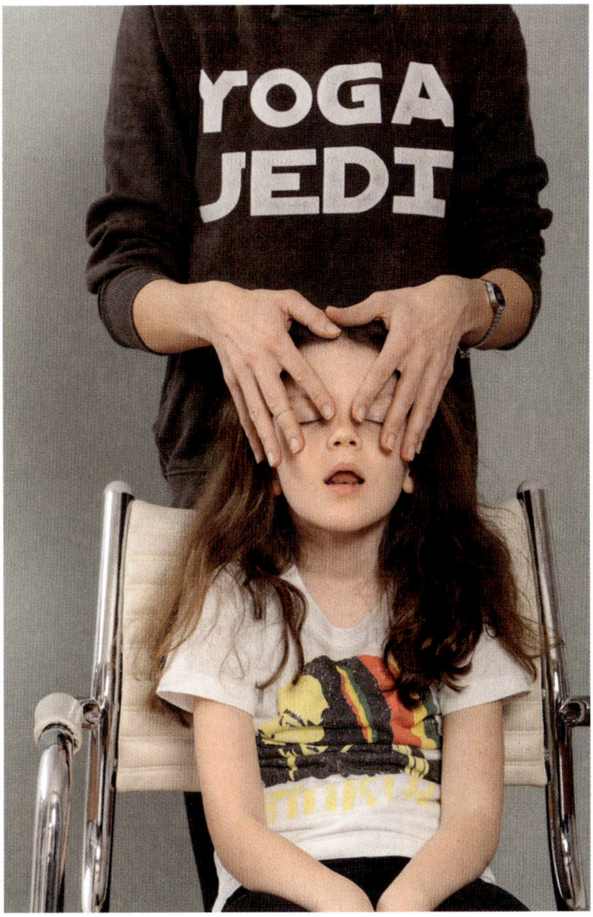

9 TUCH ÜBERS GESICHT ZIEHEN

Zum Schluss ziehst du ein unsichtbares Tuch über das Gesicht deines Kindes. Beginnend am Kinn, führst du deine Handflächen ganz luftig wie ein Seidentuch über sein Gesicht und über den Kopf bis in den Nacken. Das ist ein schönes Gefühl, darum solltest du diese Bewegung ein paarmal wiederholen.

Tipp

Wie bei jeder Massage dürft ihr natürlich auch kreativ werden, was die Berührungen anbelangt. Denkt euch eigene, sanfte Handgriffe aus. Wenn ihr diese mit einer kleinen Geschichte verbindet, wirkt die Entspannung sicher noch viel intensiver.

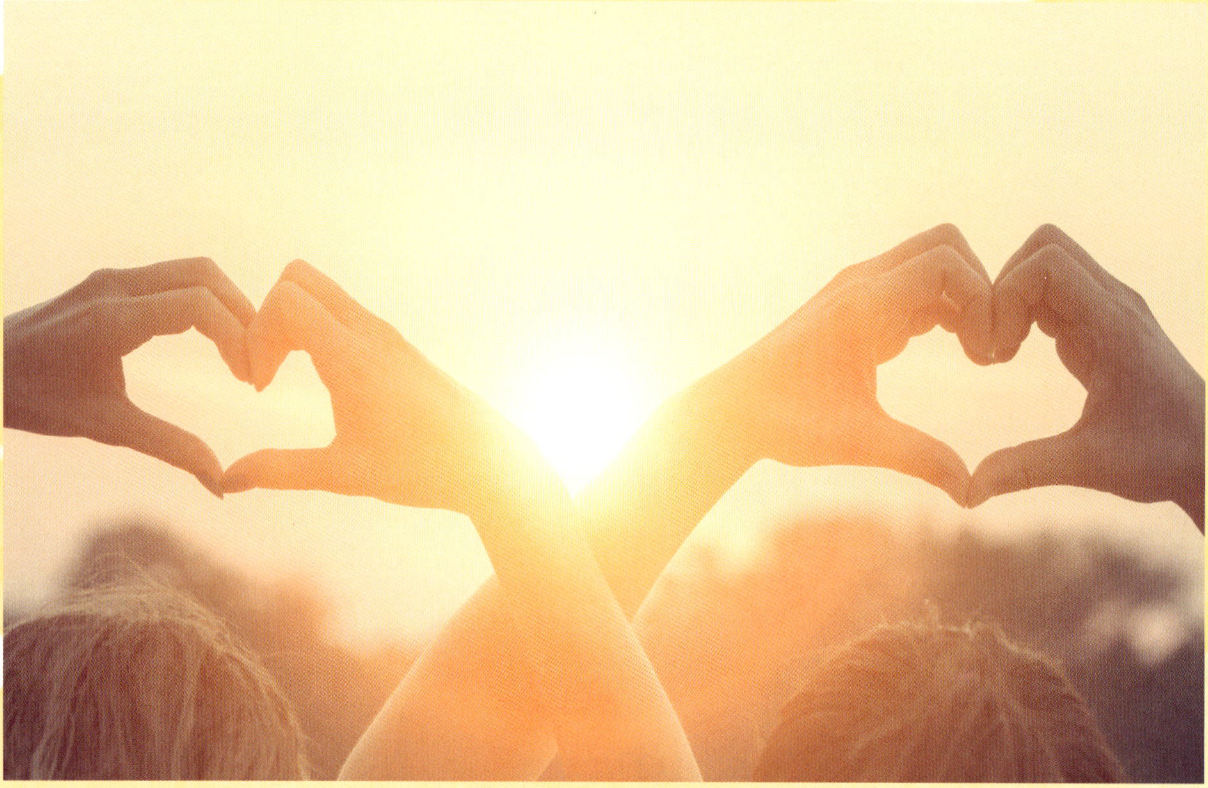

GLÜCKSMOMENTE – EINFACHE IDEEN FÜR GUTE GEFÜHLE

Kleshas nennt Patanjali die fünf Leiden, die uns davon abhalten, positiv eingestellt zu sein. Dabei kann uns unsere Einstellung gesund halten! Denn positive Gedanken sind gut fürs Immunsystem, können sogar Entzündungen hemmen.[24] Doch wie finden wir zu einer positiveren Einstellung? Die Schritte dorthin müssen gar nicht groß sein, denn wie immer beginnt eine Umstellung im Kleinen. Ich habe einige Ideen zusammengetragen, um kleine Glücksmomente zu kultivieren. Es gibt auch Apps wie GoodNews, die täglich nur gute Meldungen aus aller Welt zusammenstellen – und damit dem Negativstrom an deprimierenden Nachrichten etwas entgegensetzen.

»HAPPY MOMENTS« SAMMELN

Die einen sammeln Fußballsticker, die anderen Schuhe. Warum nicht auch einmal »Happy Moments« sammeln? Schöne Momente im Kreis der Familie bewusst einzufangen und zu konservieren, ist eine ausgesprochen bereichernde Idee aus der Positiven Psychologie. Alles, was ihr hierzu benötigt, ist ein großes Gefäß, etwa eine bauchige Vase oder ein hübscher zweckentfremdeter Bierkrug, den ihr gut erreichbar für jedes Familienmitglied aufstellt. Hat ein Ereignis einem Familienmitglied einen Glücksmoment beschert, beschreibt er dies auf einem Zettel und legt ihn in euer Gefäß. Einmal im Jahr – zum Beispiel an einem Geburtstag, an Weihnachten oder Silvester, idealerweise dann, wenn die ganze Familie zusammenkommt – wird das Gefäß ausgeleert. Alle darin gesammelten Zettel werden laut vorgelesen. So kann man wunderbar in Erinnerungen an gemeinsame »Happy Moments« schwelgen, die man sonst womöglich vergessen hätte.

EINFACH MAL NICHTS TUN

Astrid Lindgren hielt einmal fest, dass wir regelmäßig Zeit einplanen sollten für den Müßiggang. Sich hinsetzen und nichts tun – das ist tatsächlich gar nicht so einfach. Oftmals wuseln wir emsig umher, verschieben die Pausen auf später. Wir verplanen unsere Zeit und die Ferien unserer Kinder generalstabsmäßig, mit einer sinnvollen Freizeitaktivität nach der anderen. Wo sind die Tage hin, an denen unsere Kinder bis abends im Schlafanzug herumhängen durften? Ist Langeweile nicht auch wichtig? Lasst uns lernen, wieder zu »chillen« – ohne Zeitdruck und schlechtes Gewissen! Danach kann es ja wieder munter weitergehen.

> »Und dann muss man ja auch noch Zeit haben, einfach dazusitzen und vor sich hinzuschauen.«[25]
>
> **Astrid Lindgren**

STEINE MIT LUSTIGEN GESICHTERN BEMALEN

Einem Fremden eine Freude zu machen, ist gar nicht so schwer. Die folgende Idee macht einfach gute Laune, und zwar beim Finder wie auch bei demjenigen, der den Stein deponiert. Einfach einen schönen Stein nehmen und ein fröhliches Gesicht daraufmalen. Dafür gibt es sogar spezielle Steinmalstifte. Dann legt ihr den Stein an einem Ort aus, an dem regelmäßig Leute vorbeikommen: unter einer Hecke, an einer Kreuzung, an einem Bordstein oder unter einem Baum. Die Stelle sollte nicht zu versteckt sein, denn ein solcher Stein will schließlich gefunden werden! Allein die Vorstellung, dass jemand sich beim Anblick deines lustigen Steins freut, lohnt den (kleinen) Aufwand.

EIN TIER STREICHELN

Als ich klein war, wünschte ich mir inniglich ein eigenes Haustier, doch meine Eltern waren dagegen: zu aufwendig, zu teuer, ein Hindernis im Urlaub usw. Eines Sommertages, die Tür zum Garten stand weit offen, spazierte eine junge, neugierige Katze in unser Haus. Sie kam in mein Zimmer, erkundete dort jede Ecke und legte sich schließlich schnurrend in mein Bücherregal. Ich glaube, der

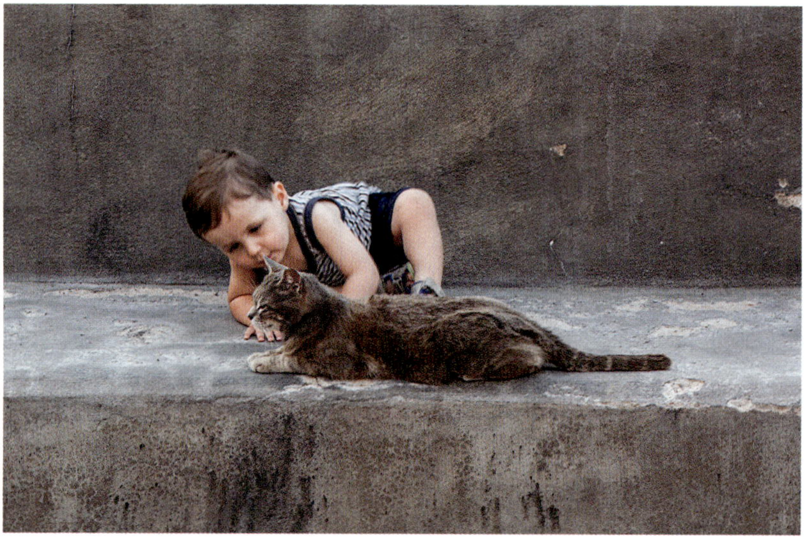

Zu beobachten, wie sich eine Katze bewegt, ist für Kinder sehr spannend.

Anblick dieses fremden Tieres, wie es sich unverhofft, ganz entspannt und angstfrei in meinem Reich bewegte, gehört zu meinen schönsten Kindheitserinnerungen. Dieses überwältigende Gefühl, einem Tier so nahe zu kommen, hat mich seitdem begleitet. Erst besaßen wir eine Katze, mittlerweile sind es zwei.

Dass Kinder, die mit Haustieren aufwachsen, glücklicher sind und neuesten Studien zufolge sogar ein stärkeres Immunsystem haben, ist kein Geheimnis mehr. Hunde werden mittlerweile in Grundschulen und Büros, in der stationären Psychiatrie und in Seniorenheimen eingesetzt, denn das Streicheln und Kraulen eines Tieres wirkt ausgleichend und beruhigt die Nerven. Das Schnurren von Katzen ist wissenschaftlichen Erkenntnissen zufolge nicht nur ein angenehmes Geräusch, es hält die Katze auch gesund. Die durch das Schnurren ausgelöste minimale Vibration schützt ihre Knochen vor Osteoporose. Regelmäßig ein Haustier zu streicheln, ist also eine Win-win-Situation!

EIN BILD MALEN

Manchmal kann es so einfach sein, Glücksgefühle selbst herbeizuführen, etwa wenn wir kreativ sind. Anstatt am Handy oder Tablet die Zeit totzuschlagen und passiv zu rezipieren, täte es Groß und auch Klein gut, aktiv zu werden. Das Malen eines Bildes ist so einfach und macht so happy! Also, einfach zu Papier und Stiften gegriffen – in Schreibwarengeschäften gibt es so wunderschöne Materialien – und los geht's! Wenn es gut läuft, versenken wir uns meditativ in das Bild und sind dabei ganz entspannt.

DANKBARKEITSLISTE ANLEGEN

Viel zu oft sehen wir alles schwarz – oder sehen sogar rot. So sind manche Gemüter halt. Das Glas ist für viele, bildlich gesprochen, halb leer statt halb voll. Wie wichtig Santosha, also die Zufriedenheit, für unser Seelenheil ist, habe ich bereits auf Seite 16 beschrieben. Einmal täglich innezuhalten und kurz aufzuschreiben, wofür wir dankbar sind, bringt uns einer positiveren inneren Einstellung ein schönes Stück näher. Eine Liste mit Dingen macht uns die angenehmen Aspekte in unserem Leben noch bewusster: ein warmes Zuhause, ein sicheres Land, ein besonderer Freund ... Je geübter wir im Schreiben einer Dankbarkeitsliste werden, desto mehr Dinge fallen uns ein. Dies funktioniert auch mit Kindern. Danke!

JEMANDEN SPONTAN BESUCHEN

Als Nutzer von sozialen Medien wie WhatsApp ist es kaum vorstellbar: Jemanden ohne besonderen Grund überraschend zu besuchen und bei einem netten Menschen spontan und unangekündigt vor der Tür zu stehen. Wenn ein lieber Freund vom anderen Ende der Stadt »nur so« vorbeischaut, ist die Freude jedoch unvergleichlich. Das klingt für junge Menschen möglicherweise ziemlich oldschool – und was tun, wenn die Person nicht zu Hause ist? Probiert es doch einfach aus. Schließlich hat es früher auch geklappt.

BACKEN UND KOCHEN

Glücksmomente kommen auch aus dem Ofen und dem Topf! Dem stimmen gewiss die meisten zu, zumal Essen und Trinken in den letzten Jahren eine Renaissance in der öffentlichen Aufmerksamkeit erlebt haben. Coole Food-

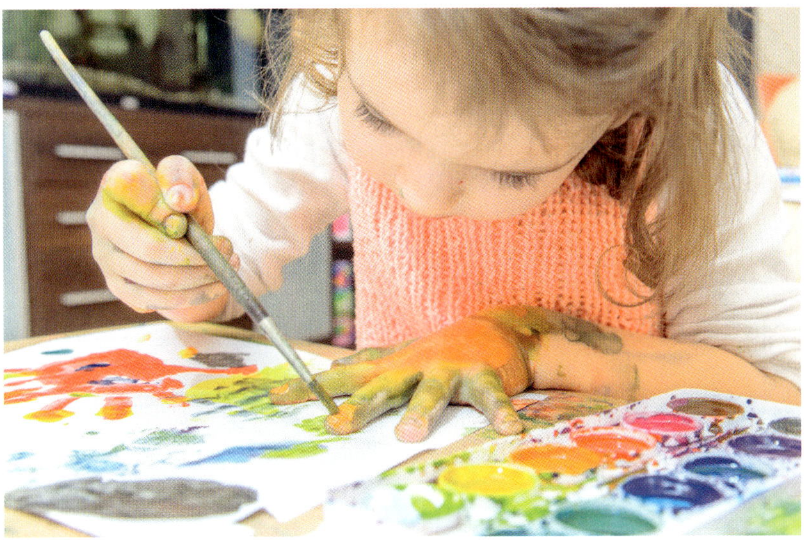

Malen und alles um sich herum vergessen: Hier hat ein Kind den Flow gefunden.

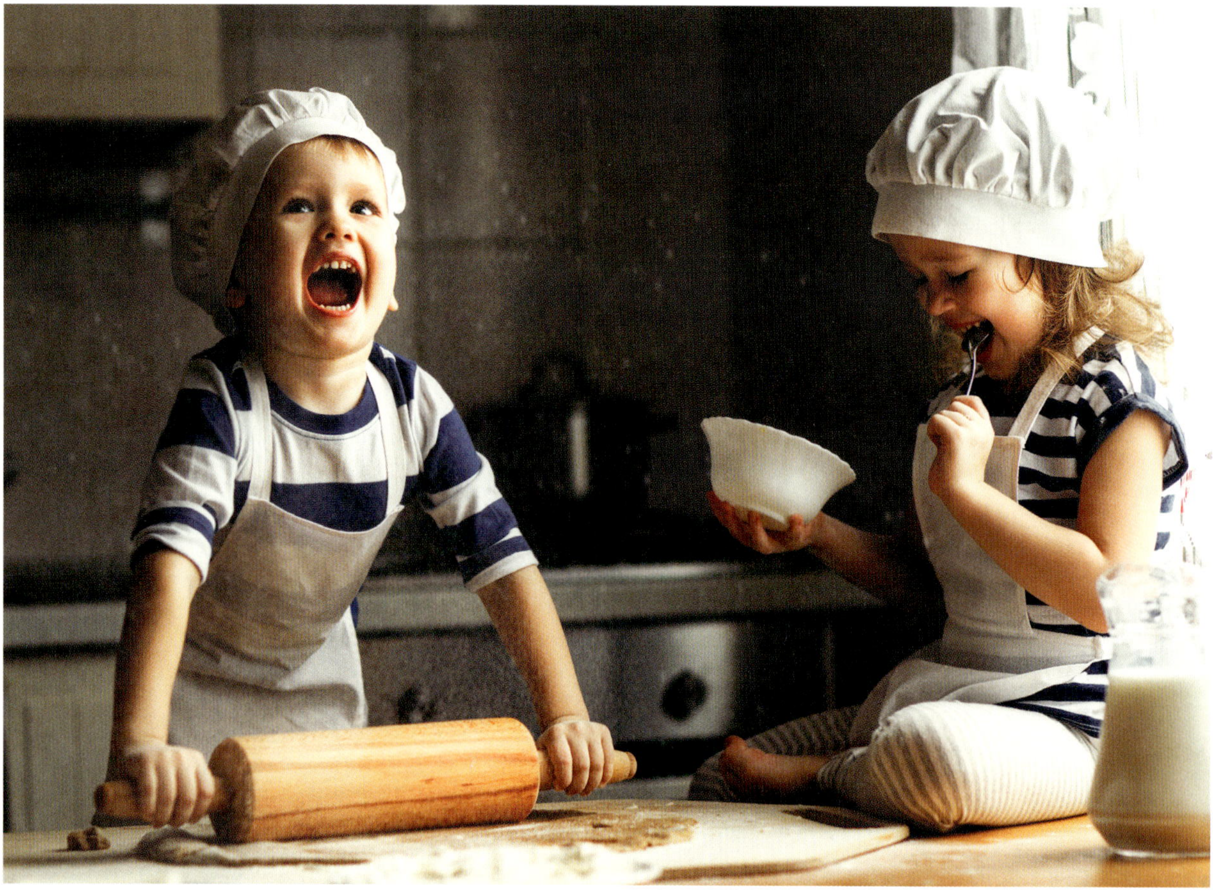

Kleine Bäcker, großer Spaß! Ist für die Sicherheit gesorgt, dürfen sich Kinder nach Herzenslust in der Küche ausprobieren.

Märkte, angesagte Blogger, auf feine, handwerklich erzeugte Lebensmittel spezialisierte Geschäfte sowie eine Generation junger Kochbuchautoren haben zusammen mit einem modernen Gesundheitsbewusstsein dafür gesorgt, dass gutes Essen und Trinken nicht mehr nur ein Thema für ältere Semester ist. Die Beschäftigung mit alten Obst- und Gemüsesorten zeugt ebenfalls von diesem Trend. Gutes Essen ist Nahrung für die Seele. Ein vollwertiges, frisches Essen oder eine selbst gebackene Torte sorgen nicht nur während des Essens für einen Glücksmoment, auch die Zubereitung kann nach einem langen Arbeitstag ein wahrer Stresskiller sein.

GIRLS-ONLY- UND BOYS-ONLY-WEEKEND

Bei uns hat es schon Tradition: Mindestens einmal im Jahr (gern öfter) gönnen meine Tochter und ich uns ein Girls-only-Weekend. Wir machen dann all die Sachen, die im Familienurlaub mit meinem unternehmungslustigen Mann zu kurz kommen. Zum Beispiel fahren wir an die Nordsee, gönnen uns gegenseitig eine Massage und verträumen den Rest des Tages im Strandkorb. Himmlisch! Sicherlich haben Jungs und Väter ihre eigenen Rituale, bei denen Frauen oder Schwestern eher stören. Regelmäßig mit der Tochter oder dem Sohn zu zweit wegzufahren, verstärkt die Bindung ungemein. Das Kind bekommt unsere ungeteilte Aufmerksamkeit und erzählt vielleicht Dinge, die ihm sonst nicht so leicht über die Lippen kommen. Und beide zehren noch lange von der gemeinsamen Erinnerung, die übrigens gern im »Happy Moments«-Gefäß (siehe S. 157) landen darf.

HANDY ALS GLÜCKSWECKER

Diese Idee stammt von der befreundeten Yogalehrerin Christina Lobe. Bei einem gemeinsamen Frühstück im Café meldete sich ihr Handy. Sie schaute darauf und – lächelte. Denn es war keine Erinnerung an ein Meeting, an eine wichtige, noch zu verfassende E-Mail oder eine dringende To-do-Liste, die sich da digital bemerkbar machte, sondern einfach ein mit Freunden vereinbartes Ritual: Einmal am Tag denken sie bei einem zu einer bestimmten Uhrzeit eingerichteten Erinnerungston an ihre Freundschaft und sind dankbar dafür. Ich finde, dies ist eine schöne Art, das Handy zu nutzen.

DIE NASE GLÜCKLICH MACHEN

Wohlbefinden funktioniert auch über den olfaktorischen Sinn, also über das Riechen. Düfte können uns glücklich machen! Der Geruch eines Lavendelfelds oder der eines Babys – wenn wir etwas Angenehmes riechen, verbinden wir dies mit einem positiven Gefühl. Und im Gegensatz zum Sehen oder Hören geschieht das quasi ungefiltert. Während Gesehenes oder Gehörtes vom Thalamus im Gehirn »überprüft« wird, wirkt ein Duft unmittelbar auf unsere Gefühlswelt. Dafür sorgen unsere rund 30 Millionen Riechzellen. Sie senden einen elektrischen Impuls, sobald wir an einer Zitrone schnüffeln. Der Impuls wandert ins limbische System – in genau den Bereich, der für Gefühle zuständig ist – und in den Hippocampus, unser Gedächtniszentrum. Daher wirken hochwertige Aromaöle oder eine duftende Tasse Kräutertee so stimulierend auf uns.

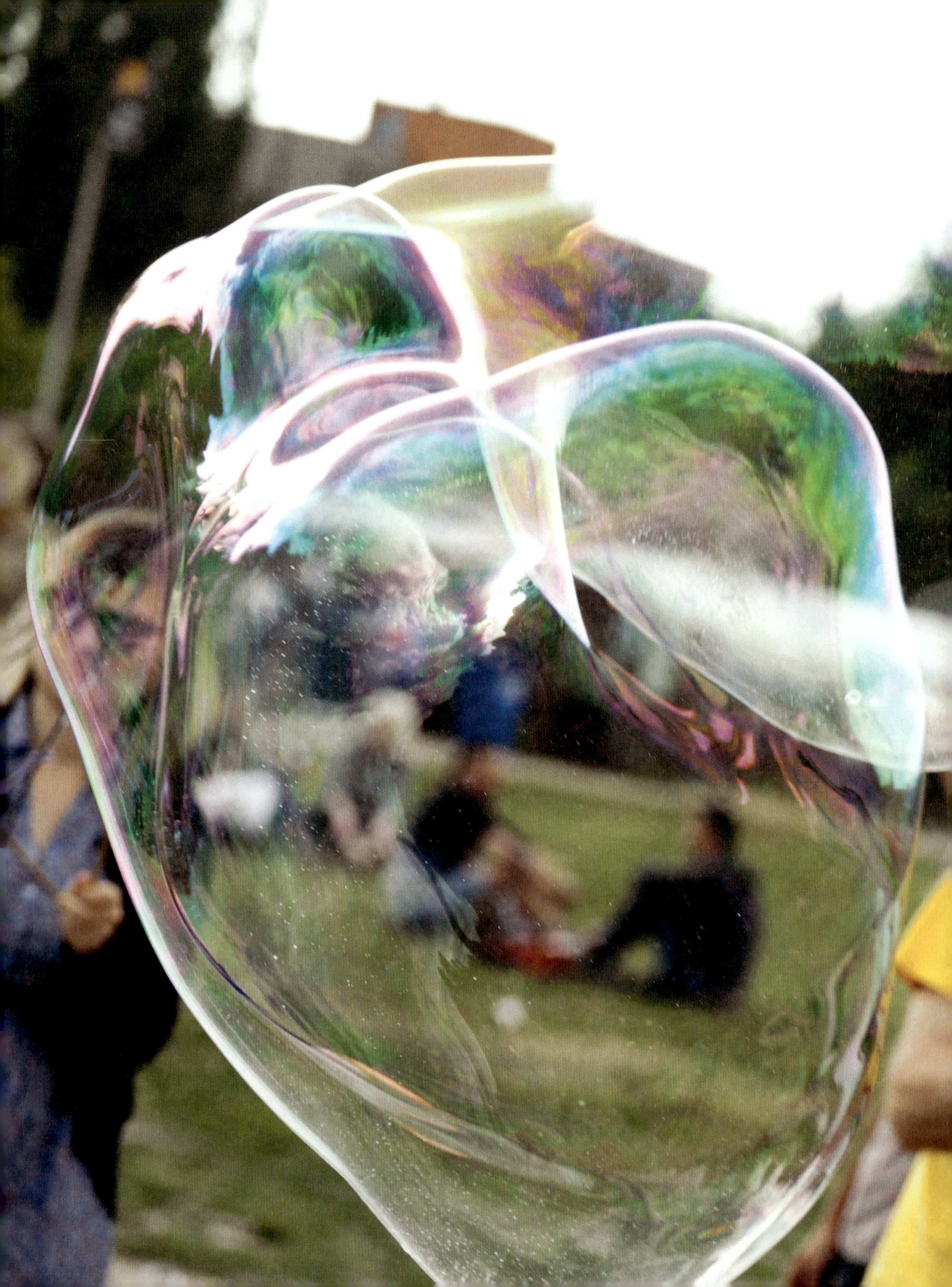

Notizen

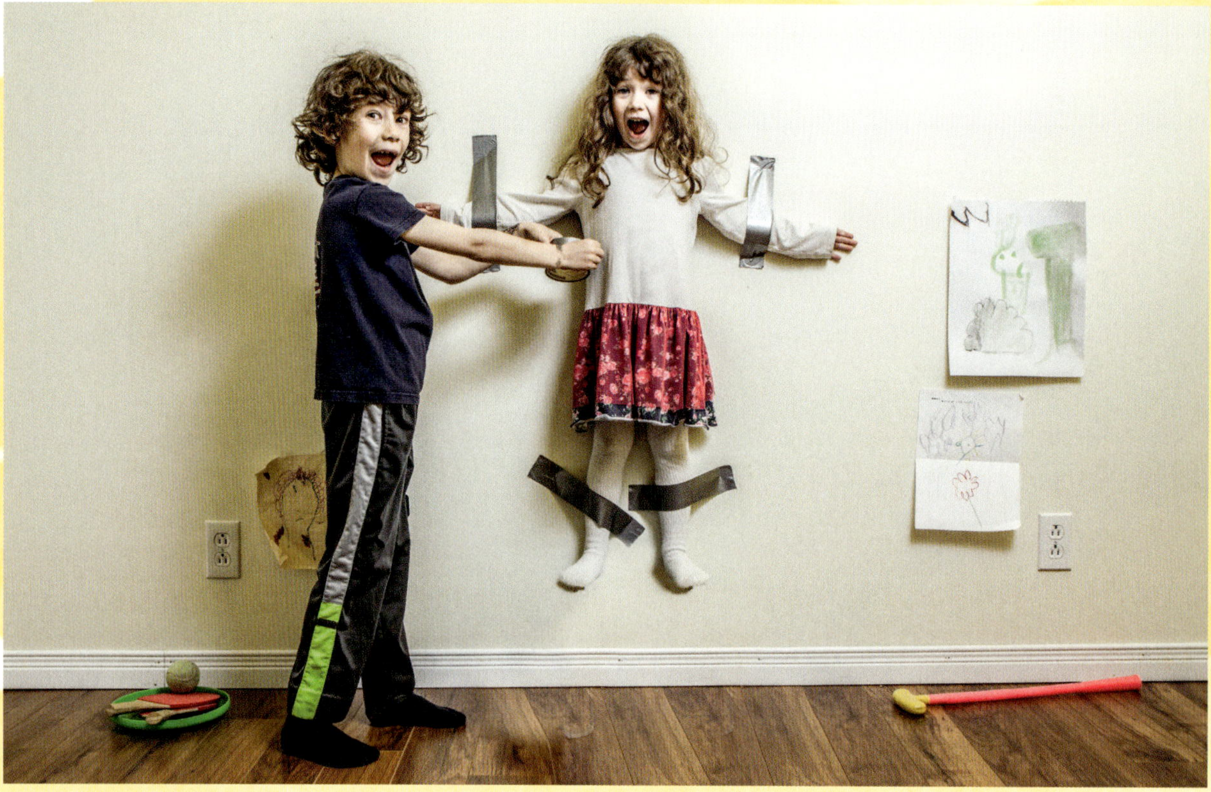

SPEZIELLE ÜBUNGEN FÜR ZAPPELINCHEN

Kinder sind immer in Bewegung, und das ist gut so! Manche scheinen einen unerschöpflichen Bewegungsdrang, eine immerwährende motorische Unruhe zu verspüren. Sollen sie stillsitzen, wie zum Beispiel bei den Hausaufgaben oder beim Essen, wippen sie mit dem Fuß oder rutschen auf dem Stuhl hin und her. Was Erwachsene manchmal nur schwer ertragen können, ist in Wirklichkeit der Versuch des Kindes, über Körperbewegung innere Spannung abzubauen.

Auch für Tagträumer

Wichtig ist hier in erster Linie, dem Kind gegenüber offen zu bleiben und sein Verhalten nicht zu bewerten. Nur weil die meisten von uns Konzentration mit Stillsitzen assoziieren, muss das nicht für dein Kind gelten! Und tatsächlich können Zappelinchen ihre Aufmerksamkeit in Lernsituationen besser halten, wenn sie sich körperlich betätigen dürfen. Spannung herausnehmen kann man besonders mit gelenkter Bewegung. Gezielte Bewegungsabläufe und besonders Überkreuzübungen, wie etwa aus der Kinesiologie und der Gehirngymnastik bekannt, sind für Zappelinchen und kleine Tagträumer gleichermaßen hilfreich. Macht diese Übungen gemeinsam, das motiviert dranzubleiben!

DIE LIEGENDE ACHT

Wem das Lesen oder Schreiben nicht ganz leichtfällt, der sollte einmal diese Übung ausprobieren. Durch das Hin und Her beim Zeichnen überquert dein Kind immer wieder den Schnittpunkt zwischen linker und rechter Schleife, dabei bewegt sich auch die Hand vor der rechten und linken Körperhälfte. Der Blick folgt der Bewegung.

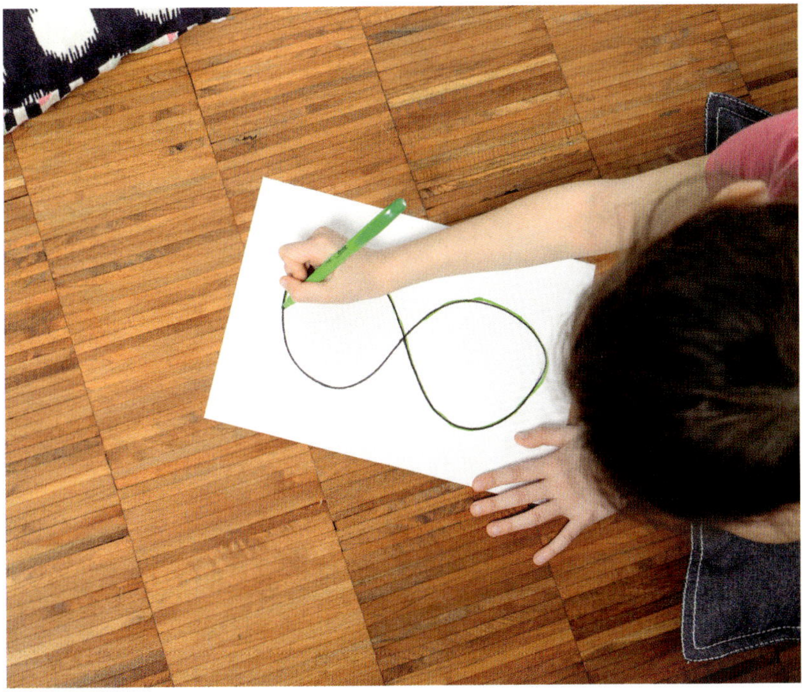

Zeichne deinem Kind auf einem Blatt eine große liegende Acht auf. Dann bitte es, die Linie mit einem Stift nachzufahren, ohne abzusetzen. Achte darauf, dass dein Kind am Schnittpunkt beginnt und zuerst nach rechts oben fährt. Hat dein Kind Probleme, führe seine Hand einige Male, bis es die Spur mühelos selbst halten kann. Einige Male wiederholen.

KNIEPLATTLER

Überkreuzübungen fördern die Koordination und können sogar bei Mathe helfen, denn dabei wird die Verbindung zwischen rechter und linker Gehirnhälfte aktiviert. Das wiederum verbessert die Konzentrationsfähigkeit. Beginnt mit dieser klassischen Übung.

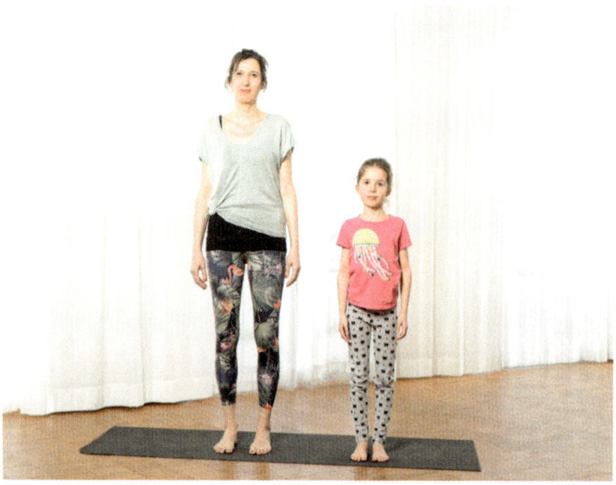

1 Kommt in einen lockeren Stand, die Füße hüftweit auseinander.

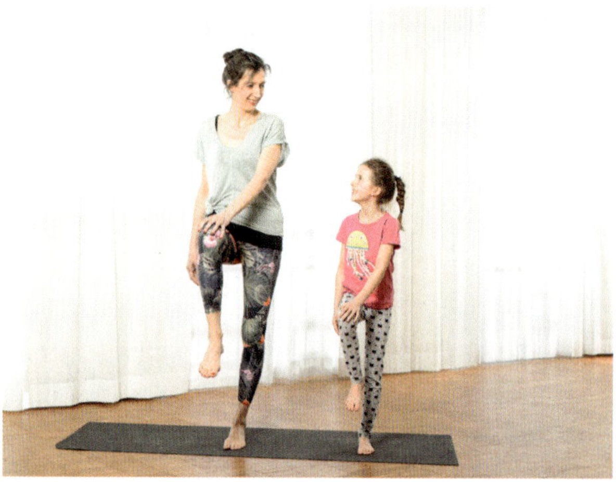

2 Hebt das rechte Bein angewinkelt an, bis der Oberschenkel parallel zum Boden ist. Klatscht es mit der linken Hand ab und stellt es dann wieder ab.

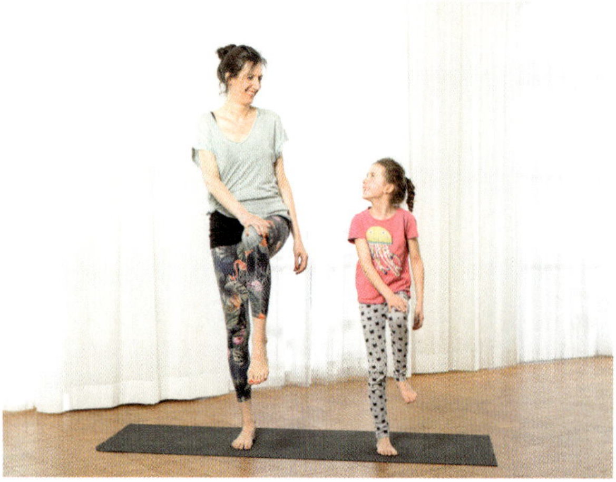

3 Hebt jetzt das linke Bein angewinkelt an und klatscht es mit der rechten Hand ab. Dann stellt ihr das Bein wieder ab.

Tipp

Wiederholt diese Rechts-links-Bewegung zuerst langsam. Sollte sie gut funktionieren, dürft ihr schneller werden und auch gern wie beim bayerischen Schuhplattler, einem Tanz, das Ganze gehüpft ausführen.

DER LACHKÄFER

Erst einmal die gröbsten Spannungen lösen!
Diese Übung stammt von dem Kinderyogalehrer Thomas Bannenberg.
Sie macht gute Laune und lockert den gesamten Körper.
Vorsicht, Ansteckungsgefahr!

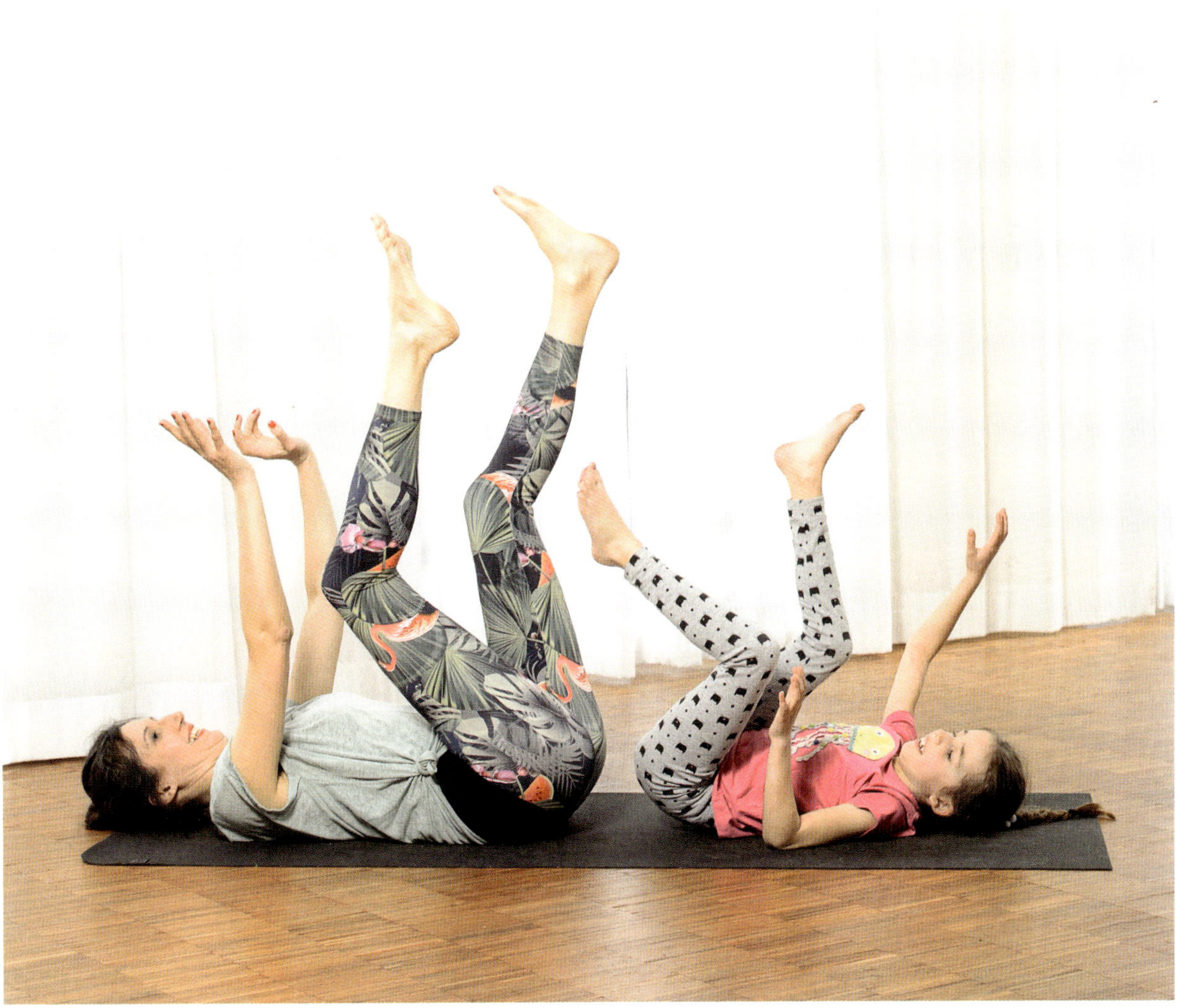

Streckt aus der Rückenlage heraus die Arme und Beine leicht gebeugt nach oben. Dann schüttelt sie in eurem Tempo aus. Beginnt gleichzeitig zu kichern. Aus dem Kichern darf auch ein Lachen werden. Lacht und schüttelt, bis alle Anspannung aus dem Körper weggekichert ist und ihr euch ganz leicht und locker anfühlt. Dann zieht die Beine enger an den Körper, fasst die Schienbeine mit den Händen und schaukelt einige Male vor und zurück. Dann kommt mit Schwung hoch zum Sitzen und spürt der Bewegung einen Augenblick lang nach.

AUFRICHTEN

Eine Blume wächst nicht an einem Tag in die Höhe, um dort oben ihre Blüte zu öffnen. Darum sollte auch diese Blumenübung sehr langsam ausgeführt werden. So werden Körperbewusstsein und Orientierungsvermögen geschult.

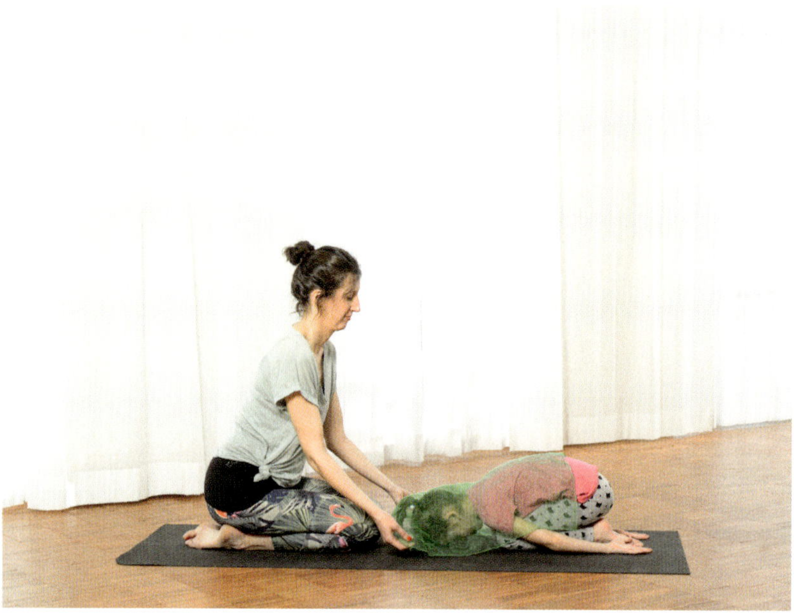

1 Ein Blumensamen liegt unter der Erde. Dein Kind ist in der Stellung des Kindes: Vom Fersensitz aus legt es den Oberkörper auf den Oberschenkeln ab, die Stirn berührt den Boden, die Arme ruhen seitlich am Körper auf dem Boden, Handflächen nach oben. Mit einem Tuch kannst du seinen Rücken bedecken und das Bild des unterirdischen Samenkorns noch verstärken.

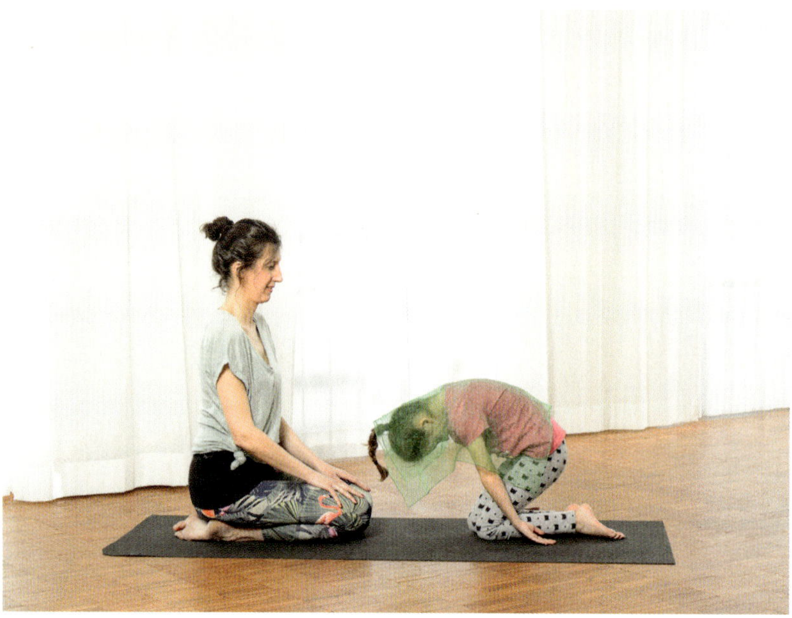

2 Der Samen keimt und bricht aus dem Erdreich hervor. In Superzeitlupe darf sich dein Kind nun langsam aufrichten. Dabei kommt das Tuch in Bewegung. Nach und nach richtet sich der Oberkörper auf, bleibt aber noch gerundet. Der Kopf darf noch locker nach vorn hängen.

Tipp

Du kannst die einzigartige Schönheit deines »Blumenkindes« noch betonen, indem du seine »Farben«, seine Anmut lobst. Ist es nicht ein Prachtexemplar, dieses schön gewachsene Geschöpf?

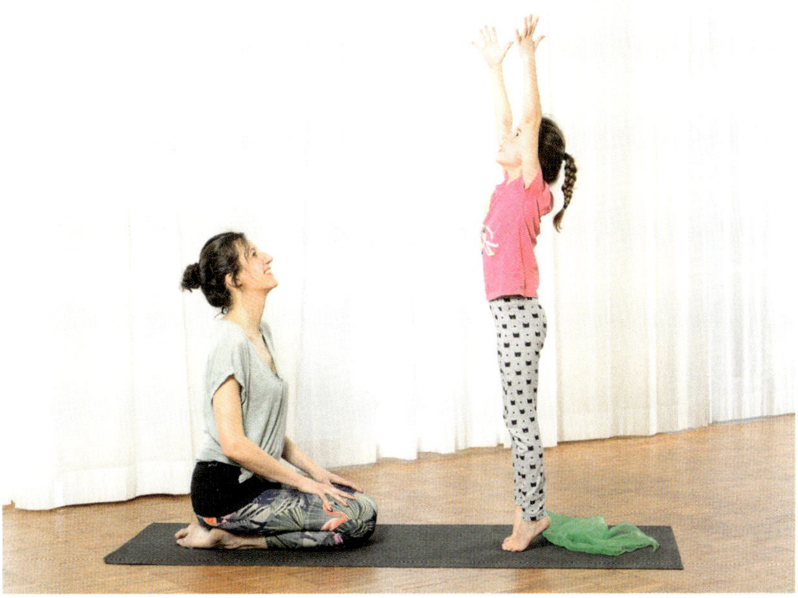

3 In Zeitlupe kommt dein Kind auf die Zehenspitzen und hebt seine Arme hoch über den Kopf. Der Blick folgt. Wie eine Blume mit voll geöffneter Blüte ist dein Kind jetzt ganz aufgerichtet. Weise es darauf hin, dass es auch auf Zehenspitzen immer noch fest mit der Erde verwurzelt ist. Energie aus dem Boden und Energie aus dem Sonnenlicht fließen durch die gesamte »Blume« – von den Zehenballen bis in den Scheitel und die Fingerspitzen und darüber hinaus. Spürt dein Kind diese energetische Aufspannung zwischen Erde und Himmel?

SCHNELL WIE EINE MAUS, LANGSAM WIE EIN FAULTIER

Den ganzen Tag über sind wir recht flott unterwegs, hetzen von Kindergarten und Schule zum Job und zum Einkaufen, abends dann vielleicht noch zum Sport oder ins Kino. Schnell zu sein und vieles gleichzeitig oder in kurzer Folge zu erledigen, ist gesellschaftlich längst zur Norm geworden. Auch viele Kinder haben nach der Schule ein straffes Programm zu bewältigen. Mit dieser Übung lernen wir, Bewegungen wieder langsam und achtsam auszuführen. So spüren wir viel mehr, zum Beispiel das Zusammenspiel unserer Muskeln. Eine Übung also für alle, nicht nur für dein Kind!

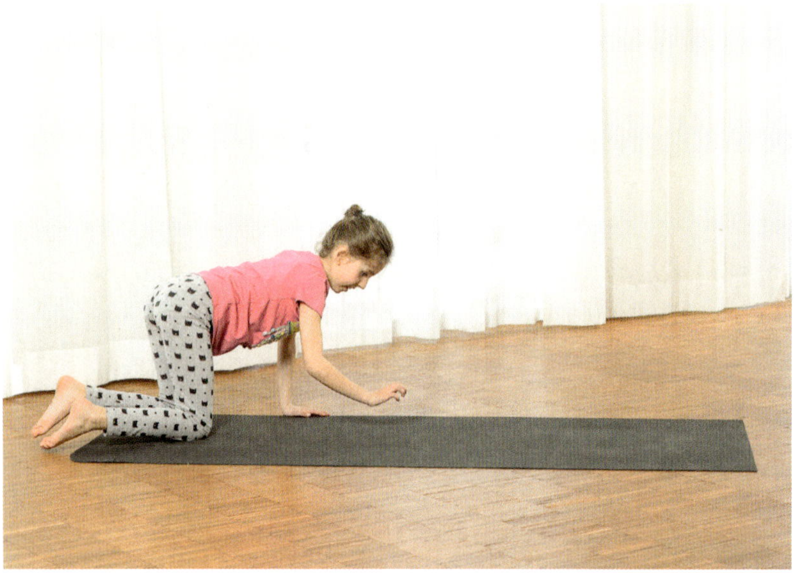

1 Eine Maus kann auf ihren vier Beinchen ziemlich schnell flitzen. Kann dein Kind das auch? Lass es sich sehr schnell bewegen – zum Beispiel auf allen vieren. Es darf sich auch rückwärts bewegen. Wow, ganz schön schnell!

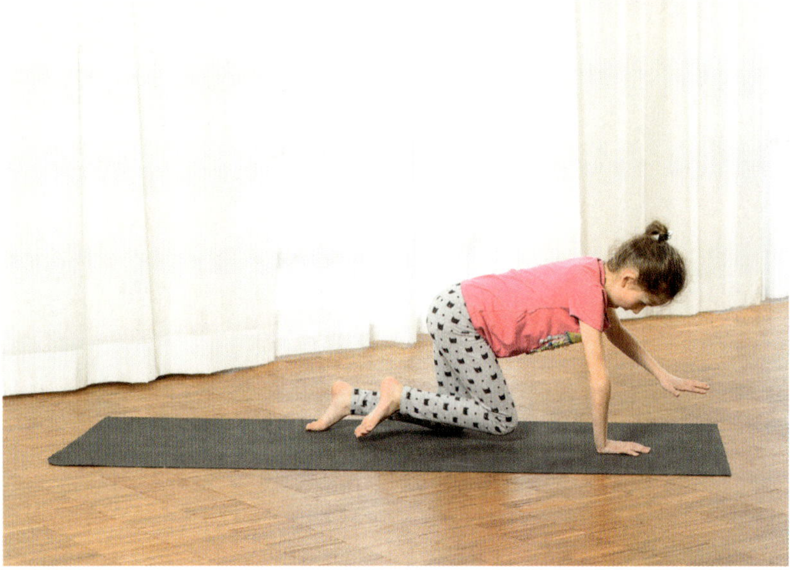

2 Jetzt stellt sich dein Kind vor, es wäre ein Faultier im tropischen Regenwald. Die Bewegung, die es vorhin schnell ausgeführt hat, wird nun in Zeitlupe wiederholt. Dazu hebt dein Kind ganz achtsam erst ein Bein, dann die Hand und so weiter. Dein Kind soll bewusst spüren, wie sich Hände und Knie vom Boden heben und wie sie wieder ganz sachte abgesetzt werden. Langsame Bewegungen erfordern mehr Körperkontrolle als schnelle.

DIE LUFTMATRATZENATMUNG

Ganz sachte zu summen, beruhigt unseren Geist immens. Der Ton erzeugt eine Resonanz in unserem Körper und betont zudem die Ausatmung. Daher ist diese Übung ideal für Kinder, die nicht leicht entspannen können.

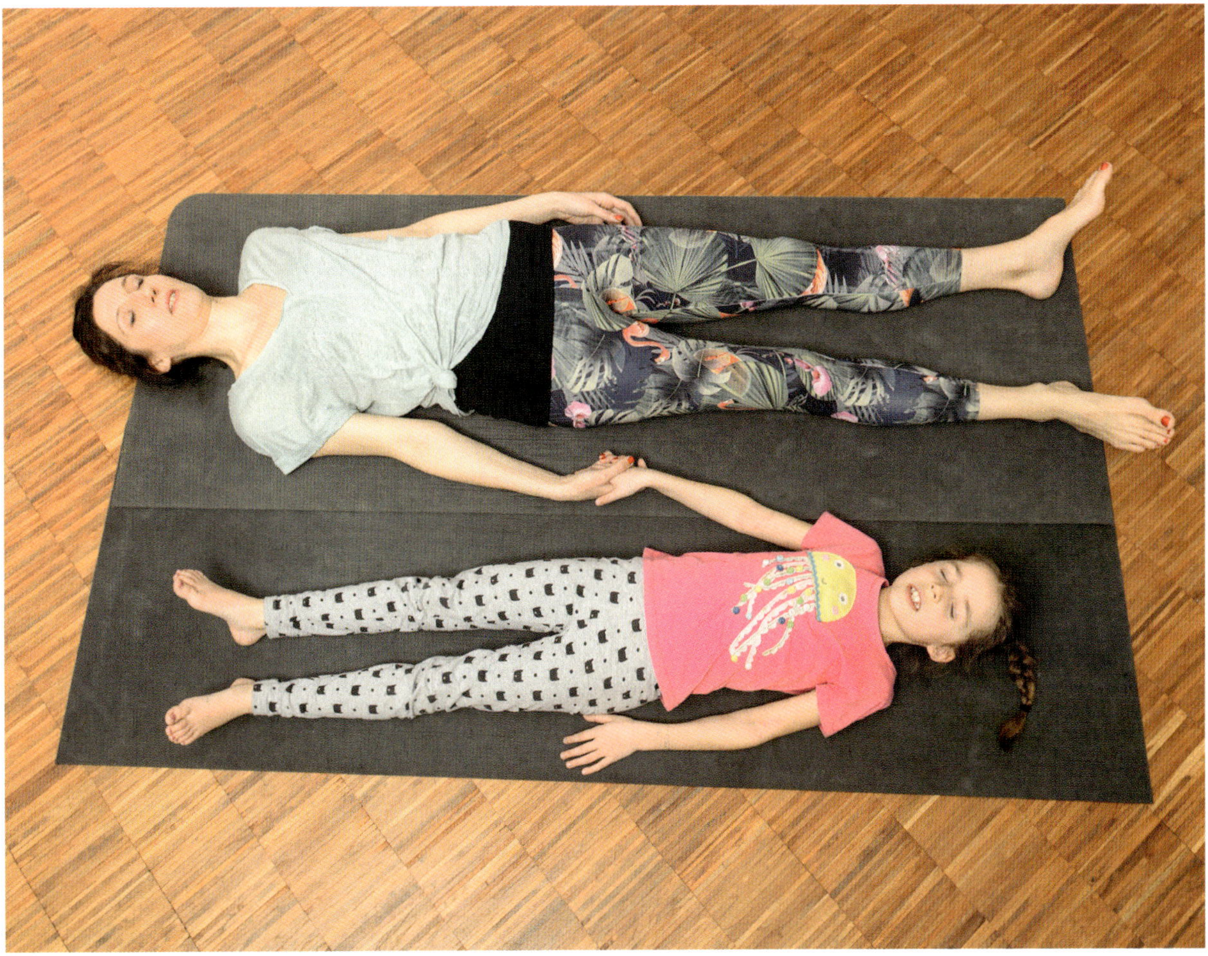

1 Kommt in Rückenlage. Die Beine und Arme können leicht geöffnet sein. Lasst den Körper los und schließt, wenn möglich, eure Augen.

2 Lasst das Bild einer Luftmatratze vor eurem inneren Auge entstehen. Aus dieser entweicht langsam die Luft. Mit jedem Atemzug sinken eure Körper tiefer in die Matte, während ihr bei der Ausatmung ein stimmhaftes »S« tönt.

DREI ÜBUNGEN MIT DER KLANGSCHALE

Kinder lassen sich von Klangschalen faszinieren, das erlebe ich in meiner Kinderyogapraxis immer wieder. Die Schalen aus Messinglegierungen sind optisch sowie haptisch etwas Besonderes und dann klingen sie auch noch so schön! Bereits Kindergartenkinder lieben Übungen mit Klangschalen und kommen in den Genuss ganz besonderer Sinneswahrnehmungen.

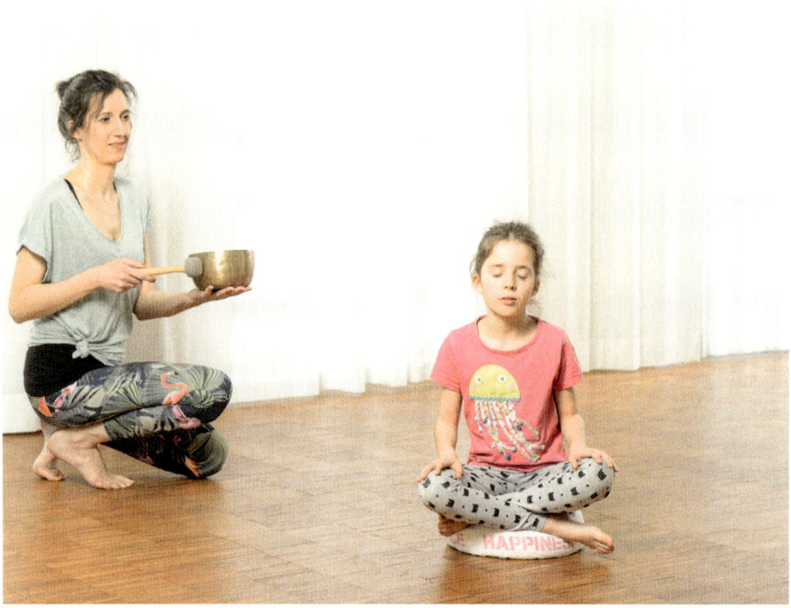

1 WOHER KOMMT DER KLANG?

Dein Kind sitzt mit geschlossenen Augen in der Raummitte auf dem Boden. Du gehst möglichst lautlos mit der Klangschale im Raum umher, also um das Kind herum, und lässt die Schale aus verschiedenen Richtungen und Entfernungen erklingen. Dein Kind muss ganz genau hinhören, um den Klang im Raum zu orten.

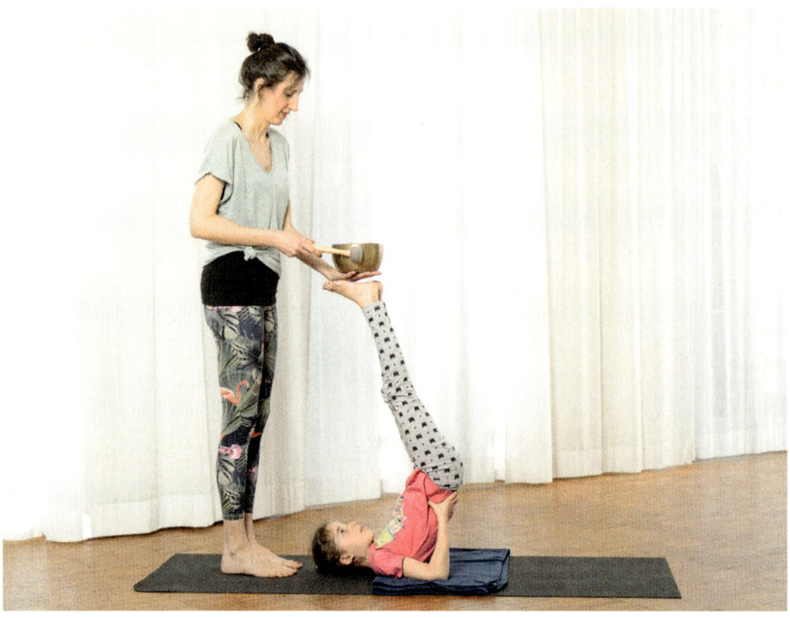

2 SPÜRST DU DEN KLANG?

Dein Kind kommt in die Rückenlage. Von hier aus beugt es die Beine und schwingt sie gerade hoch in den Schulterstand. Die Ellenbogen sind aufgestellt, die Hände stützen den Rücken, die kleinen Finger berühren sich über der Wirbelsäule. Zum Schutz des Nackens könnt ihr ein Mattenpodest nutzen (siehe Seite 128). Führe die Klangschale ganz nah an die Füße deines Kindes heran und schlägel sie an. Dein Kind spürt die Vibration. Sie wird von den Fußsohlen aufgenommen und setzt sich in den gesamten Körper hinein fort.

Klangschalen-Geheimnisse

»Klangschalen wirken zum einen durch den Klang, der durch seine gleichmäßige Schwingung einen beruhigenden Effekt hat und einen Wohlfühlraum zum Entspannen schafft, zum anderen durch die Schwingungen, die von der Schale übertragen werden. Für erste Klangübungen zum Lauschen und Entdecken sind herkömmliche Klangschalen geeignet. Möchte man die Schalen auf den Körper aufstellen, ist es wichtig, Qualitätsklangschalen zu benutzen, denn diese sind von ihrem Schwingungs- und Frequenzbereich auf verschiedene Körperteile abgestimmt und haben eine beruhigende und harmonisierende Wirkung. Ist der Frequenzbereich der Schale unbekannt, kann es durch Aufstellen der Schale zu Unruhe und Unwohlsein kommen.«

Tina Buch, Klangschalen-Expertin

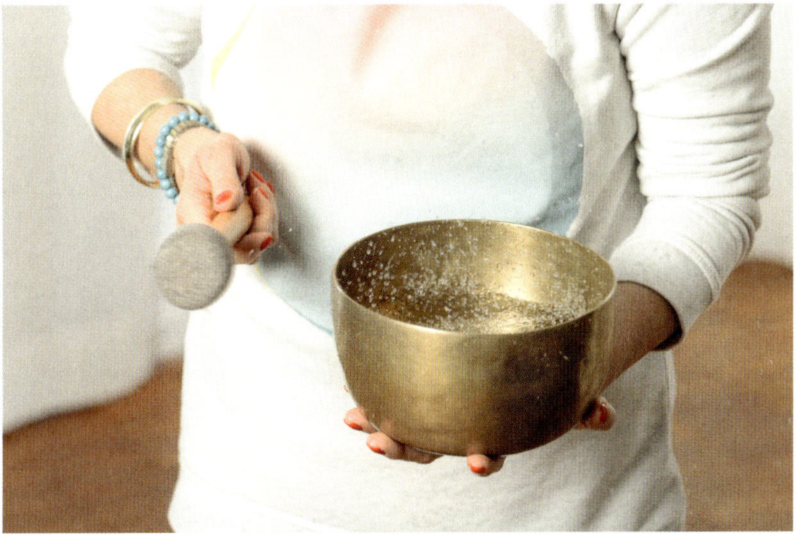

3 SIEHST DU DEN KLANG?

Fülle die Klangschale mindestens zur Hälfte mit Wasser. Dann schlägel sie an, zunächst sachte, dann immer kräftiger. Es entstehen feine Wellen. Schlägelst du die Schale nacheinander in schnellem Rhythmus sehr kräftig an, bilden sich Tropfen und Spritzer.

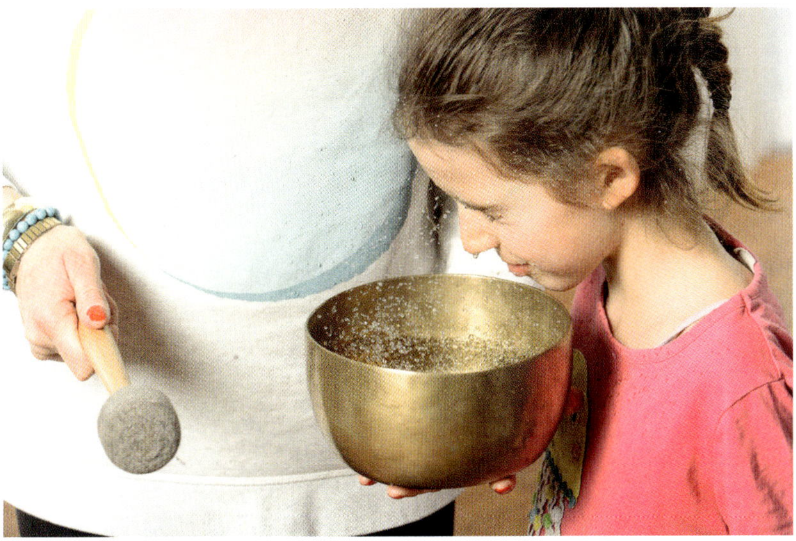

4 Erzeuge weiter durch kräftiges Anschlagen der Schale diese Tropfen und bitte dein Kind, sein Gesicht über die Schale zu halten. Die Tropfen benetzen sein Gesicht und haften dort wie nasse, perlende Sommersprossen. Die Oberflächenspannung des Wassers macht dieses lustige Phänomen möglich, es verhindert das Verrinnen der Tropfen.

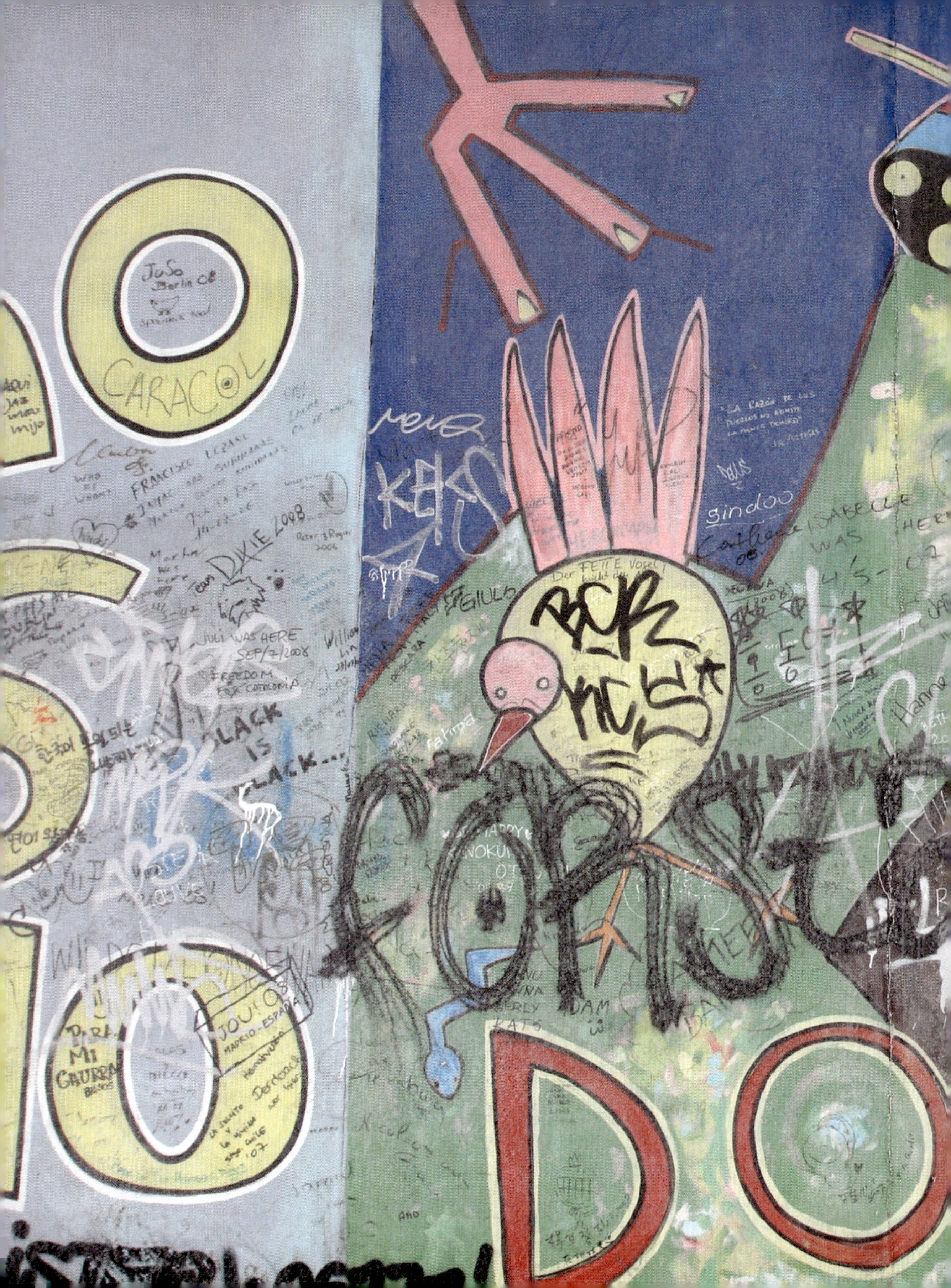
JuSo Berlin 08
CARACOL
FRANCISCO
Juli WAS HERE SEP/7/2008
FREEDOM FOR CATALONIA
BLACK IS BLACK...
DIXIE 2008
sindoo
ISABELLE WAS HERE
PARA MI GAURRA
MADRID - ESPAÑA
Der FETTE Vogel
fatima
KATS

Notizen

DANK

Ich danke allen Kindern und Eltern, die mit mir bisher Yoga praktiziert haben und mit viel Freude in meine Kurse kommen. Ihr geht mit mir auf Abenteuerreisen, fliegt mit mir zum Mond und auf fremde Planeten. Nur dank euch ist mein Kinderyogaweg erst möglich.

Danke an Thomas Bannenberg von der Kinderyoga-Akademie. Die Ausbildung bei dir hat mich ermutigt, diesen spannenden Weg weiterzugehen. Dein Wissen und deine Erfahrung haben mich persönlich wachsen lassen und mir geholfen, meinen eigenen Stil zu finden. Danke, dass du einige Kapitel dieses Buchs vorab gelesen hast.

Auf den Weiterbildungsveranstaltungen von Thomas Bannenberg habe ich zahlreiche inspirierende Frauen kennengelernt. Sie kommen aus Deutschland, Österreich und Luxemburg. Unser aller Wunsch ist es, Kinderyoga auf vielfältige Weise in die Welt zu bringen. Danke an Maja, Jana, Carolin, Heike, Eva, Kathrin, Susanne, Simone, Antje, Daniele und Thalia.

Folgende Yogalehrer aus Berlin gehören wegen ihrer großen Erfahrung, ihres freien Geistes und ihrer Authentizität zu meinen wirklichen Vorbildern. Ich bin sehr glücklich, dass sie sich bereit erklärt haben, mich während der Arbeit an diesem Buch zu unterstützen. Ihnen gebührt mein besonderer Dank: der großartigen Tina Lobe für das Vorwort, Annette Söhnlein für die fruchtbare Diskussion und das Lesen ausgewählter Kapitel, Nicole Herrmann, deren Yogaklassen ziemlich »fetzen«, sowie dem Mann mit Berlins coolster Yoga-Playlist, Michael Kazamias. Stefanie und Manuela Berndt von Kalaa Yoga lasen ebenfalls einige Passagen. Bei ihnen habe ich eine sehr gute Ausbildung zur Vinyasa-Yogalehrerin genossen. Ein großes Dankeschön geht an Inga Bohnekamp, die aus dem fernen Ontario, Kanada, wertvolle Anregungen zum zweiten Kapitel geliefert hat. Danke auch für dein Coaching per WhatsApp.

Danke an die Frau mit den heilenden Händen, Physiotherapeutin Anita Vollbrecht, für die fachliche Unterstützung bei den Massageeinheiten.

Danke an die Yogalehrerin und Autorin Tina Buch für ihre wertvollen Tipps zu den Entspannungsmodulen und der Anwendung von Klangschalen im Kinderyoga.

Danke an die erfahrene Eltern-Kind-Yoga-Lehrerin Sonja Zernick-Förster für ihre wertvollen Tipps auf ihren Weiterbildungen. Danke auch an meine erste Yogalehrerin Katja Kollecker.

Ein riesiges Dankeschön geht an die bezaubernden großen und kleinen Models dieses Buches: meine Freundin Tanja und ihre Tochter Emilia, Julia (Yogalehrerin und Inhaberin von Beyond-Yoga.de) und Emma sowie die beiden tollen Soulbrothers Kornelius und Vitus.

In Kornelius' Berliner Concept-Store »Soulobjects« (soulobjects.de) kann man neben allerhand einzigartigen Objekten mit Herz und Seele auch erlesene Räucherwaren erstehen. Danke auch an Melanie!

Hey Honey aus Hamburg machen meiner Meinung nach die schicksten »Yogabuxen« im Land und haben uns glücklicherweise fürs Shooting einige ihrer Modelle zur Verfügung gestellt. Vielen Dank an Imke und ihr Team!

Verena Binz von Yogazirkus.de hat die schönen Kissen für uns genäht sowie die Aufnäher für die Decke zur Verfügung gestellt. Auch ihre Kinderyoga-Augenkissen sind der Hit. Danke dafür!

Danke auch an Daniela von Treat Collection Beauty Loft. Für das Shooting haben Anifa und Janina uns mit ihren Treatments und giftfreien Nagellacken ganz schön herausgeputzt.

Danke an Kathrin Mechkat von Momazing.de, meinen Freundinnen Kathrin und Nadja sowie der Yogalehrerin und Autorin Stephanie Schönberger für ihre vielfältige Inspiration während des Schreibens!

Ein ganz herzlicher Dank geht an Birgit Dauenhauer, Katharina May und das gesamte Team des riva Verlags. Birgit hat mich während des gesamten Entstehungsprozesses des Buches weitsichtig unterstützt und ich hatte von Anfang an das beruhigende Gefühl, dass mein Buchkonzept hier in guten Händen ist.

Danke auch an Harry Schnitger und das Shootingteam Ina und Grit.

Die Fotos für dieses Buch sind in Isoldes außergewöhnlichem Friseursalon (pisoplus.de) entstanden. Ihr gebührt mein Dank und ebenso Doris Neff von der Tanzoffensive Berlin, in deren großzügigen Räumen nicht nur meine regulären Kurse stattfinden, sondern wir auch fleißig fürs Fotoshooting proben durften.

Ein besonderer Dank gilt meinem Mann. Du bist kein »natural born yogi« – und gerade deswegen muss ich dir umso mehr danken, dass du mich auf meinem (Kinderyoga-)Weg stets vorbehaltlos unterstützt hast. Danke fürs Zuhören, Aufbauen, für deine klugen Anmerkungen, deine Einwände, dein Lob und deine Liebe.

Aus vollem Herzen bin ich meiner Tochter dankbar. Du wundervolles Wesen hast nicht nur meinen Blick aufs Leben verändert. Deine Neugier auf Yoga hat mich erst dazu gebracht, genauer hinzuschauen, wie Kinder Yoga erfahren. Du hast zahlreiche Übungen erfunden, Bilder und Yogahefter für mich gebastelt, Massagen erdacht, Flyer produziert. Du bist mein bester Lehrer und das Glück meines Lebens.

ÜBER DIE AUTORIN

Andrea Helten ist Vinyasa-Yogalehrerin (Yoga Alliance) und Kinderyogalehrerin (KYA), Bloggerin und Autorin aus Berlin. Dort gibt sie Workshops und Weiterbildungen im Bereich Kinderyoga und Eltern-Kind-Yoga. Durch ihre langjährige Arbeit als Redakteurin für MTV/VIVA und fürs Kinderfernsehen liebt Andrea es, lebendige Geschichten für junge Yogaschüler zu erfinden. Diese teilt sie gern auf ihrem Blog Kinderyogaberlin.com, auf dem sie seit 2013 ihre beiden Leidenschaften, Schreiben und Kinderyoga, verbindet. Außerdem arbeitet sie im Team von Kinderyogapionier Thomas Bannenberg, unter anderem für den Blog blog.kinderyoga.de. Neben Yoga schlägt Andreas Herz auch für Musik, Kunst, Reisen und natürlich für das urbane, inspirierende Leben in Berlin. Andrea lebt mit Mann und Tochter sowie ihren beiden Katzen in Berlin-Weißensee.

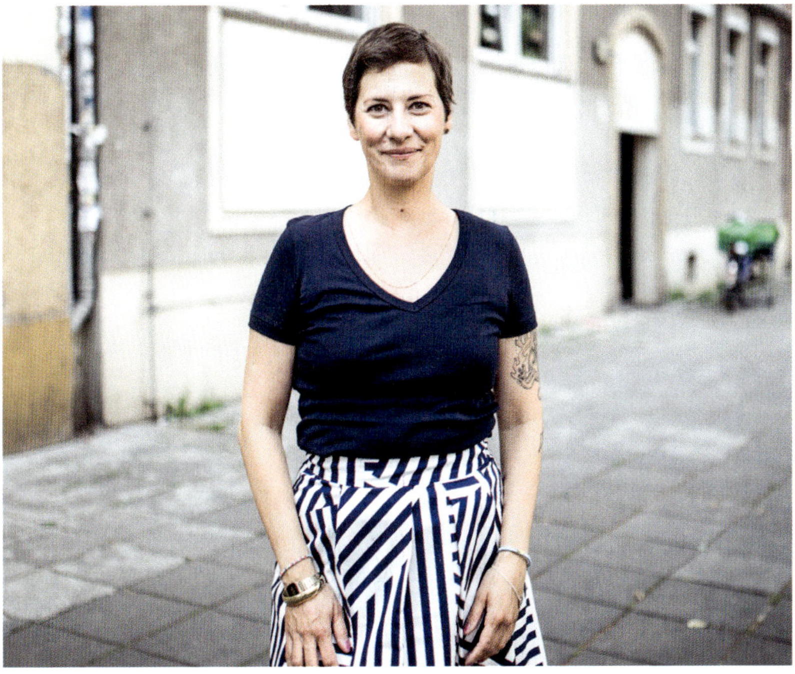

ÜBUNGSREGISTER

T

U

V

W

Y

Z

LESETIPPS

Altenbach, Nadine und Carolin Winterbauer: *YoYo und Motte. Der Goldstrand.* München: Verlag YoYo und Motte 2015

▶ Meine Kooperation mit YoYo und Motte: pädagogisch fundierte und kreative Kinderyogastunden auf Basis dieser wunderbar illustrierten Kinderbücher

Bannenberg, Thomas: *Yoga für Kinder.* München: Gräfe und Unzer Verlag 2013

▶ Das Standardwerk meines Kinderyogalehrers

Buch, Tina: *Klangyoga für Kinder. Ein Praxisbuch für Kindergarten, Schule, Familie und den Kinderyoga-Unterricht.* Bruchhausen: Verlag Peter Hess 2017

▶ Praxisnah und mit viel Liebe für Kinder und Klang wird hier gezeigt, wie kreativ Klangschalen genutzt werden können.

Desikachar, T. K. V.: *Über Freiheit und Meditation.* Das Yoga *Sûtra des Patañjali. Eine Einführung.* Petersberg: Verlag Via Nova 2003

▶ Ein Muss für jeden Yogainteressierten! Der Weise Patanjali legte mit seinem Werk den Grundstein für die Yogaphilosophie.

Glasenapp von, Helmuth (Hrsg.): *Bhagavadgita. Das Lied der Gottheit.* Stuttgart: Reclam Verlag 1955/2008

▶ Eintauchen in eine der größten Heldengeschichten Indiens

Hajek, Olaf: *Little Gurus. Ein Yoga-Entdeckungsbuch.* Affoltern: Bohem Verlag 2013

▶ Für mich das schönste Buch zum Thema Kinderyoga

Karven, Ursula: *Sina und die Yogakatze.* Reinbek bei Hamburg: Rowohlt Verlag 2005

▶ Der Klassiker: eine liebevolle Geschichte, die das Abenteuer Kinderyoga ganz tierisch vermittelt

Proßowsky, Petra: *Kinder entspannen mit Yoga. Von der kleinen Übung bis zum kompletten Kurs.* Mülheim an der Ruhr: Verlag an der Ruhr 2007

- ▶ Eines der Werke aus dem großen Kanon der Berliner Kinderyogapionierin

Renz-Polster, Herbert und Gerald Hüther: *Wie Kinder heute wachsen. Natur als Entwicklungsraum. Ein neuer Blick auf das kindliche Lernen, Fühlen und Denken.* Weinheim und Basel: Beltz-Verlag 2013

- ▶ Dieses intelligente Buch schätze ich wegen seiner frischen Sichtweise auf den Umgang mit neuen Medien.

Schönberger, Stephanie: *Das Karma, meine Familie und ich: Yoga-Philosophie für einen entspannteren Alltag.* Weinheim und Basel: Beltz-Verlag 2017

- ▶ Perfekt für gestresste Eltern, die mehr interessiert als nur die reine Yogapraxis auf der Matte: Yogaphilosophie, auf unseren Alltag mit Kindern *übertragen*

Wenig, Marsha: *YogaKids.* München: riva Verlag 2013

- ▶ Einfache und klar strukturierte Übungen für Kinder von der bekannten US-Kinderyogalehrerin

Wohlleben, Peter: *Das geheime Leben der Bäume. Was sie fühlen, wie sie kommunizieren – die Entdeckung einer verborgenen Welt.* München: Ludwig Verlag 2015

- ▶ Eine neue Sicht auf unsere Natur bietet dieses Buch.

Zernick, Sonja: *Komm, wir machen Yoga!* München: Südwest Verlag 2013

- ▶ *Eltern-Kind-Yoga-Übungen, verpackt in märchenhafte Geschichten*

WEBSITES

Kinderyogaberlin.com

- Mein eigener Blog zu den Themen Kinderyoga, Eltern-Kind-Yoga. Hier gibt es auch alle Infos zu meinen Weiterbildungen.

Yoyoundmotte.de/kinderyoga

- Passend zu den Kinderbüchern finden sich hier ausgearbeitete Yogareihen sowie Material und Spiele für den Unterricht.

Kinderyoga-onlinebuch.de

- Stundenbilder, gesammelt von der Kinderyoga-Akademie

Momazing.de

- Alles rund ums Mamasein und Yoga gibt es auf dem erfolgreichen Blog von Kathrin Mechkat aus Hamburg.

Karma-Mama.de

- Blog für Yoga und Familien der Nürnbergerin Antje Wenzlau

Om-living.de

- Sarah aus Berlin schreibt einen feinen Blog für Schwangere sowie Mamas, die Yoga lieben.

Yogadu.de

- Yoga für Jungs, aber nicht nur – proudly presented by Thomas Meinhof aus München

QUELLEN

YOGA – JAHRTAUSENDEALTES WISSEN

1 *Star Wars. Episode II – Angriff der Klonkrieger.* George Lucas. Twentieth Century Fox 2002

2 Iyengar, B. K. S., Evans, John J. und Douglas Abrams: *Light on Life. The Yoga Journey to Wholeness, Inner Peace and Ultimate Freedom.* London: Rodale 2005, S. XXI

3 Alle Sutren von Patanjali in diesem Buch sind entnommen aus: Desikachar, T. K. V.: *Über Freiheit und Meditation. Das Yoga Sûtra des Patañjali. Eine Einführung.* Petersberg: Verlag Via Nova 2003, S. 22

4 Das berühmte Zitat von Instagram-Yogini Rachel Brathen wird in der Yogaszene oft herangezogen, um das eigentliche Ziel des Yoga zu verdeutlichen: sich selbst zu lieben. Siehe auch www.elephantjournal.com/2016/01/the-goal-of-yoga-no-its-not-the-handstand/ (abgerufen am 19.2.2017). Auch Dr. Patrick Broome, Yogalehrer der Fußballnationalmannschaft, spricht vom »Handstandwahnsinn auf Instagram« (Yoga Journal, 02/2017, S. 41).

5 Siehe auch www.yogaweg.de/yogaweg (abgerufen am 19.2.2017): Auf der Seite von R. Sriram werden kurz die wesentlichen Aspekte von Desikachar und seinem bekannten Vater Krishnamacharya zusammengefasst.

6 Das Originalzitat von T. K. V. Desikachar lautet: »Yoga must be adapted to an individual's needs, expectations and possibilities, rather than adapting an individual's needs, expectations and possibilities to Yoga.« Siehe auch http://yogaweg.de/yogaweg/ (abgerufen am 25.8.2017).

ELTERN UND KIND GEMEINSAM AUF DER MATTE

7 Kahn, Charles H.: *The Art and Thought of Heraclitus. An edition of the fragments with translation and commentary.* Cambridge: Cambridge University Press 2001, S. 71

8 http://www.goodreads.com/quotes/401282-i-believethat-the-very-purpose-of-life-is-to (abgerufen am 25.7.2017)

9 Bereits 1973 erschien Kareen Zebroffs *Yoga für Mütter und Kinder*, das sicherlich als allererstes Eltern-Kind-Yoga-Buch im deutschsprachigen Raum gesehen werden kann. Zebroff, eine Kanadierin deutscher Herkunft, ist älteren Semestern vielleicht aus ihrem kurzen Yogaprogramm »Yoga für Yeden« bekannt, das sie ab 1975 regelmäßig im ZDF darbot. Kareen Zebroffs Yoga betonte zwar eher den sportlichen Aspekt (in *Yoga für Mütter und Kinder* gibt es spezielle Übungen gegen kindliche »Speckfalten«), hat jedoch sicherlich die Rezeption von Yoga in Deutschland nachhaltig geprägt und ein Stück weit aus der esoterischen Ecke geholt.

10 Giulia M. Dotti Sani et al.: »Educational Gradients in Parents' Child Care Time Across Countries, 1965–2012«. In: *Journal of Marriage and Family 78/4* (2016), S. 1083–1096

11 Renz-Polster, Herbert und Gerald Hüther: *Wie Kinder heute wachsen. Natur als Entwicklungsraum. Ein neuer Blick auf das kindliche Lernen, Fühlen und Denken.* Weinheim und Basel: Beltz-Verlag 2013, S. 64

12 Tomoff, Michael: *Positive Psychologie in der Erziehung. Für Eltern und andere Erziehende*. Wiesbaden: Springer Fachmedien 2017, S. 35

13 Stück, Marcus: *Wissenschaftliche Grundlagen zum Yoga mit Kindern und Jugendlichen.* Uckerland: Schibri-Verlag 2013. Das von ihm entwickelte Entspannungstraining nennt sich EMYK©.

14 Eine Übersicht über empirische Studien zum Thema Kinderyoga findet sich unter http://www.yoga4classrooms.com/supporting-research.

15 Orsey, Andrea D., Park, Crystal L., Pulaski, Regan, Shankar, Nilani L., Popp, Jill M. und Dorothy Wakefield: »Results of a Pilot Yoga Intervention to Improve Pediatric Cancer Patients' Quality of Life and Physical Activity and Parents' Wellbeing«. In: *Rehabilitation Oncology 35/1* (2017), S. 15–23

16 Entwickelt wurde Maple Minds von der deutschen Psychologin Inga Bohnekamp. Sie ist unter anderem für das CHEO (Children's Hospital of Eastern Ontario) tätig und unterstützt dort rheuma- und herzkranke kleine und größere Patienten sowie solche, die z. B. schwere Schmerzen oder Ängste zu bewältigen haben. Mehr zu Maple Minds auf der Website http://ingabohnekamp.com oder http://www.cheo.on.ca/En/aboutcardiology#MapleMinds.

17 Sriram, R. und Kornelia Becker-Oberender: *Yoga für Kinder und Jugendliche. Ausgeglichenheit, Konzentration, Selbständigkeit.* Petersberg: Verlag Via Nova 2015, S. 51 ff.

18 www.dharmayogacenter.com/resources/dharma-mittra-quotes/ (abgerufen am 15.2.2017)

19 Purperhart, Helen: *Familien-Yoga. Yoga: Spiel, Spaß und Bewegung für Kinder und Eltern.* Zürich: Oesch-Verlag 2010, S. 25

GEMEINSAM YOGA ÜBEN

20 www.yogajournal.com/article/philosophy/practice-and-all-is-coming/ (abgerufen am 15.2.2017)

DIE ÜBUNGSREIHEN

21 Lovato, Demi: »Let It Go« von Anderson-Lopez, Kristen und Robert Lopez. *Frozen – The Songs.* Walt Disney Records (Universal Music) 2014

22 Mehr zur Kommunikation zwischen Bäumen kann man in diesem faszinierenden Buch nachlesen: Wohlleben, Peter: *Das geheime Leben der Bäume. Was sie fühlen, wie sie kommunizieren – die Entdeckung einer verborgenen Welt.* München: Ludwig Verlag 2015

23 Die Idee stammt aus diesem zauberhaften Buch: Dibbern, Julia und Nicola Schmidt: *slow family. Sieben Zutaten für ein einfaches Leben mit Kindern.* Weinheim: Beltz-Verlag 2016, S. 151

24 Mehr Infos über den Zusammenhang von Gesundheit und positiven Gedanken findet sich beispielsweise unter www.erkaeltet.info/optimismus-lohnt-sich-positive-gedanken-foerdern-den-genesungsprozess (abgerufen am 13.4.2017)

25 myzitate.de/astrid-lindgren/ (abgerufen am 5.8.2017)

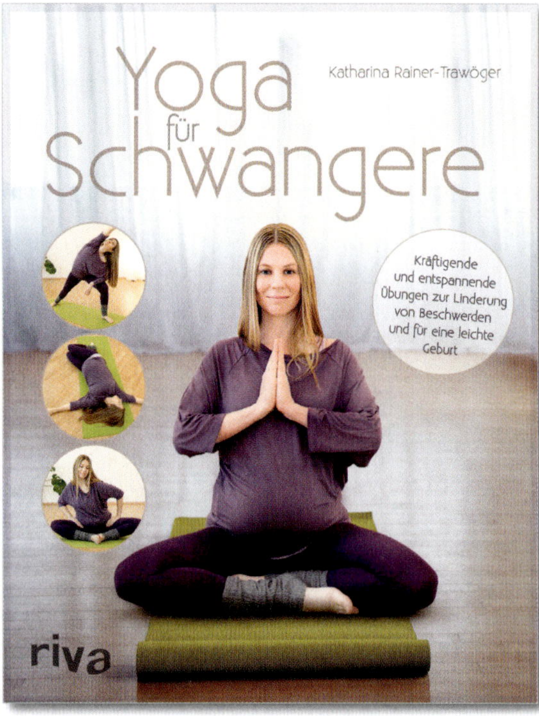

Auch als **E-Book** erhältlich

320 Seiten
24,99 € (D) | 25,70 € (A)
ISBN 978-3-86883-922-7

Katharina Rainer-Trawöger

Yoga für Schwangere

Kräftigende und entspannende Übungen zur Linderung von Beschwerden und für eine leichte Geburt

Yoga ist für Schwangere eine wohltuende Trainingsmethode, die kräftigt, entspannt und den Körper sanft auf die Geburt vorbereitet. Dieses umfassende Handbuch stellt siebzig bewährte und erprobte Asanas vor, die sich hierfür besonders eignen, und bietet zudem geburtsvorbereitende Atemübungen, Paarübungen und klassische indische Mudras. Anhand von vielen Fotos der Autorin während ihrer eigenen Schwangerschaft werden die einzelnen Asanas und ihre Variationen für das jeweilige Trimester vorgestellt. Zugleich werden ihre jeweilige positive Wirkungsweise, anatomische Details sowie Warnzeichen und mögliche Hilfestellungen erklärt. Darüber hinaus bietet dieses Buch besondere Übungsabfolgen für jedes Trimester und Strategien gegen die gängigsten Schwangerschaftsbeschwerden. Ergänzt wird das Programm durch effektives Rückbildungsyoga und Übungen mit dem Baby für das erste Jahr nach der Geburt.

riva